DE LA DOCTRINE

DES

ÉLÉMENTS

ET DE SON APPLICATION

A LA

MÉDECINE-PRATIQUE;

Par J. QUISSAC,

La Faculté de Médecine de Montpellier, ancien Chef-Interne de l'Hôtel-Dieu St-Éloi, ancien .... de la Faculté, Membre du Conseil d'Hygiène et de Salubrité publique, etc,

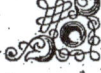

TOME PREMIER.

MONTPELLIER,

SEVALLE, Libraire, rue du Gouvernement.

PARIS,

J.-B. BAILLÈRE.   LABÉ.
GERMER BAILLÈRE.   Victor MASSON.
LYON, CH. SAVY.   TOULOUSE, GIMET.

1850.

T.660.
P.81.

DE LA DOCTRINE

DES

ÉLÉMENTS

ET

DE SON APPLICATION

A LA MÉDECINE - PRATIQUE.

MONTPELLIER,
Typographie de P. GROLLIER,
rue Blanquerie, 1.

DE LA DOCTRINE

DES

ÉLÉMENTS

ET DE SON APPLICATION

A LA

MÉDECINE-PRATIQUE;

Par J. QUISSAC,

Professeur-Agrégé à la Faculté de Médecine de Montpellier, ancien Chef-Interne de l'Hôtel-Dieu St-Éloi, ancien Chef de Clinique médicale de la Faculté, Membre du Conseil d'Hygiène et de Salubrité publique, etc.

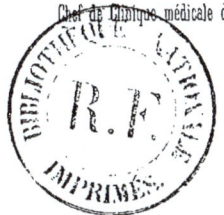

✳

TOME PREMIER.

❦

MONTPELLIER,

SEVALLE, Libraire, rue du Gouvernement.

PARIS,

J.-B. BAILLÈRE.	LABÉ.
GERMER BAILLÈRE.	Victor MASSON.
LYON, CH. SAVY.	TOULOUSE, GIMET.

1850.

Ramener à quelques modes morbides généraux tout ce qu'il y a de plus important en médecine-pratique, savoir : les fièvres, de quelque nature qu'elles soient ; la fluxion et ses diverses espèces, les maladies nerveuses et leurs nombreuses variétés, tel est le but que nous nous sommes proposé.

La doctrine des fièvres contient certainement les grandes vérités médicales, celles qu'il est le plus nécessaire de connaître ; mais, telles qu'elles sont ou qu'on les a faites, avec la confusion, le vague, l'obscurité qui y règnent souvent, avec l'incertitude où l'on est de leur nombre, rien n'est plus rebutant que leur étude.

Ramenées à quelques modes morbides bien déterminés, les fièvres, quel que soit leur genre, quelle que soit la forme étrange qu'elles revêtent, se présentent avec une clarté, avec une certitude d'indications qui étonne.

Or, ces modes morbides sont ce que nous appelons *éléments* ou *affections élémentaires*.

1

Ce sont ces éléments qui, soit dans leur isolement, soit dans leurs associations, forment toute la classe des fièvres idiopathiques, symptomatiques, concomitantes, qu'elles soient communes ou insolites ; ce sont ces éléments qui constituent et la fluxion et les maladies nerveuses, avec leurs diverses espèces et variétés.

Voilà tout ce que la médecine a de plus capital réduit à quelques modes morbides tellement répandus et fournissant des indications tellement précises, qu'il n'est presque pas de maladie dont ils ne donnent la clé, et qu'ils ne fassent reconnaître et traiter avec une précision rigoureuse, presque mathématique.

Rien n'est donc plus important que la doctrine des affections élémentaires.

Nous devons toutefois faire observer que le mot *élément* n'est pas sans avoir reçu des significations diverses............

Celle que nous avons adoptée a pour nous cet avantage immense, qu'elle réduit les éléments à un nombre très-limité et qu'elle nous a permis d'établir une doctrine complète qui forme la base la plus solide, la plus vraie, la plus simple, la mieux définie que l'on ait jamais donnée à la médecine-pratique.

DE LA DOCTRINE

DES

ÉLÉMENTS

ET DE SON APPLICATION

A LA

MÉDECINE-PRATIQUE.

PREMIÈRE PARTIE.

CHAPITRE PREMIER.

DE L'AFFECTION EN GÉNÉRAL.

L'AFFECTION domine toute la pathologie.

Les formes si diverses que prennent les maladies doivent toujours être ramenées à l'affection.

L'affection domine les lésions locales. C'est elle qui les produit le plus souvent, qui les fait ce qu'elles sont, qui les entretient. La guérison de la première entraîne celle des secondes.

C'est sur l'affection que sont prises les indications

capitales ; les lésions locales, le siége de la maladie ne donnent que des indications secondaires.

Or, qu'est-ce que l'affection? C'est un état morbide général avec ou sans fièvre qui a tel ou tel caractère.

L'affection peut être parfaitement essentielle, sans lésion locale ; elle peut coexister avec des lésions locales qu'elle a produites ; elle peut en être le symptôme. Ainsi, on admet généralement des affections inflammatoires sans lésion locale ; on sait fort bien qu'il y a des fluxions de poitrine, des pleurésies, des dyssenteries, des rhumatismes, etc., inflammatoires ; et personne ne niera l'existence des lésions traumatiques avec fièvre inflammatoire. Il y a, dans ces trois cas, différence par rapport à la lésion locale, qui manque dans le premier, qui est symptomatique dans le second, qui est cause au contraire dans le troisième. Malgré cette différence, l'affection est ce qu'il y a de prédominant, et ce qui le prouve, c'est que l'indication principale est fournie par cet état morbide général ; qu'elle sera la même dans ces trois cas, avec les modifications qu'exige pourtant cette considération que l'affection est primitive ou bien qu'elle est réactive. On sait, en effet, que les antiphlogistiques sont indiqués dans le premier cas ; qu'ils le sont également dans le second ; qu'ils le sont encore dans le troisième. Mais tandis que dans ce dernier cas, dans celui d'affection réactive, on n'a qu'à s'opposer à son développement, pour prévenir les progrès d'une lésion anatomique, dans les deux premiers, il faut tenir compte des causes qui ont amené l'état morbide, et considérer la fièvre

comme un moyen dont l'économie se sert pour se débarrasser de principes nuisibles, ou du moins pour
ramener l'agrégat vivant à ses conditions normales,
ce qui obligera à la respecter, en lui faisant toutefois
subir les modifications nécessaires en pareille circonstance.

Si la fluxion de poitrine, la pleurésie, la dyssenterie, le rhumatisme, au lieu d'offrir le caractère inflammatoire, se présentaient avec une fièvre maligne
ou rémittente simple, etc., emploierait-on le même traitement ? non certainement. On le remplacerait par les
moyens qui sont appropriés et à l'élément malin et à
l'élément rémittent, parce que ces éléments sont ceux
qui constituent alors l'affection.

Et par rapport au troisième cas, à celui d'une lésion
traumatique, s'il n'y avait qu'une fièvre légère, ou si
surtout il existait avec cette fièvre des phénomènes dits
nerveux, se comporterait-on comme si l'on avait affaire à une fièvre inflammatoire ? Évidemment non. On
aurait encore égard à l'état général du malade.

Il est donc bien positif que l'affection, c'est-à-dire
l'état morbide général, est ce qu'il y a de plus culminant en médecine.

Que les lésions anatomiques, que le siége des maladies, aient une haute importance, c'est ce que nous
admettons, nous ne pensons pas que personne essaie
de le nier. Mais ce qui prouve suffisamment que les
lésions anatomiques sont subordonnées à l'affection,
qu'elles sont complètement dominées par elle, c'est
qu'on aura par-dessus tout égard au caractère qu'elle

présentera , et que la lésion anatomique ne donnera
que des indications secondaires.

Supposons un cas où l'affection paraisse le plus subordonnée à la lésion anatomique , eh bien! dans ce
cas encore, on aura égard par-dessus tout à l'affection.
Qu'il s'agisse, par exemple, d'une apoplexie; qu'elle soit
sanguine , ou séreuse, ou nerveuse, on se guidera
toujours pour les indications principales sur l'état morbide général ; le siége de la maladie , la lésion anatomique , quelle qu'elle soit , ne fournira que des indications secondaires. Que l'on puisse à présent assurer
qu'il y a épanchement de sang, le traitement sera-t-il
pour cela toujours identique? faudra-t-il dans tous les
cas tirer du sang, soit pour arrêter l'hémorrhagie, soit
pour prévenir l'inflammation consécutive du cerveau
et des méninges? On le fera s'il y a de la chaleur à la
peau , de la résistance dans le pouls. Mais, si la peau
est froide , si le pouls est petit, sans consistance,
osera-t-on songer au même moyen? On s'en gardera
certainement ; et cette abstention suffira pour prouver
qu'avec une lésion locale identique, les indications
majeures sont différentes ; elle suffira pour prouver :
que la lésion locale , quelle que soit sa gravité, est
dominée par l'état morbide général.

Il faut reconnaître pourtant que lorsque l'état morbide général est symptomatique d'une lésion locale,
traumatique ou chimique, celle-ci exige une attention
bien plus particulière, que lorsqu'elle n'est que le
produit de l'affection; mais il n'en est pas moins vrai
que ce sera toujours celle-ci qui constituera ce qu'il

y aura de plus important pour la thérapeutique. C'est là ce que nous croyons de plus fondamental en médecine.

Bien que l'affection suppose toujours un état morbide général, il ne faut pas croire qu'elle ne puisse exister qu'avec de la fièvre ; il y a, comme nous l'avons annoncé, des affections sans fièvre comme avec de la fièvre. Telle est l'affection catarrhale, l'affection bilieuse, l'affection muqueuse ; tel est le rhumatisme, telle est la goutte, etc. Dans certains cas de typhus, de fièvre maligne, l'affection est si grave, la lésion des forces de la vie si profonde, que la fièvre ne peut pas se développer ; le malade meurt de l'affection sans avoir eu la fièvre.

Il est impossible de se représenter un état qui n'est pas celui de la santé sans affection. Dans bien des cas cependant, une lésion locale peut exister sans dérangement appréciable de l'état général, comme par exemple une ophthalmie légère, un furoncle, un épistaxis ; mais ces lésions ne doivent pas moins être considérées comme le symptôme d'une affection qu'il est plus ou moins facile de découvrir.

L'importance de l'affection est suffisamment caractérisée par le soin que prend tout médecin d'explorer le pouls, la température de la peau, etc. Mais tandis que le médecin organicien se borne à une exploration presque toujours incomplète, celui qui admet des forces qui dominent les organes, tient bien autrement compte de l'état de ces forces, Or, comme ces forces varient dans leur manière d'être, selon l'âge, selon la constitution propre de l'individu , selon qu'elles subissent l'influence de tel ou tel agent modificateur , il en résulte pour celui-ci l'obligation d'examiner les sources qui amènent la diversité des affections morbides.

Le caractère des affections est certainement très-varié , et cependant on peut les rapporter à deux classes principales : *les affections élémentaires* et les *affections spéciales non-élémentaires*. Le nombre des premières est précis ; celui des secondes ne saurait l'être. Cette distinction est de la plus haute importance.

Outre ces deux classes bien distinctes , il y a l'affection proprement dite qui s'applique à tout état morbide général *quel qu'il soit*.

L'élément ou *affection élémentaire* est un état morbide général simple, avec ou sans fièvre, avec ou sans lésion locale, qui a des caractères propres, qui offre des indications spéciales et qui peut se rencontrer dans *la plupart* des maladies. Ceci est son caractère pathognomonique.

Les affections élémentaires sont l'*élément fièvre* ou *fièvre simple ;* l'élément *inflammatoire ;* l'élément *catarrhal, bilieux, muqueux, adynamique, ataxique, malin, périodique, nerveux, fluxionnaire.* Chacun de ces éléments a , en effet, des caractères qui lui sont propres , peut se rencontrer dans la plupart des maladies et donne des indications qui lui sont particulières.

Les indications fournies par les affections élémentaires sont non-seulement spéciales, mais elles sont encore ce qu'il y a de plus important en thérapeutique ; elles dominent toutes les autres sources d'indications.

Les affections spéciales non-élémentaires sont celles qui ne sont pas susceptibles de se présenter dans la plupart des maladies, bien que d'ailleurs elles aient des caractères spéciaux et qu'elles offrent des indications qui leur soient propres. Il suffit de nommer l'érésipèle, le rhumatisme, la goutte, les exanthèmes, les scrofules, le scorbut, les dartres, etc., pour savoir ce que c'est qu'une affection spéciale non-élémentaire.

La subordination de ces affections non-élémentaires aux affections élémentaires est constante. Si elles existent conjointement, c'est toujours l'affection élémentaire qui fournit l'indication principale. Cette loi pathologique ne souffre que peu d'exceptions.

Les affections élémentaires trouvent leur raison d'être dans les différences que présente l'homme lui-même, en raison de son âge, de son tempérament, de sa constitution ; elles trouvent leur raison d'être dans les modifications qu'il éprouve de la part des pays, des lieux, des saisons, des constitutions médicales, des épidémies, des aliments, des professions, des passions, etc. Telle affection sera plus particulière à tel âge, à tel tempérament, à telle constitution, à tel pays, à telle saison, etc.; telle autre affection se rencontrera sous des conditions différentes.

Il est donc évident que, pour arriver au diagnostic des affections élémentaires, il faudra tenir compte tout à la fois et des symptômes généraux et des conditions sous lesquelles se forment ces affections élémentaires.

Pour ce qui est des lésions locales qu'on rencontre parfois dans les affections élémentaires, il ne faut jamais les séparer de l'état général. Elles sont dominées par l'affection dont elles sont le produit. Et, dans les cas même où l'état morbide général est réactif, il importe toujours de lui donner la part d'importance la plus grande, la lésion anatomique, bien que primitive, ne venant le plus souvent qu'en seconde ligne pour les indications.

Si l'affection spéciale non-élémentaire se présente avec de la fièvre, cette fièvre, appelée alors *concomitante*, devient ce qu'il y a de plus capital, puisque c'est sur elle qu'est surtout basée la thérapeutique. Et ce qu'il y a de remarquable, c'est que cette fièvre concomitante est toujours constituée par une affection élémentaire. Ainsi cette fièvre est simple, ou elle est inflammatoire, ou catarrhale, bilieuse, muqueuse, maligne, intermittente ou rémittente, ou bien elle offre le caractère ataxique, adynamique, ou bien il y a association de certaines de ces affections entre elles, et l'on a alors une fièvre à deux ou trois éléments, que l'on peut appeler *composée*.

Mais, avant d'aller plus loin, nous avons besoin de faire connaître plus en détail nos affections élémentaires. Les applications que nous aurons à en faire plus tard ne pourront qu'y gagner.

CHAPITRE II.

DES ÉLÉMENTS OU AFFECTIONS ÉLÉMENTAIRES.

L'affection élémentaire, avons-nous déjà dit, est un état morbide général simple, avec ou sans fièvre, avec ou sans lésion locale, qui a cela de particulier qu'il présente des caractères qui lui sont propres, qu'il fournit des indications spéciales et qu'il peut se rencontrer dans *la plupart* des maladies.

La doctrine des éléments doit être le guide du médecin-praticien. C'est elle qui doit le diriger dans la voie parfois si difficile de l'exercice de notre art, et qui le dirigera d'une manière si sûre, que toute erreur sera à peu près impossible.

Le médecin, avec la doctrine des éléments, est comme un navigateur qui, pourvu de sa boussole, brave les vents et les flots, et marche droit sans hésiter vers le but de son voyage.

L'affection élémentaire est parfois primitive; d'autres fois elle survient pendant la maladie, se substituant à une autre, ou du moins l'effaçant, ou bien s'associant avec elle. Ainsi, une affection catarrhale qu'on peut à bon droit considérer, dans notre pays, comme élémentaire, persiste telle quelle depuis le commencement jusqu'à la fin; ou bien, à une époque quelconque de sa durée, elle présente l'élément ataxique, ou bien, l'élément malin. Une affection qui offrait d'abord le type continu, présente ensuite le type rémittent ou intermittent. La fièvre typhoïde se présente dans ses diverses périodes avec des éléments différents. Dans la première période, il y a le plus souvent irritation, fluxion abdominale ; dans la seconde, on voit survenir ordinairement l'élément ataxique ; tandis que c'est plus tard qu'arrive l'élément adynamique.

Dans ces divers cas, il ne survient pas le plus léger changement sans que la doctrine des affections élémentaires ne le fasse connaître. Or, ces changements d'éléments amènent nécessairement des indications différentes.

La doctrine des affections élémentaires, mieux que tout autre doctrine, nous apprend que non-seulement les maladies de la même espèce ne sont pas toujours semblables, n'offrent pas des caractères identiques chez les divers individus, dans les divers pays, dans les divers lieux, dans les diverses saisons, sous les diverses constitutions médicales ; mais elle nous montre, d'après ce que nous venons de dire, que chez le même individu la même maladie, une fluxion de poitrine par exemple, est susceptible de présenter pendant sa durée des caractères différents qui nécessiteront des indications différentes. Aussi n'avons-nous jamais pu comprendre qu'on pût faire de la thérapeutique, soit avec des moyens toujours identiques, comme le fait, par exemple, l'école de Broussais, soit sous l'inspiration de la méthode numérique, qui peut obliger à des prescriptions opposées à l'état du malade dans tel moment ou dans tel autre.

Nous n'avons jamais mieux apprécié la doctrine des éléments que lorsque, dans une affection d'abord peu grave, nous avons vu survenir plus ou moins subitement un élément ataxique, ou malin, ou adynamique. Pour celui qui connaît cette doctrine, point de trouble, point d'incertitude, point de prescription hasardée et souvent meurtrière. Il a reconnu tel élément, il sait quelle est l'indication qu'il présente ; sa ligne de conduite est franchement dessinée. Pour celui qui l'ignore, au contraire, que d'anxiété, que d'angoisses ! Qu'il est heureux alors le malade s'il parvient à résister à une médication qui ne s'appuie sur rien, ou qui ne repose que sur des théories hasardées ! Et c'est surtout lorsqu'il existe quelque lésion d'un organe important, une phlegmasie, par exemple, du poumon, de la muqueuse digestive, etc., que le danger est grand. On ne saurait se résoudre à employer les moyens propres à conjurer cet état ataxique, ou malin, ou adynamique ; on a toujours devant les yeux la lésion locale ; on craint que le moindre médicament excitant ou tonique ne vienne l'aggraver, et l'on se borne à une médication qui devient mortelle, soit par son insignifiance, soit par son action inopportune.

L'importance de la doctrine des affections élémentaires est encore appréciée dans les affections composées de plusieurs éléments. Cette doctrine est-elle ignorée ? la maladie est traitée comme simple ; la médication est plus ou moins insuffisante ou fâcheuse. Par la doctrine des éléments, au contraire, l'existence d'éléments multiples est reconnue ; ces éléments sont classés d'après

leur ordre de prédominance, d'influence, et une thérapeutique convenable leur est appliquée.

L'affection élémentaire a cela de précieux, qu'elle
résume les conditions morbides essentielles fournies par
l'âge, le tempérament, la constitution, le pays, la saison, la constitution médicale, etc. ; et comme elle
fournit une indication précise, le médecin, dès qu'il l'a
reconnue, n'est pas exposé à se tromper.

Si la doctrine des affections élémentaires nous offre
des ressources précieuses dans les cas ordinaires, dans
les maladies que nous avons habituellement sous les
yeux, combien ne devons-nous pas surtout apprécier
sa valeur dans les maladies insolites ! Ainsi, quand le
choléra-morbus parut dans notre ville, en 1835, qu'eù-
mes-nous à faire pour le combattre ? Entassâmes-nous
autopsies sur autopsies pour reconnaître le siége de la
maladie, et le faire servir de guide à notre thérapeutique ; expérimentâmes-nous remède sur remède pour
trouver le spécifique ; fîmes-nous nos prescriptions sur
telle théorie plus ou moins erronée ? Les autopsies ne
furent certainement pas négligées ; on voulait connaître
les lésions anatomiques qui se produisaient dans cette
maladie, mais on se gardait bien d'y chercher les indications majeures. Les indications capitales furent fournies par l'application de la doctrine des affections élémentaires. On reconnut qu'on avait affaire à une affection composée et de l'élément nerveux et de l'élément
fluxionnaire, suffisamment caractérisés, le premier, par
les crampes, par les vomissements opiniâtres, par la
concentration des mouvements à l'intérieur ; le second,

par la sécrétion d'une matière séreuse abondante. On
attaquait ces deux éléments par des moyens appropriés,
et les malades, s'ils étaient secourus à temps, guérissaient dans des cas nombreux.

Pourquoi, dans cette terrible épidémie, n'eûmes-
nous pas à subir les mécomptes qu'on éprouvait ailleurs?
Cela tenait à ce que notre thérapeutique ne s'appuyait
que sur des indications positives. Pourquoi ne commen-
ça-t-on pas à essayer des émissions sanguines, ainsi
qu'on le faisait autre part, persuadé que l'on était que
l'on avait affaire à une gastro-entérite? On n'en usa pas,
parce que la doctrine des affections élémentaires nous
montra, même avant qu'on eût pu faire des autopsies,
que le véritable caractère de la maladie était loin d'indiquer l'emploi des débilitants. Ailleurs, on prescrivait
la tisane d'acétate de plomb; on portait le fer rouge sur
la colonne vertébrale; on expérimentait. Ici, on n'eut
jamais l'idée d'employer des moyens qui ne reposassent
sur des indications certaines, et ces indications étaient
fournies par la doctrine des éléments.

Vienne une autre épidémie, et l'on ne manquera pas
encore ailleurs de recourir au microscope, au scalpel
et aux réactifs chimiques; et si l'on n'est pas heureux,
on demandera des enquêtes pour reconnaître quel remède est le meilleur, on proposera un prix pour la
découverte du spécifique! Quant à nous, forts de notre
doctrine élémentaire, nous la mettrons en regard de
cette nouvelle épidémie, et, comme une pierre de touche, elle nous montrera quels sont les éléments qui la
constituent, quelles sont les indications qu'elle présente.

Si notre doctrine des éléments eût été connue de l'Hippocrate anglais, il n'eût certainement pas été dans le cas d'écrire : que lorsqu'il survenait une épidémie, l'incertitude où il se trouvait sur sa nature faisait que les premiers malades qu'il avait à traiter ne se trouvaient pas toujours bien de ses médicaments, et que ce n'était qu'après des tâtonnements plus ou moins malheureux, qu'il arrivait à une thérapeutique rationnelle. Quelle que soit, en effet, l'épidémie qui apparaisse, cette doctrine nous donnera toujours, dès les premiers moments, les moyens d'éviter des erreurs regrettables.

Les affections élémentaires sont au nombre de onze ; ce sont :

L'élément fièvre,
— inflammatoire,
— catarrhal,
— bilieux,
— muqueux,
— adynamique,
— ataxique,
— malin,
— périodique,
— nerveux,
— fluxionnaire.

A. *Élément fièvre ou fièvre simple.* Cet élément est caractérisé par la fièvre simple, par cette fièvre qui n'a aucun caractère particulier, et qui n'offre le plus communément pour indication que la diète.

Cet élément existe parfois tel quel par lui-même, sans lésion locale ou avec lésion locale. Ainsi on voit des individus en proie de temps à autre à une fièvre éphémère qui rentre complètement dans cet élément ; tandis qu'on voit aussi souvent des fluxions ou des lésions d'autre genre avec la même fièvre simple. D'autres fois la fièvre ne se montre simple que parce qu'on lui a opposé tel traitement, alors qu'elle représentait une autre affection élémentaire. Ainsi une saignée du bras fait passer une fièvre inflammatoire dans le rang des fièvres simples. L'indication n'est plus alors de tirer du sang, mais bien de se borner à priver le malade d'aliments.

Les caractères principaux de la fièvre simple sont : la céphalalgie, la pesanteur de tête, l'état normal ou à peu près normal de la langue ; une soif plus ou moins vive ; la fréquence du pouls qui, avec un certain développement, est sans résistance marquée ; la chaleur et la sécheresse de la peau ; une lassitude plus ou moins prononcée, etc.

Une diète plus ou moins sévère, selon l'âge, le tempérament, la constitution, l'état des forces, les habitudes, etc. ; une boisson appropriée : voilà l'indication que présente cet élément.

C'est à cette fièvre que nous devons chercher le plus souvent de ramener celles qui ont des caractères différents qu'elles sont susceptibles de céder. Ainsi une fièvre inflammatoire passe, comme nous venons de le dire, par la saignée au rang de fièvre simple ; une fièvre maligne est convertie par des moyens convenables en

2

fièvre simple ; il en est de même souvent pour une fièvre avec élément ataxique, adynamique ; mais, quoi
que nous fassions, la fièvre catarrhale, la fièvre intermittente, conserveront les caractères qui leur sont
propres jusqu'à leur terminaison.

La fièvre hectique ou chronique rentre dans la fièvre
simple. Il en est de même de la fièvre concomitante
des affections spéciales non-élémentaires, telles que les
exanthèmes, l'érésipèle, la goutte, le rhumatisme, etc.,
alors que cette fièvre n'a pas de caractère particulier
qui la fasse rentrer dans les autres espèces de fièvres.

La fièvre qui suit l'accouchement, doit encore être
rangée au nombre des fièvres simples, tant qu'elle n'a
d'autre indication principale qu'un régime plus ou moins
sévère.

B. *Élément inflammatoire.* Il faut se garder de
croire que toute phlegmasie constitue l'élément inflammatoire ; ce serait oublier les caractères que nous avons
dit être attachés aux éléments. L'élément est surtout
un état morbide général ; une lésion locale ne suffit donc
pas pour le constituer, et c'est ici principalement qu'il
importe de faire cette distinction. Si l'on considérait en
effet toute lésion locale offrant les caractères plus ou
moins prononcés d'une phlegmasie, comme un élément
inflammatoire, il pourrait s'ensuivre qu'on serait amené
à une thérapeutique tout opposée à celle qu'on devrait
mettre en usage.

L'élément inflammatoire se montre surtout chez les
jeunes gens, chez les adultes, chez ceux qui sont d'un

tempérament sanguin ou de ses composés, d'une forte
constitution. On l'observe surtout dans les pays froids
et secs, sur les plateaux des montagnes. Dans notre
pays, on a l'occasion de l'observer principalement dans
les hivers froids et secs, et plus particulièrement au
milieu ou à la fin de l'hiver. Il se produit parfois sous
l'influence des constitutions médicales dites inflammatoires. Rien n'est plus rare au contraire que cet élément dans les conditions opposées, comme par exemple chez un enfant, chez un vieillard, chez un individu
de tempérament lymphatique, de constitution détériorée, dans un pays chaud et surtout chaud et humide.
On peut même dire que l'élément inflammatoire est
impossible sous ces conditions.

L'élément inflammatoire a pour caractères principaux : une céphalalgie gravative ; la rougeur vultueuse
du visage ; de la soif ; une langue moins large, moins
souple, moins humide qu'à l'état normal ; le battement
prononcé des carotides ; une légère oppression de la
respiration ; la constipation ; des urines rares et rouges ;
une chaleur franche et de la sécheresse à la peau ; il a
surtout pour caractère principal un pouls qui, avec plus
ou moins de fréquence, plus ou moins de développement, est toujours dur, résistant.

Une grande somme de forces radicales telle est la
base de cet élément.

L'indication de l'élément inflammatoire consiste dans
l'emploi de la méthode antiphlogistique : saignées générales, saignées locales, boissons tempérantes et
émollientes, diète sévère, etc.

L'élément inflammatoire est donc surtout constitué par des symptômes généraux fébriles qui lui sont propres. Cependant une phlegmasie locale présentant les caractères bien décidés de l'inflammation, un phlegmon par exemple, quoiqu'il fût sans fièvre, ne devrait pas moins être considéré comme appartenant à l'élément inflammatoire, s'il venait à se manifester chez un individu qui semblerait réunir les conditions propres à cet élément.

Mais que ce phlegmon se développe chez un enfant ou chez un vieillard, ou bien chez un individu de tempérament lymphatique ou de constitution débilitée, pouvons-nous admettre alors l'idée de l'élément inflammatoire? Non certainement, il n'en sera pas ainsi, parce que l'élément, nous le répétons, est surtout constitué par l'état général, et que l'élément inflammatoire suppose une somme de forces radicales qui n'existe pas ici. Oui, ici il y a phlegmon et il n'y a pas élément inflammatoire. Cette manière de voir est éminemment pratique ; elle s'appuie sur l'observation la plus réfléchie.

Ce qui prouve encore combien il est important de ne jamais séparer une phlegmasie de l'état général, c'est que cette phlegmasie peut être accompagnée de symptômes généraux qui seront en antagonisme plus ou moins complet avec l'élément inflammatoire. Prenons pour exemple une pneumonie. Cette lésion du poumon qui semble ne devoir être considérée que comme une inflammation, est cependant susceptible d'exister avec tel état morbide général qui sera loin d'indiquer la médication antiphlogistique. Ainsi, la pneumonie peut être ataxique ; elle peut être adynamique, maligne, avec fièvre rémittente, etc. Que l'on emploie dans ces divers cas la médication propre à l'élément inflammatoire, et l'on verra tout ce qu'il arrivera de fâcheux. La pneumonie ne sera dite inflammatoire que lorsqu'elle présentera les symptômes généraux propres à cet élément.

Il importe donc, dans cette détermination de l'élément inflammatoire, d'avoir égard par dessus tout à l'état général.

Si l'on ne tenait pas compte avec une rigoureuse précision de l'état général, on serait amené à faire rentrer dans l'élément inflammatoire toute fluxion qui donnerait lieu à la formation de pus ; on serait même forcé d'y faire rentrer les tubercules qui ne sont bien certainement que du pus concret, et qui ne se rencontrent pourtant, dans la plupart des cas du moins, que chez des individus dont les aptitudes vitales sont en antagonisme complet avec l'élément inflammatoire. On voit donc combien il est d'une haute sagesse de ne pas séparer ici, pas plus que dans toute autre circonstance, l'état local de l'état général.

Quand nous aurons par conséquent affaire à une fluxion, à une phlegmasie, nous ne dirons qu'elle est inflammatoire que tout autant qu'elle offrira les symptômes généraux propres à cet élément, et c'est alors que nous pourrons employer sans crainte et avec avantage la méthode antiphlogistique. C'est en nous appuyant sur ces principes que nous n'aurons jamais à tirer du sang dans telle affection d'un caractère différent, bien qu'elle présente aussi des lésions locales qu'on pourrait prendre pour des inflammations, si l'on se bornait à l'examen des symptômes locaux.

C'est guidé sur ces principes, que nous ne trouverons jamais l'indication des antiphlogistiques dans la pneumonie, dans la pleurésie, dans la dyssenterie, avec élément ataxique ou malin ou adynamique ; c'est guidé sur ces principes, que nous nous garderons de croire que tout rhumatisme fébrile, que tout érésipèle nécessite les émissions sanguines ; c'est guidé sur ces principes que nous serons toujours étonné de voir saigner dans la fièvre typhoïde bien établie ; c'est guidé sur ces principes que nous ne saurions trop nous élever contre ces doctrines des hématologues modernes qui consistent à faire une saignée, sans indication aucune fournie par l'état général, dans le seul but de voir comment se présenteront la fibrine, l'albumine et les globules. On pratique ces saignées afin de savoir, par l'inspection du sang, s'il existe une phlegmasie locale qu'on n'aurait pas pu découvrir. Mais lors même que cette phlegmasie existerait, toute phlegmasie nécessite-t-elle les émissions sanguines ? L'affection avec laquelle elle se montre ne contre-indique-t-elle pas souvent l'emploi de ce moyen ? et d'ailleurs, du moment où la saignée est faite, l'indication peut ne plus exister ; et cependant on n'a saigné que pour pouvoir saigner encore s'il y a phlegmasie ! et si le sang fourni par la saignée montre qu'il n'y a pas excès de fibrine, qu'il n'y a pas de phlegmasie locale, cette soustraction de sang ne peut-elle pas être autre chose qu'inutile? ne peut-elle pas souvent être fâcheuse? Rien n'est plus déplorable à notre avis qu'une pareille doctrine, qui n'offre qu'incertitude pour le médecin et danger souvent extrême pour le malade. Avant d'employer un moyen thérapeutique tel que la saignée, sachons pourquoi nous l'employons, appuyons-nous sur des données certaines, et ces données, la doctrine des affections élémentaires nous les fournit bien mieux que tout autre.

Nous trouvons parfois l'élément inflammatoire dans la fièvre concomitante des affections spéciales non élémentaires, telles que le rhumatisme, l'érésipèle, les exanthèmes, etc. C'est sur l'existence de cet élément que sont prises les indications principales, celles que donnent les affections non-élémentaires ne viennent qu'en seconde ligne.

C. Élément catarrhal. Cette affection est élémentaire dans notre pays, non-seulement par les symptômes qui lui sont propres, par le traitement qui lui convient, mais surtout parce qu'elle est susceptible de se présenter dans un grand nombre de maladies.

Cette affection peut se rencontrer chez tous les individus sans exception, mais c'est principalement chez les enfants, chez les vieillards, chez ceux dont le tempérament est lymphatique, dont la constitution est délicate, qu'on a l'occasion de l'observer.

C'est l'affection des régions froides et humides et de certains pays tempérés; c'est l'affection des vallées, des bords de la mer, des lacs et des rivières. Elle s'observe surtout chez nous dans les hivers humides. Elle n'est pas rare encore au printemps et en automne ; elle est souvent le résultat de ces constitutions médicales dites *catarrhales* si fréquentes dans notre pays.

Les caractères de l'élément catarrhal sont : la pesanteur de tête ou la céphalalgie frontale ; le coryza ; le picotement du gosier ; la toux sèche d'abord, muqueuse plus tard ; l'anorexie ; une légère amertume à la bouche ; une langue normale, à une légère teinte jaunâtre vers sa base près, dans la plupart des cas ; des urines troubles ; une sensation de froid général ou partiel, ou bien des frissons alternant avec des bouffées de chaleur ; quelquefois de l'engourdissement, de la douleur dans telle ou telle partie : les lombes, le cou, un membre. Le pouls est fréquent ; il peut offrir un certain développement, mais il n'est pas dur, il ne résiste pas au doigt qui presse l'artère. Il en est du moins ainsi le plus souvent, car dans certains cas il offre, à l'approche des sueurs, une résistance qui disparait dès qu'elles surviennent.

L'élément catarrhal peut exister sans fièvre.

Les caractères de l'élément catarrhal sont surtout bien dessinés quand les mouvements fluxionnaires ne se concentrent pas sur un organe trop important ; car, dans ce dernier cas, ils manquent pour la plupart. Si ce n'était alors la saison, la constitution médicale régnante, l'état du pouls, on serait parfois amené à croire à une affection inflammatoire, ce qui donnerait lieu à une médication dont on ne tarderait pas à se repentir. C'est sur ces données qu'on se fonde pour distinguer la fluxion de poitrine catarrhale, la gastro-entérite catarrhale, la pleurésie catarrhale, etc., de celles qui sont inflammatoires, ce qui oblige à les traiter en conséquence.

Les indications de l'élément catarrhal, sans fluxion trop prononcée sur un organe, se bornent à l'emploi de moyens qui peuvent rappeler la transpiration, favoriser la sueur : ce sont les boissons diaphorétiques données chaudes, le séjour au lit dont on augmente les couvertures, etc.

S'il existe une fluxion prononcée, les mêmes moyens sont nécessaires, ou bien ils sont contre-indiqués, selon les cas; il peut y avoir en effet indication des émissions sanguines, parfois générales, bien plus souvent locales ; il peut y avoir surtout indication des vésicatoires, si propres à déplacer la fluxion catarrhale.

Dans ces divers cas, quel que soit le degré de la fluxion, mais surtout lorsqu'elle nécessite une modification au traitement propre à la fièvre catarrhale, l'affection bien que simple au fond, n'en doit pas moins être considérée comme offrant deux éléments : l'élément catarrhal et l'élément fluxionnaire. La suite de ce travail démontrera l'utilité de cette distinction.

L'élément catarrhal se présente tantôt à titre d'association, tantôt à titre de complication dans l'érésipèle, le rhumatisme, la variole, la rougeole, la scarlatine, etc., et devient alors fièvre concomitante. Cette fièvre fournit dans ces cas les indications majeures, les affections non-élémentaires que nous venons de nommer ne donnent que les indications secondaires.

D. *Élément bilieux.* C'est l'élément que l'on observe le plus particulièrement dans les pays chauds et secs, et dans la saison analogue du nôtre ; c'est l'élément propre surtout aux individus de tempérament bilieux.

Les principaux caractères de l'affection bilieuse sont : une céphalalgie souvent intense se faisant sentir, soit dans la région sus-orbitaire, soit au vertex ; la teinte jaune de la peau et surtout de celle des côtés du nez, de la région des lèvres ; une coloration semblable de la sclérotique ; une langue large, souple, plus ou moins humide et couverte d'un enduit jaunâtre ; de l'amertume à la bouche ; des nausées, des vomituritions, des vomissements de bile ; souvent une sensation pénible à l'épigastre ; des urines safranées ; des selles bilieuses à une époque plus ou moins avancée ; une chaleur âcre, mordicante ; un pouls qui, avec de la fréquence et un certain développement, n'est jamais dur, n'est pas résistant.

L'affection bilieuse peut exister sans fièvre. Ses caractères sont alors généralement moins prononcés.

Le défaut de résistance du pouls dans l'affection bilieuse, nous semble résulter non-seulement des conditions sous l'influence desquelles se développe cette affection, et qui sont certainement ce qu'il y a de principal, mais peut-être aussi de la présence d'une certaine quantité de bile dans le sang. Nous sommes amené à cette idée par la rareté excessive de la fièvre dans l'ictère. Quoi qu'il en soit de cette explication, le défaut de résistance prononcée du pouls n'en est pas moins vrai,

et il explique suffisamment pourquoi les émissions sanguines exigent tant de réserve dans cette affection.

Les indications fournies par l'élément bilieux sont
remplies par un vomitif dans le principe, l'ipécacuanha
particulièrement ; par un purgatif tonique et salin plus
tard, alors qu'il survient de la turgescence vers le bas-
ventre. La tisane de chiendent, une tisane acidulée,
sont le plus souvent prescrites.

Il est bon quelquefois de faire précéder le vomitif de
l'usage des délayants, c'est ce qui arrive lorsqu'il y a
peu d'humidité à la langue et une certaine ardeur à
l'épigastre ; l'action du vomitif en est plus efficace et
n'a pas les inconvénients dont il peut être suivi, si l'on
n'a pas rempli cette indication préliminaire.

On donne généralement avec avantage, dans les
quelques jours d'intervalle qui s'écoulent entre le vomitif et le purgatif, l'infusion d'ipécacuanha concassé,
20 grains environ sur 6 onces d'eau, avec addition de
une à deux onces de manne. Cette infusion administrée
par cuillerée à bouche, de deux en deux heures, agit
favorablement sur cet état bilieux ; elle prépare la turgescence vers le bas-ventre.

On joint parfois à cette infusion une certaine quantité
d'écorce d'orange amère, de 15 grains à un demi-gros,
soit pour la rendre plus tonique pour les voies digestives,
soit pour empêcher les vomissements. En général pourtant, on s'abstient de cette addition lorsqu'il y a de la fièvre, en raison de l'action un peu excitante de cette écorce.

Dans les cas où l'élément bilieux n'est pas très-prononcé, on se dispense du vomitif et du purgatif, et l'on

se borne à prescrire l'infusion dont nous venons de parler, que l'on donne par cuillerée à bouche toutes les deux ou trois heures, ou bien l'on prescrit quelqu'un de ces moyens si généralement connus, tel que la magnésie dans le café de pois chiches, la décoction de chicorée, etc.

L'affection bilieuse existe parfois sans aucune lésion locale. D'autres fois, avec l'affection bilieuse, on observe une congestion cérébrale, une encéphalite, une angine, une fluxion de poitrine, etc. L'affection doit alors être considérée comme composée de deux éléments : l'élément bilieux et l'élément fluxionnaire ; il y aura une double indication à remplir. Il faut faire attention que dans ces cas les moyens que l'on croira devoir employer contre le premier de ces éléments ne soient pas contraires au second. C'est ce qui arrive, par exemple, pour l'infusion d'ipécacuanha concassé qu'on est assez disposé à prescrire dans la pneumonie bilieuse ; elle produit maintes fois dans l'organe de la respiration une certaine excitation qui oblige à renoncer à son emploi. Un vomitif, un purgatif peuvent être contre-indiqués encore par le siége de la fluxion.

L'affection bilieuse se montre parfois dans l'érésipèle, le rhumatisme, la goutte, la variole, la rougeole, etc. Elle constitue alors, sous le nom de *fièvre concomitante*, l'indication principale. Les affections auxquelles elle s'est unie ne fournissent que des indications secondaires, qui consistent à surveiller les mouvements fluxionnaires ou l'éruption, à prévenir les métastases ; ou bien, elles donnent des contre-indications pour l'emploi de tel moyen qui pourrait avoir tel ou tel inconvénient, comme par exemple un purgatif.

L'élément bilieux est quelquefois symptomatique d'une irritation gastro-intestinale, ou bien coexiste avec elle. C'est à celle-ci qu'il faut d'abord s'attaquer par des moyens convenables (sangsues, boissons émollientes); l'état bilieux disparaît en général bientôt sans moyen spécial. Si cependant il persistait, il faudrait l'attaquer à son tour, en faisant toutefois attention de ne pas trop se hâter, parce que les moyens que l'on peut employer sont tous plus ou moins susceptibles de rappeler l'irritation.

E. *Élément muqueux.* Cet élément se rencontre principalement chez les enfants, chez les adolescents; on le rencontre principalement chez les individus de tempérament lymphatique, chez ceux dont la constitution est molle, muqueuse, comme le disaient les anciens médecins. C'est l'élément des pays froids et humides, des vallées profondes. On l'observe souvent dans les grandes villes, chez la classe pauvre qui habite des quartiers mal aérés, des maisons humides et sales; on l'observe dans les pays de manufactures, dans les hôpitaux des enfants; on l'observe chez ceux qui se nourrissent presqu'exclusivement de laitage, d'aliments farineux, de fruits crus, qui sont privés de vin.

Les caractères de l'élément muqueux sont : la pâleur et la bouffissure du visage; des yeux tristes; de la céphalalgie, le plus souvent occipitale; l'haleine fétide; la langue large et souple, recouverte d'un enduit mu-

queux blanchâtre ; une salivation abondante ; souvent
des aphtes ou de petits ulcères dans la bouche ; des ré-
gurgitations de matières qui causent de l'ardeur à la
gorge ; de la pesanteur vers la région épigastrique ; des
borborygmes, de la constipation ou une diarrhée séreuse ; un pouls qui , avec de la fréquence, est remarquable par sa mollesse, son défaut de résistance.

L'élément muqueux existe parfois sans aucun phénomène fébrile.

Quelques médecins n'ont voulu voir dans l'élément
muqueux qu'une gastro-entérite ou bien une irritation
gastro-intestinale, ce qui est une erreur. Parfois il
s'associe à la vérité à cet état de la muqueuse digestive, mais ce n'est pas une raison pour qu'il n'existe
pas par lui-même bien réellement et indépendamment
de toute irritation.

Il est bon du reste de faire attention que l'irritation
de la muqueuse digestive, lorsqu'elle existe, est souvent symptomatique de la présence des aphtes ou des
petits ulcères, et que par conséquent on ne peut pas
faire alors du symptôme la maladie principale.

Le médicament le plus généralement recommandé
contre l'élément muqueux bien prononcé et dépourvu
de toute irritation intestinale qui puisse le compliquer,
c'est l'émétique donné comme vomitif. On conseille de
faire suivre son administration, les jours suivants, de
l'émétique en lavage.

Il est un médicament qui nous a paru très-convenable pour cet état muqueux, c'est l'infusion d'ipécacuanha concassé, uni, s'il n'y a pas contre-indication,

à l'écorce d'orange amère , à la dose de 20 grains environ de chacun, et que l'on donne par cuillerée à bouche, toutes les 2 ou 3 heures. Nous le croyons capable de remplacer avec avantage l'émétique en lavage. Il agit non-seulement d'une manière favorable sur la muqueuse digestive, mais il excite doucement les forces et peut être considéré comme favorisant les crises. On peut même, dans la plupart des cas, s'en tenir à ce seul médicament et se dispenser, soit du vomitif, soit de l'émétique en lavage ; c'est ce que l'on fait lorsque l'élément muqueux est peu prononcé, ce qui constitue les cas les plus communs, dans notre pays du moins. C'est ce que l'on fait surtout lorsqu'il s'agit des enfants, qui supportent en général fort mal l'émétique de quelque manière qu'on le donne.

La tisane de chiendent, les bouillons de pain, de pois chiches, trouvent généralement leur emploi.

Un purgatif tonique vers la fin de la maladie est parfois nécessaire ; mais il faut se garder de le prescrire sans indication positive, attendu que ce genre de remède affaiblit les forces générales et de plus celles de l'appareil digestif en particulier, ce qui serait surtout fâcheux chez les individus ordinairement atteints de ce genre d'affection.

Si l'affection muqueuse se présente avec une irritation gastro-intestinale, l'affection doit être considérée comme composée et de l'élément muqueux et de l'élément fluxionnaire. La première indication consiste à calmer l'irritation intestinale. Dans la plupart des cas, lorsque cette irritation est calmée, on voit l'état muqueux disparaître sans qu'il soit nécessaire de diriger contre lui aucune médication particulière. S'il venait à persister, alors que toute irritation a cessé, il faudrait l'attaquer à son tour, en se méfiant toutefois avec soin de l'irritation qu'on est exposé à reproduire. L'infusion d'ipécacuanha concassé, sans addition d'écorce d'orange amère ou avec une petite quantité de cette écorce, nous paraît devoir convenir dans les cas de cette sorte.

L'affection muqueuse peut se présenter aussi avec une fluxion sur la tête, sur la poitrine, ou sur toute autre point. Il y a là encore une affection composée de deux éléments : élément muqueux et élément fluxionnaire, qui fournissent chacun des indications particulières, qui peuvent se modifier selon le siége de la maladie.

L'affection muqueuse jouant le rôle de fièvre concomitante dans une affection non-élémentaire, telle que l'érésipèle, la variole, le rhumatisme, etc., fournit les indications principales ; celles-ci ne donnent que les indications particulières ou les contre-indications. C'est pour remplir les indications qu'elle présente qu'on prescrit encore l'infusion d'ipécacuanha concassé, soit seul, soit associé à l'écorce d'orange amère. Cette infusion convient en outre pour maintenir les mouvements à la peau, pour favoriser une éruption. Si l'état muqueux existe à un haut degré, un vomitif est nécessaire dès les premiers moments.

Le diagnostic de l'élément muqueux dans telle ou telle maladie sera du reste une chose toujours importante, puisqu'il suffit de sa présence pour se tenir en garde contre l'emploi de la méthode antiphlogistique ou du moins pour n'en user qu'avec beaucoup de modération.

F. *Élément adynamique.* L'élément adynamique se présente bien plus fréquemment dans les maladies des pays chauds et humides et dans les saisons analogues du nôtre, alors surtout qu'elles ont une certaine durée, que dans les pays froids et secs, que dans les saisons froides et sèches. Nous avons à peine besoin d'en dire la raison. On sait en effet que les forces radicales s'accroissent dans les derniers, qu'elles diminuent au contraire dans les autres. Cet élément est endémique, on peut l'avancer, dans les pays chauds et humides, comme l'élément inflammatoire est endémique dans les pays froids et secs, comme l'élément bilieux est endémique dans les pays chauds et secs, comme l'élément catarrhal est endémique dans les pays froids et humides, ou tempérés.

L'élément adynamique se montre principalement dans la fièvre dite typhoïde. Mais ce n'est pas seulement dans cette fièvre qui forme une maladie bien distincte de tout autre par sa cause, ses symptômes et les lésions intestinales qu'elle présente, qu'on a l'occasion de l'observer, on le voit encore se développer par la seule influence d'une atmosphère chaude et humide; on le voit se développer sous cette influence réunie à celle des effluves, ou bien à celle des miasmes; on le voit se développer par l'effet d'une atteinte portée aux forces

3

vitales par des fatigues et des peines morales, par une soustraction de sang inopportune, par une hémorrhagie, par un purgatif, etc.

Bien que l'état du malade, dans ces derniers cas, soit généralement loin de pouvoir être comparé à celui qu'il offre dans la fièvre typhoïde, cependant les symptômes principaux sont les mêmes et nécessitent, à peu de chose près, un traitement identique.

Les caractères de l'élément adynamique ressortent surtout de l'état des forces qui font plus ou moins complètement défaut. Le malade est couché sur le dos, les membres étendus et sans action ; la stupeur est peinte sur le visage ; la bouche est entr'ouverte ; les lèvres et les dents sont fuligineuses ; la langue, sèche et brunâtre, ne peut être sortie qu'avec peine ; la parole est faible, entrecoupée ; la déglutition difficile ; les urines sont rares et foncées en couleur. Il y a souvent de la diarrhée, une céphalalgie intense, ou du délire, ou du coma ; la peau est chaude et sèche ; le pouls fréquent, petit, sans consistance.

Outre ces caractères, qui sont les plus constants, il y a souvent rétention d'urine, ou bien sortie involontaire de ce liquide et des matières fécales ; hémorrhagies passves ; pétéchies, etc.

L'indication fournie par l'élément adynamique consiste à relever les forces. On la remplit par l'emploi des toniques, par celui du quinquina principalement. C'est à sa décoction, à son extrait ou à sa résine que l'on a recours. Nous devons toutefois faire observer que cette dernière préparation est en général peu employée dans la fièvre typhoïde. On lui préfère la décoction ou l'extrait mou de quinquina, qui sont mieux supportés en raison de leur action moins énergique, et qui laissent à la nature plus de facilité pour procéder à l'élimination des principes morbides, ainsi que pour réparer les désordres qu'a subis l'intestin.

Quand l'élément adynamique se montre à peine, qu'il y a pourtant des hémorrhagies qui ont déjà un caractère passif, la décoction de ratanhéa rend souvent de grands services et comme tonique et comme anti-hémorrhagique.

Il est un autre remède qui paraît jouir de propriétés antiputrides, et qui convient beaucoup dans les fièvres typhoïdes, alors que la période d'irritation est passée, et que l'adynamie ne s'est pas encore montrée, c'est-à-dire dans la deuxième période ou période d'ataxie, c'est la limonade minérale. On la donne conjointement avec les bols camphrés et nitrés. Dès que l'adynamie s'annonce, on la remplace par la décoction de ratanhéa et on soutient encore celle-ci par les mêmes bols de camphre et de nitre. Lorsque l'adynamie est manifeste, on en vient au quinquina, à sa décoction ou son extrait.

Quelle que soit l'affection dans laquelle l'élément adynamique vient à se montrer, qu'il s'agisse d'une affection catarrhale ou bilieuse ou muqueuse, etc., l'indication, dès que cet élément paraît, consiste dans l'emploi des moyens propres à le combattre. S'il s'agit d'une affection non-élémentaire telle que la variole ou tout autre, dans laquelle il joue alors le rôle de fièvre concomitante, l'indication ne saurait être différente; c'est dans le quinquina qu'il faut mettre par dessus tout son espoir.

G. *Élément ataxique*. Cet élément se montre fréquemment dans nos pays et probablement aussi dans ceux dont la température est analogue. Il n'est peut-être pas étranger non plus aux contrées dont la température est différente. Il se montre parfois malgré la thérapeutique la plus rationnelle; bien plus fréquemment il est le résultat d'un traitement intempestif.

Rien n'est plus propre à faire développer l'élément ataxique qu'une thérapeutique qui enlève des forces, alors qu'il faudrait les ménager. Une émission sanguine, surtout générale, prescrite mal à propos, le fait souvent paraître. D'autres fois c'est un purgatif inopportun qui produit le même effet. Dans quelques cas, bien plus rares pourtant, c'est une émotion morale pénible qui amène son développement. Mais ce qu'il ne faut pas ignorer, c'est que cet élément se manifeste souvent sous l'influence d'une constitution médicale, catarrhale ordinairement, et principalement dans les constitutions catarrhales d'automne. Les constitutions catarrhales de l'automne de 1847 et 1848, la première surtout, nous en ont fourni de nombreux exemples. On ne pouvait presque pas pratiquer de saignée dans les fluxions de poitrine de cette époque, que l'élément ataxique ne parût; les vomitifs même qui étaient prescrits dans le début des exanthèmes qui se manifestèrent alors lui donnaient également maintes fois naissance. Si dans ces cas on pouvait attribuer l'apparition de cet élément à la thérapeutique qu'on venait de faire, dans d'autres, où l'on s'en était abstenu, on le voyait aussi parfois se montrer comme suite de l'évolution de la maladie.

L'élément ataxique ne constitue jamais une maladie distincte, c'est tout simplement un accident de maladie, mais un accident très-commun et fort grave.

Pour beaucoup de médecins, une maladie dans laquelle se manifeste l'élément ataxique n'est qu'une fièvre typhoïde. Aussi n'entend-on parler que de fièvres typhoïdes, se développant tout à fait hors des conditions propres à cette maladie. Il y a là une confusion fâcheuse sur laquelle nous aurons plus tard l'occasion de revenir. Pour d'autres, l'élément ataxique paraît être ce qu'ils appellent *état typhoïde*, dénomination fort vague qui tend à le faire rentrer dans la fièvre typhoïde, ou qui du moins l'en rapproche trop pour qu'on puisse en avoir une idée exacte.

Quelques-uns enfin ont prétendu que ce que nous appelons élément ataxique n'était pas autre chose qu'une méningite, et ils se sont fondés sur la céphalalgie intense ou sur le délire qui ne manquent presque jamais. Mais d'abord, dans le cas où les malades meurent, il faudrait qu'il y eut des preuves matérielles de l'inflammation des méninges ; il faudrait trouver ou de la rougeur ou de la lymphe plastique ou du pus ou du moins de la sérosité purulente. Or, il est bien reconnu, et la chose a été démontrée par des autopsies sans nombre, que le cerveau et les méninges sont dans ce cas à l'état normal. Du reste, la céphalalgie, le délire ne sont pas les seuls symptômes auxquels il faut faire attention. On sait fort bien que les autres caractères de la méningite ne sont pas ceux de l'élément ataxique.

L'élément ataxique se manifeste principalement chez les individus de tempérament nerveux, chez ceux dont la constitution est détériorée par des causes diverses, ou qui sont sous l'influence de causes morales pénibles. Nous avons remarqué, à l'hôpital St-Éloi, qu'il survenait particulièrement chez les jeunes soldats en proie à la nostalgie et atteints d'affections de nature différente.

Les caractères les plus ordinaires de l'élément ataxique sont : une céphalalgie intense ou bien du délire; l'altération des traits du visage; des narines pulvérulentes; une langue sèche, grillée; la soif nulle le plus souvent ; des soubresauts des tendons ; des mouvements automatiques ; des urines rares, supprimées parfois ; une peau chaude et sèche; un pouls plus ou moins fréquent, peu développé, peu consistant.

L'état grillé de la langue est si intimement lié à l'élément ataxique que l'on est tenté de croire à sa présence dès qu'on voit une langue sèche, rapeuse. Mais cette langue sèche, rapeuse, comme grillée, se montre aussi dans l'irritation gastrique ou gastro-intestinale ; il ne faut donc pas conclure par ce seul symptôme ; il est nécessaire de le rapprocher des autres, et de ne porter son diagnostic qu'après un examen comparatif et des caractères de l'élément ataxique et de ceux qui appartiennent à l'irritation gastro-intestinale.

L'erreur est bien plus facile lorsque l'élément ataxi-

que se manifeste chez un individu atteint déjà d'irritation gastro-intestinale. On peut être incertain si l'état
grillé de la langue tient à l'irritation de la muqueuse ou
bien s'il est symptôme de l'élément ataxique. Un peu
d'attention suffit pour empêcher une méprise. En effet,
dans le premier cas, tous les symptômes s'accordent
avec le premier pour montrer qu'il y a irritation du
tube digestif et pas autre chose; dans le second, non-
seulement la langue est grillée, mais il y a une céphalalgie intense, ou bien plus souvent du délire, des
narines pulvérulentes, une altération des traits, des
soubresauts des tendons, des mouvements automatiques,
le pouls est petit, etc. Il n'y a pas de doute alors, il
s'agit de l'élément ataxique. L'indication est positive,
il faut le combattre. On en vient communément bientôt
à bout. Il ne reste que l'irritation gastro-intestinale
qui reparaît telle qu'elle était auparavant, sans aucune
aggravation, et qui reprend sa marche naturelle.

L'élément ataxique est toujours un état qui annonce
tout à la fois l'affaiblissement et la perversion des forces.
Il ne faut donc pas le confondre avec cette agitation, cette espèce de désordre qui se manifeste dans
les prodrômes de certains exanthèmes, de la variole
par exemple. Ceci n'est pas une ataxie réelle, c'est
de la fausse ataxie. Dans l'ataxie vraie il y a défaut de
synergie des symptômes, puisque avec tels ou tels
phénomènes plus ou moins graves, comme le délire,
l'altération des traits du visage, l'état grillé de la langue,
les soubresauts des tendons, les mouvements automatiques, etc., le pouls n'a bien souvent pas plus de fré-

quence, pas plus de développement que dans l'état normal, qu'il est même parfois plus petit qu'il ne l'est dans l'état de santé. Dans la fausse ataxie au contraire , s'il y a des symptômes insolites tels que délire , convulsions , on observera toujours que la température de la peau , que la fréquence et la résistance du pouls sont en rapport avec ces symptômes ; et d'ailleurs dans la fausse ataxie on ne trouvera jamais , nous le répétons , cette altération des traits , cette pulvérulence des narines qui est toujours liée à une lésion plus ou moins profonde des forces vitales ; il y aura surtout absence de l'état grillé de la langue.

Les moyens que l'on emploie contre l'élément ataxique varient selon qu'il est plus ou moins développé , selon qu'il est porté à un degré plus ou moins élevé.

Nous avons plusieurs fois réussi à le faire disparaître, alors qu'il commençait à peine à se montrer, par l'application de vésicatoires aux jambes. Mais s'il est plus prononcé , ce moyen, qu'il ne faut jamais négliger, ne suffit pas. Il faut joindre aux épispastiques des bols faits avec 4 grains de camphre et autant de nitre , que l'on donne toutes les quatre heures.

Si l'élément ataxique ne cède pas promptement à cette médication , on remplace les bols camphrés et nitrés par le quinquina , sa résine de préférence, que l'on donne à la dose d'un gros sur une potion de 4 onces dans laquelle on a mis en outre 20 grains de sel d'absinthe , 20 gouttes d'éther sulfurique , de l'eau de fleur d'oranger , etc. Cette potion est administrée par cuillerée à bouche , de deux en deux heures.

C'est principalement dans la fluxion de poitrine avec
élément ataxique que cette médication par les vésicatoires et la résine de quinquina est nécessaire. Elle y est
même si avantageuse, si indispensable généralement,
qu'il convient de l'employer dès que la présence de cet
élément est reconnue. Mais, nous le répétons, c'est la
résine de quinquina et non toute autre préparation qui
est nécessitée par la présence de l'élément ataxique.
Le succès en est plus certain. Il est rare qu'il soit nécessaire de la donner plus de deux jours.

Il est encore un moyen que l'on emploie concurrem-
ment avec ceux dont je viens de parler, ce sont les
sinapismes, que l'on place, soit à la partie interne des
genoux, soit au dessous des vésicatoires qu'on met aux
jambes. Ils concourrent à relever les forces et à porter
les mouvements au dehors.

Quelle que soit l'affection dans laquelle se manifeste
l'élément ataxique, qu'il s'agisse d'une fièvre catarrhale,
bilieuse, muqueuse ; qu'il s'agisse d'une pneumonie,
d'une pleurésie, d'une gastro-entérite ; qu'il s'agisse
d'une affection spéciale non-élémentaire : rhumatisme,
goutte, exanthèmes, etc., l'indication est positive ; il
faut attaquer cet élément ataxique. Toutes les autres
indications sont subordonnées à celle-là. La maladie
reprend ensuite son premier aspect.

H. *Élément malin.* L'élément malin se montre surtout chez les individus de constitution détériorée,
chez ceux qui font des excès habituels de vin, d'acte
vénérien, d'onanisme, de travail physique ou intel-

lectuel, chez ceux qui sont en proie à des chagrins profonds.

Cet élément est endémique dans certains pays dont l'air est habituellement vicié par des principes délétères.

L'élément malin est caractérisé par une lésion profonde des forces de la vie et par un défaut de synergie des symptômes, dont les uns sont très-graves, tandis que les autres, ceux qui constituent surtout la fièvre, sont légers ou même nuls, et ce défaut de synergie est bien plus prononcé que dans l'élément ataxique. Ainsi, tandis que la température de la peau sera normale ou à peu près normale, que le pouls sera naturel ou bien plus lent que de coutume, que la langue elle-même pourrait faire croire à l'état de santé le plus complet, on observera une altération profonde du visage, une céphalalgie intense ou du délire, un accablement singulier, des lypothimies, une anxiété précordiale extrême, des soubresauts des tendons, des mouvements automatiques, des urines nulles ou sanguinolentes, des pétéchies, etc. Bien que la langue soit quelquefois à l'état normal, on la voit plus souvent sèche et noirâtre.

Parfois les phénomènes se succèdent avec rapidité; la mort arrive promptement si le malade n'est pas secouru; d'autres fois l'élément malin offre dans sa marche une certaine lenteur. Il n'est pas rare de voir des individus qui présentent cet état pendant une semaine et même d'avantage. Ce qu'ils éprouvent alors, c'est un accablement extrême, tout à fait hors de proportion avec l'état du pouls ou avec telle ou telle lésion locale qu'ils présentent ; ce sont des douleurs dans les masses musculaires. Ces symptômes joints à une certaine altération des traits, suffisent le plus souvent pour faire reconnaitre la fièvre *lente maligne* des Anciens. Si elle est méconnue, les symptômes ne tardent guère à devenir plus graves et le péril est extrême.

L'élément malin indique l'emploi de moyens propres à relever les forces de la vie profondément atteintes. Les toniques les plus puissants unis aux antispasmodiques diffusibles sont nécessaires, et il faut y recourir promptement. C'est dans ce but que l'on prescrit immédiatement la potion suivante, que l'on donne par cuillerée d'heure en heure : résine de quinquina, 1 gros ; sel d'absinthe, 20 grains ; éther sulfurique, 40 gouttes ; eau de fleur d'oranger et sirop de gomme, de chacun une once ; eau de tilleul, 3 onces. Les sinapismes aux jambes ou à la partie interne des genoux, les vésicatoires aux quatre membres sont indispensables ; ils secondent par leur action stimulante la potion, et ils ont de plus l'avantage d'attirer au dehors les mouvements qui ont tant de tendance alors à produire des fluxions sur les organes intérieurs.

Mais, pourra-t-on objecter, quelle est la différence qui existe entre l'élément malin et l'élément ataxique si, dans l'un comme dans l'autre, on a à donner la résine de quinquina et à mettre des vésicatoires ? Cette différence la voici : dans l'élément malin, la lésion des forces vitales est portée au plus haut degré ; elle exige

sur-le-champ le traitement que nous venons de men-
tionner. Dans l'élément ataxique, la lésion des forces de
la vie est moins profonde ; et si le quinquina devient
souvent nécessaire, souvent aussi il est remplacé avec
avantage par les bols camphrés et nitrés. On a d'ailleurs
généralement devant soi plus de temps pour agir.

Si nous avons dit que la résine de quinquina, en raison de ses propriétés plus actives, devait être employée
à l'exclusion de toute autre préparation dans l'élément
ataxique, nous devons le dire avec bien plus d'insis-
tance ici où l'affection menace d'une manière encore
plus profonde les forces de la vie. C'est toujours à la
résine de quina qu'il faut avoir exclusivement recours ;
elle donne des résultats qu'on n'aurait pas souvent de
toute autre préparation.

Nous devons encore ajouter qu'il est bien rare, quand
on a employé ce traitement, qu'il soit nécessaire de
donner la résine de quinquina plus de deux ou tout au
plus trois jours. L'élément malin a communément disparu dès le deuxième jour.

L'élément malin est représenté parfois par une affection qui en a tous les caractères dès les premiers moments ; d'autres fois il se manifeste dans une maladie
qui était plus ou moins bénigne ; c'était une fièvre catarrhale, une fièvre bilieuse ou tout autre ; c'était une
pleurésie, une pneumonie, une gastro-entérite ; c'était
un érésipèle, un rhumatisme, une variole, une scarlatine, etc. Dans ces divers cas, l'indication est positive, urgente ; dès que cet élément paraît il faut avoir
recours à la médication dont nous venons de parler.

Que l'on ne craigne pas d'augmenter les désordres d'une pneumonie ; que l'on ne craigne pas d'irriter la muqueuse digestive ; ces craintes ne sont pas fondées ; bien loin de là, les lésions locales s'amélioreront parce qu'elles sont sous la dépendance de l'état général. Si on néglige ces moyens, les seuls alors convenables, la gangrène survient, soit au poumon, soit à l'intestin, si toutefois la mort ne prévient pas ces nouvelles altérations. Qu'on les mette au contraire en usage, et l'on voit s'amender d'une manière rapide et les symptômes généraux et les symptômes locaux. La maladie redevient ce qu'elle était avant que l'élément malin ne parût, et le plus souvent elle n'est désormais que fort légère.

On a encore fait pour cet élément la même objection que pour l'élément ataxique. On a dit qu'on n'avait considéré comme tel que des méningites, des encéphalites, et l'on n'a pas voulu admettre son existence. Mais, dans la méningite et dans l'encéphalite, il y a accord entre les symptômes généraux et les symptômes locaux ; il y a des symptômes qui tiennent plus particulièrement à la lésion des méninges ou du cerveau ; et ces symptômes, bien connus, bien tranchés, ne peuvent nullement être confondus, avec tant soit peu d'attention, avec ceux que présente l'élément malin. Du reste la mort, si elle survient dans ce dernier cas, ne laisse aucune lésion anatomique, à moins qu'il n'y ait quelque complication ; les deux autres maladies, au contraire, n'existent jamais sans des désordres facilement appréciables dans les organes crâniens.

L'élément malin contre-indique formellement tout ce

qui peut affaiblir les forces, comme les émissions sanguines, même locales, et les purgatifs; il contre-
indique tout autant ce qui peut augmenter la perturbation qu'elles présentent, comme, par exemple, les
vomitifs; il ne contre-indique pas moins formellement
ce qui peut les engourdir, les neutraliser davantage,
comme l'opium.

Les mêmes contre-indications existent du reste et
dans l'élément ataxique et dans l'élément adynamique.
Jamais, avec l'un ou l'autre de ces éléments, il ne sera
permis ni de saigner même localement, ni de faire vomir, ni de purger, ni de donner de l'opium.

I. *Élément périodique, intermittent ou rémittent.*
L'élément périodique est assez caractérisé par le retour
des symptômes morbides à des époques régulières, et
par un intervalle dans lequel ils cessent plus ou moins
complètement.

L'élément périodique-intermittent est le plus souvent
constitué par une fièvre qui offre dans ses accès trois
périodes : froid, chaleur, sueur. L'une ou l'autre de
ces périodes peut manquer. L'intermission est complète
ou à peu près.

D'autres fois l'élément intermittent se montre sous
l'aspect d'un phénomène, d'un seul symptôme; ce sera
un vomissement, une douleur, une hémorrhagie, etc.,
périodique. Il prend alors le nom de *fièvre larvée.*

Le sulfate de quinine, l'extrait de quinquina, sa résine dans certains cas, sont les préparations les plus
efficaces contre cet élément. Dans quelques circon-

stances cependant où l'on veut s'abstenir de ces médicaments, soit par telle ou telle raison, on emploie
souvent avec avantage la potion anti-émétique de
Rivière, au moment où l'accès commence à s'annoncer. On retire un effet tout aussi efficace d'un vomitif, de l'émétique, donné dans le même moment
bien entendu toutefois qu'il ne s'agit que de sujets
capables de le supporter ; que la fièvre n'a rien de
pernicieux ; qu'il n'y a pas, en un mot, de contre-indication à son administration.

La présence de l'élément intermittent dans une maladie, quelle qu'elle soit : encéphalite, pneumonie,
gastro-entérite, dyssenterie, ne présente pas d'autre
indication que celle de l'antipériodique, si la fluxion est
légère ; mais si la fluxion existe à un certain degré,
il faut la combattre avant d'en venir à l'emploi de l'antipériodique.

La présence de cet élément dans les affections non-
élémentaires : érésipèle, rhumatisme, exanthèmes,
goutte, etc., indique encore l'emploi de l'antipériodique, en tenant compte toutefois des associations ou
complications qui peuvent nécessiter des moyens préa-
lables.

Quand l'élément intermittent n'a pas de caractère
grave, on peut prescrire à peu près indifféremment le
sulfate de quinine ou le quinquina lui-même ; mais si
l'élément intermittent offre des symptômes de malignité,
on aura plus de certitude pour prévenir un accès mor-
tel, en unissant la résine de quina au sulfate de quinine. Voici une potion dont l'efficacité ne saurait être

mise en doute, et que nous avons vu employer, ou que
nous avons employée nous-même avec succès dans des
cas d'une gravité extrême : Résine de quina, un gros ;
sel d'absinthe, 20 grains ; sulfate de quinine, 6 grains ;
éther sulfurique, 30 à 40 gouttes ; eau de fleur d'oranger, une once ; sirop de gomme, une once ; eau de
tilleul, trois onces. Cette quantité de résine de quina
et de sulfate de quinine nous a toujours paru devoir
suffire.

On donne cette potion à doses plus ou moins rappro-
chées, selon la durée de l'intermittence, et sans attendre qu'elle soit complète, afin d'avoir le temps d'agir.

La résine de quina a non-seulement l'avantage d'être
un excellent antipériodique, mais elle possède en outre
des propriétés puissamment toniques, qui sont on ne
peut plus précieuses dans l'état de lésion profonde qu'ont
éprouvée les forces vitales.

Si avec une fièvre intermittente pernicieuse, maligne,
il existe une fluxion sur quelque organe que ce soit, il
y a indication d'attaquer sur-le-champ et tout à la fois
l'élément intermittent et l'élément fluxionnaire. Nous
venons de faire connaître ce qui convient pour le premier ; quant au second, il ne sera jamais permis
d'employer ni les émissions sanguines même locales,
ni tout autre moyen qui serait susceptible d'affaiblir ou
d'opprimer les forces ; c'est aux vésicatoires exclusivement qu'il faut avoir recours. Du reste, ces fluxions
sont le plus souvent légères et n'ont besoin pour disparaître que de l'antipériodique.

L'élément périodique-rémittent ne diffère, dans

ce qu'il a de plus essentiel, de l'élément intermittent, que sous le rapport de la rémission qui remplace l'intermittence. Nous aurons du reste à revenir et sur l'un et sur l'autre.

J. *Élément nerveux.* L'élément nerveux est caractérisé par des lésions de sensibilité ou de fonction, irrégulières le plus souvent dans leur apparition et leur durée, sans lésion appréciable de tissu et sans fièvre.

Rien n'est plus variable que l'élément nerveux dans les formes qu'il prend. Mais il est deux points sur lesquels il est toujours le même, c'est le défaut de lésion anatomique et de fièvre, à moins toutefois de complication ou de coassociation.

La *douleur* est souvent constituée par l'élément nerveux, soit qu'elle affecte une branche nerveuse, soit qu'elle ait son siége sur un organe. Les névralgies frontales, sous-orbitaires, intercostales, ilio-scrotale, sciatiques; les migraines, les gastralgies, les entéralgies, les douleurs nerveuses du poumon, de la matrice, de la mamelle, de l'urèthre, etc., appartiennent à cet élément. La douleur nerveuse est appelée *hyperesthésie.*

Une surexcitation générale appartient encore parfois à l'élément nerveux. On la connaît sous le nom d'*éréthisme.* D'autres fois, au contraire, c'est d'un affaissement plus ou moins prononcé qu'il s'agit et qu'il faut rapporter au même élément.

La contraction involontaire ou exagérée des muscles,

4

connue sous le nom de *spasme*, est un phénomène qui appartient souvent à l'élément nerveux.

Le spasme peut atteindre les muscles extérieurs ; il peut se manifester aux organes musculaires intérieurs. Au dehors, il affecte surtout les muscles des membres ou du visage ; au dedans, on a des spasmes du pharynx, de l'œsophage, de l'estomac ; on a des spasmes des intestins, du rectum, du sphincter anal. Il y a encore des spasmes du cœur, qui constituent une forme de l'angine de poitrine ; des spasmes du larynx, qui amènent l'aphonie ; des spasmes des bronches, des poumons ; il y a des spasmes de la vessie, de son col, de l'urèthre ; il y a des spasmes de l'utérus.

Si nous poussions l'étude du spasme dans les divers tissus de l'économie, nous verrions que le tissu musculaire n'en est pas seul susceptible, nous verrions qu'il peut se montrer encore aux vaisseaux, à la peau, au tissu cellulaire même, partout enfin où la consistance des parties le permet.

L'élément nerveux est encore caractérisé par des lésions particulières de fonction de tel ou tel organe. Les perversions de la vue (berlue), de l'ouïe (tintouin), de l'odorat, du goût, du toucher, lui appartiennent le plus souvent. Il faut rapporter encore à cet élément certaines palpitations de cœur, certaines défaillances d'estomac, certaines anorexies, certaines dyspepsies, etc.

L'épilepsie, l'hystérie, la catalepsie, la chorée, le somnambulisme, l'aliénation mentale, le tétanos, le pica, la boulimie, certaines paralysies, etc., rentrent dans cet élément.

Ce qu'il importe au plus haut point de remarquer, c'est que toute maladie nerveuse ne dépend pas d'une affection, d'un état morbide général identique. Ainsi cette maladie peut tenir à une affection nerveuse réelle, être idiopathique; elle peut tenir aussi à une affection de toute autre nature : goutteuse, rhumatismale, scrofuleuse, dartreuse, etc. ; elle peut tenir à un écoulement supprimé, à un érésipèle habituel qui n'a pas paru depuis plus ou moins longtemps, etc. Ici elle est symptomatique. On conçoit combien les indications doivent être alors différentes. Dans le premier cas en effet, on aura à mettre en usage les moyens appropriés à l'affection nerveuse; dans les autres, on aura à avoir égard par dessus tout à la goutte, au rhumatisme, au vice scrofuleux, à l'écoulement supprimé, etc. Si l'on ne tient pas compte de ces différences, il en résulte souvent les conséquences les plus graves. Et c'est, il faut bien le dire, surtout à ce sujet que sont commises tous les jours des fautes irréparables.

Il ne faut pas confondre encore avec l'élément nerveux certains phénomènes qui dépendent d'une lésion anatomique, de l'irritation le plus souvent. Ainsi le vomissement peut tenir à l'irritation de l'estomac; le spasme de la vessie, au catarrhe de cet organe. Dans la dyssenterie, la fréquence des selles et le ténesme surtout dépendent de l'irritation de la muqueuse. La douleur tient souvent à l'irritation, à l'inflammation; elle peut aussi dépendre de l'existence d'une tumeur cancéreuse, d'une carie, etc. Dans ces divers cas, il n'y a pas d'élément nerveux ; ces symptômes appartien-

nent à des affections tout à fait différentes. Pour qu'il
y ait élément nerveux, il faut que l'affection soit essentielle, c'est-à-dire qu'elle existe par elle-même, et que
le phénomène que l'on observe ne puisse être rapporté
qu'à cette affection et non point à une autre ; qu'il ne
puisse pas surtout être rapporté à une lésion anatomique.

Il y a parfois coexistence, union de l'élément nerveux
et de l'élément fluxionnaire. La coqueluche nous offre
un exemple de cette espèce. On ne peut pas dire, en
effet, que dans cette maladie le spasme soit symptomatique de l'irritation de la muqueuse respiratoire ; il
est tout à fait hors de proportion avec cette irritation
qui n'est que légère. Et ce qui prouve qu'il est autre
chose que symptomatique, c'est que l'on a beau employer les divers moyens propres à combattre l'irritation, il persiste toujours à un degré plus ou moins intense.

L'élément nerveux existe sans fièvre lorsqu'il est
constitué par ces maladies qu'on appelle *nerveuses*,
qu'il est seul, dépouillé de toute association ou complication ; mais il n'est pas rare de le voir associé avec
telle ou telle affection fébrile : catarrhale, muqueuse,
bilieuse, etc. ; de le voir associé avec une fluxion aiguë
ou chronique. Nous l'avons vu jouer un rôle important
dans le choléra-morbus, dans la grippe ; il n'est pas
rare dans la phthisie pulmonaire.

L'élément nerveux, bien que parfaitement simple
dans les premiers temps, devient parfois, à une époque
plus ou moins éloignée, la cause de lésions anatomiques.

Ainsi les palpitations du cœur finissent quelquefois par amener l'hypertrophie de cet organe ; la gastralgie amène la gastrite ; la névralgie est suivie de la névrite, etc. Il en résulte des indications différentes qui ne sont pas sans embarrasser parfois le médecin.

Il y a des phénomènes nerveux sympathiques qu'il ne faut pas confondre avec l'élément nerveux proprement dit. La migraine est quelquefois sympathique d'un état particulier de l'estomac ; la douleur d'estomac et des épaules est sympathique des flueurs blanches, d'une irritation, d'un engorgement de matrice, etc.

Les indications que présente l'élément nerveux doivent nécessairement varier selon qu'il est idiopathique ou symptomatique.

Si l'élément nerveux est idiopathique, il faut employer les moyens propres à cette affection en tenant compte de l'espèce à laquelle on a affaire. On sait fort bien qu'un asthme, qu'une épilepsie, que les palpitations de cœur, etc., ne sont pas traités de la même manière.

Si cet élément est symptomatique, c'est sur l'affection dont il est le symptôme que doit être surtout dirigée la thérapeutique.

Si l'élément nerveux est en état d'association ou de complication avec une autre affection élémentaire ou non-élémentaire, il faut nécessairement tenir compte et de l'un et de l'autre.

Nous aurons à revenir sur ce sujet que nous ne pouvons qu'indiquer ici.

L. *Élément fluxionnaire.* La fluxion semblerait devoir sortir de la définition que nous avons donnée de l'élément qui consiste surtout, avons-nous dit, dans un état morbide général. Cela serait vrai, si l'on ne considérait dans la fluxion que la lésion locale, mais jamais la fluxion ne saurait être séparée de l'affection. Elles sont liées entre elles comme deux parties d'un tout. Il n'y a jamais de fluxion sans affection, et ce sont ces deux choses qui constituent l'élément fluxionnaire.

La fluxion est définie : une congestion sanguine, ou humorale, ou mixte. Cette définition est trop vague, elle ne donne pas une idée suffisante du phénomène. Nous définissons la fluxion une congestion sanguine, ou humorale, ou mixte, qui donne lieu à des lésions locales de forme et d'aspect variés.

La fluxion est locale ou générale — aiguë ou chronique — externe ou interne.

La fluxion se présente sous des formes diverses; tantôt c'est une tumeur, tantôt c'est une congestion des tissus, une irritation, un catarrhe, un flux sanguin, séreux, mucoso-séreux ; ce sont des tubercules, etc.

La fluxion ne prend le nom d'inflammation que lorsqu'elle présente les conditions de l'élément inflammatoire. Il ne suffit donc pas des caractères locaux d'une phlegmasie pour dire qu'il y a inflammation.

Le mot *inflammation* est pour nous synonyme de *fluxion* avec élément inflammatoire. Au point de vue local, une fluxion peut être légère et sera cependant dite *inflammatoire* en raison de l'état général, tandis que telle autre qui sous le rapport local sera très-grave, ne sera pas dite *inflammatoire*, ne sera pas appelée *in-*

flammation, parce que l'état général sera tout autre qu'inflammatoire.

Voilà pourquoi dans cette École on se sert généralement du mot *fluxion* au lieu du terme *inflammation*, qui paraît préjuger sur l'affection et par conséquent sur le traitement. Il semble en effet qu'une inflammation ne puisse être traitée que par les antiphlogistiques, tandis que, on le sait fort bien, l'affection qui accompagne une phlegmasie nécessite souvent des moyens différents, parfois même tout opposés. Le mot *fluxion* n'a pas le même inconvénient. Du reste peu importe au fond l'une ou l'autre de ces expressions, pourvu qu'on ait le soin d'y joindre le caractère de l'affection ; peu importe qu'on dise *pneumonie* ou *fluxion de poitrine*, pourvu qu'on spécifie que cette maladie est ou inflammatoire ou catarrhale, ou bilieuse, ou maligne, ou rémittente, etc.

La distinction de la fluxion en sanguine, humorale et mixte, est de la plus haute importance ; elle a une influence immense sur la médecine pratique. L'indication varie selon que l'on a affaire à l'une ou à l'autre de ces espèces.

La fluxion sanguine s'observe surtout chez les jeunes gens, chez les adultes, chez ceux dont la constitution est forte. Le tempérament sanguin est son tempérament de prédilection. On l'observe pourtant plus souvent chez la femme que chez l'homme, en raison de la présence chez elle du flux menstruel, dont la suppression est une cause fréquente de ce genre de fluxion.

La fluxion humorale est le partage des enfants, des

adolescents, des vieillards; elle est le partage des tempéraments lymphatiques, des constitutions détériorées. Elle n'est pas rare cependant sous des conditions différentes. Cette fluxion est souvent liée à un vice interne : diathèse scrofuleuse, dartreuse, rhumatismale, goutteuse, teigneuse etc.

La fluxion mixte est l'association de la fluxion sanguine et de la fluxion humorale. C'est peut-être la plus fréquente. On l'observe dans toutes les conditions diverses fournies par l'âge, le tempérament, la constitution, etc. Mais tantôt c'est l'élément sanguin, tantôt c'est l'élément humoral qui prédomine.

La fluxion est locale ou générale. Locale, elle parait bornée aux symptômes locaux; générale, elle offre un ensemble de symptômes qui annoncent que toute l'économie concourt d'une manière active à son accomplissement.

Le traitement de la fluxion exige la connaissance des lois de la révulsion et de la dérivation.

La révulsion a pour but l'emploi de moyens propres à déterminer un afflux d'humeurs sur un point plus ou moins éloigné du siége de la fluxion.

La dérivation consiste au contraire à provoquer cet afflux d'humeurs sur un point plus ou moins rapproché de celui qui est fluxionné.

Il y a des sympathies de révulsion qu'il est nécessaire de connaître.

Les pieds sont en sympathie de révulsion avec la tête, avec l'estomac.

Les jambes sont en sympathie de révulsion avec la poitrine, avec la tête.

Le bas du rectum est en sympathie de révulsion avec les viscères crâniens, avec les yeux, le gosier, la muqueuse respiratoire, les poumons, le cœur, l'estomac, le foie, etc.

La dérivation se fait sur un point déterminé le plus souvent par des dispositions anatomiques. C'est pour cela que l'on applique si souvent les sangsues sur les apophyses mastoïdes pour les fluxions de la tête ou des yeux.

La cavité abdominale est en sympathie tellement intime avec les cuisses, que c'est surtout sur leur partie inférieure que l'on établit les moyens de révulsion ou de dérivation.

La révulsion se fait par des moyens généraux ou locaux, selon que la fluxion est générale ou locale. Elle se fait par des moyens divers, selon que la fluxion est sanguine ou humorale ou mixte.

On emploie pour la dérivation des moyens locaux en rapport avec l'espèce de fluxion.

La révulsion se pratique dans la période de crudité, d'irritation, lorsque la fluxion se fait. On a recours généralement à la dérivation dans la période de coction, lorsque la fluxion est faite ou qu'elle est du moins sans presque aucune activité.

Quand la fluxion est cependant légère, que son rayon est peu étendu, on emploie parfois la dérivation, alors même que la fluxion est dans sa première période, sans toutefois se rapprocher trop de l'organe malade. On la suppose plus susceptible de détourner le mouvement fluxionnaire.

Les moyens que l'on met en usage pour opérer la révulsion ou la dérivation, sont les émissions sanguines, générales ou locales ; les ventouses sèches ; les purgatifs ; les lavements de diverses espèces ; les attractifs émollients ou irritants (cataplasmes, bains locaux, fumigations); les rubéfiants ; les vésicants ; les cautères, sétons, moxas, etc.

Ces divers moyens, connus sous le nom d'antifluxionnaires indirects, ne sauraient être employés indistinctement.

Les émissions sanguines, soit générales, soit locales, les ventouses sèches, les purgatifs, les attractifs émollients, sont propres à la fluxion sanguine.

La fluxion humorale a pour elle les vésicatoires, les cautères, les sétons. Les purgatifs ne lui conviennent que dans des cas tout particuliers, en raison de leur action débilitante.

Si la fluxion est mixte, c'est-à-dire tout à la fois sanguine et humorale, il faut commencer par attaquer la fluxion sanguine par les moyens qui lui sont propres ; on passe ensuite à ceux qui conviennent à la fluxion humorale. Dans les cas pourtant où ce genre de fluxion ne présente pas une réaction trop prononcée, on peut employer tout à la fois, et les moyens qui conviennent pour combattre l'élément sanguin et ceux qui doivent agir sur l'élément humoral.

La fluxion sanguine contre-indique l'emploi des moyens trop excitants, tels que sinapismes, cataplasmes ou pédiluves trop sinapisés, vésicatoires. Il en est de même pour la fluxion mixte tant qu'on n'a pas attaqué l'élément sanguin. L'oubli de ce précepte est souvent très-fâcheux.

La fluxion humorale contre-indique formellement les émissions sanguines, même locales. Les purgatifs ne lui sont même appropriés que dans les cas où il est bien reconnu qu'ils ne peuvent pas trop débiliter les sujets, attendu que dans des conditions contraires ils ne font qu'aggraver les diathèses, et donner par suite plus d'énergie aux fluxions que l'on a à combattre.

Si après avoir combattu une fluxion, soit générale, soit locale, par les révulsifs, elle persiste encore, on en vient aux dérivatifs, qui ont alors plus de puissance pour la déplacer, pour faciliter le dégorgement des parties et qui hâtent par conséquent la résolution. Mais gardons-nous d'appliquer les moyens dérivatifs trop près du siége de la fluxion; il n'en résulte que trop souvent qu'au lieu de détourner les mouvements fluxionnaires, on ne fait qu'augmenter leur activité sur l'organe qu'ils ont envahi. Un vésicatoire à la nuque pour une fluxion sur les méninges ou sur les yeux, ou bien sur le devant du cou pour une fluxion sur le larynx, n'a dans la plupart des cas que des résultats fâcheux. Il faut cependant reconnaître que cet inconvénient appartient au vésicatoire plutôt qu'à tout autre moyen. Il y a trop d'excitation dans sa manière d'agir; la douleur qu'il produit n'est pas en rapport avec la suppuration peu abondante qu'il détermine.

Rien encore de malheureux le plus souvent comme une application de sangsues sur la tempe ou aux paupières, à titre de dérivatif dans une ophthalmie.

Les cautères et les sétons sont parfois employés dans les fluxions aiguës, lorsqu'elles menacent de détruire un organe important, l'œil par exemple ; mais c'est surtout dans la chronicité imminente ou confirmée que l'on trouve l'occasion de s'en servir. Les maladies du poumon, du cerveau, de l'œil, etc., réclament fréquemment leur emploi.

Chez la femme, la suppression des menstrues coïncidant avec une fluxion indique suffisamment l'usage des moyens propres à rappeler l'évacuation normale, ou bien à la suppléer. Il est bon cependant de savoir qu'il est des cas où ces moyens seraient non-seulement inutiles, mais encore fâcheux, puisqu'ils n'auraient pour effet que d'affaiblir les forces, alors qu'elles font le plus souvent défaut ; c'est ce qui arrive dans les cas où la fluxion est concentrée depuis un temps plus ou moins long sur un organe important, et que la constitution a déjà profondément souffert, comme par exemple dans la phthisie pulmonaire avancée.

Les hémorrhoïdes sont si fréquemment une cause de guérison ou du moins d'amendement de diverses maladies, que l'on trouve presque à chaque instant l'indication de les provoquer. C'est ce qu'on fait en prescrivant des lavements quotidiens, émollients et chauds, des pilules d'Anderson à intervalles plus ou moins rapprochés, des sangsues à l'anus, que l'on place en petit nombre : deux, trois par exemple toutes les trois ou quatre semaines.

Les divers moyens dont nous venons de parler portent, comme nous l'avons déjà dit, le nom d'anti-

fluxionnaires indirects. Il en est d'autres que l'on appelle *antifluxionnaires directs.* Ceux-ci sont des topiques qui doivent varier dans leurs propriétés selon qu'il s'agit de calmer l'organe fluxionné ou de maintenir la fluxion au dehors, ou de modifier une vitalité morbide, ou de tonifier les tissus, ou de provoquer leur dégorgement. Ces moyens varient nécessairement selon que la fluxion est externe ou interne, selon qu'elle a son siége sur tel ou tel organe, selon qu'elle reconnaît telle ou telle cause, selon qu'elle est aiguë ou chronique.

La fluxion est sans fièvre ou avec fièvre.

Quand la fluxion est sans fièvre, nous avons à nous guider pour son traitement sur l'affection ou la diathèse qui la produit. Ainsi, que la fluxion tienne à une affection catarrhale non fébrile, qu'elle tienne au rhumatisme, aux scrofules, au vice dartreux, etc., ce sera l'une ou l'autre de ces affections qui sera notre source principale d'indications, pourvu toutefois que les moyens que nous aurons à employer ne soient pas de nature à aggraver la lésion locale, car dans ce cas il faut se borner à attaquer, détourner la fluxion par des moyens mis en rapport avec le genre, l'espèce, et le siége de cette fluxion. Telle est la conduite qu'il faut tenir quand l'organe auquel on a affaire est délicat, important. Mais s'il s'agit de fluxion fixée à l'extérieur et sur une partie d'une importance nulle, on n'a pas toujours les mêmes ménagements à garder.

Si la fluxion existe avec de la fièvre, alors quelle que soit l'affection qui lui ait donné naissance, c'est toujours la fièvre, dans les éléments qui la constituent, qui devient la source des indications majeures. Ainsi, tandis que dans la fluxion rhumatismale sans fièvre nous portions nos indications principales sur l'affection rhumatismale, lorsque cette fluxion existera avec de la fièvre, nous aurons égard par-dessus tout au caractère de cette fièvre, l'affection rhumatismale en elle-même ne viendra qu'au second rang pour les indications qu'elle sera susceptible de fournir. Et ce qu'il ne faut pas perdre de vue, c'est que la fièvre, quelle qu'elle soit, représente toujours une affection élémentaire ; ce qui appuie ce que nous avons déjà signalé : que les affections élémentaires dominent toujours les affections spéciales non-élémentaires.

Nous devons faire observer que la fluxion est constamment une affection élémentaire, bien que l'affection dont elle dépend ne le soit pas toujours, comme par exemple lorsqu'il s'agit de l'érésipèle, de la goutte, du rhumatisme, des scrofules, etc.

On pourrait être étonné que la fluxion soit considérée comme élément, alors que l'affection dont elle dépend ne l'est pas. Cela tient à ce que la fluxion, en tant que fluxion, abstraction faite de l'affection, peut se rencontrer dans la plupart des maladies, tandis qu'il n'en est pas de même pour l'affection qui la produit. Ainsi l'érésipèle, le rhumatisme, les scrofules, etc., ne se rencontrant pas dans la plupart des maladies, ne sont pas élémentaires, tandis que la fluxion l'est parce qu'elle possède ce caractère.

Il semble d'abord qu'il y ait dans cette distinction

quelque chose d'arbitraire; cependant, quand on fait attention à la fréquence des fluxions, à leurs caractères bien tranchés, à leur importance en médecine pratique, on voit qu'il était on ne peut plus rationnel d'en faire un élément.

Il importe d'ailleurs de remarquer que si on voulait mettre au rang des affections élémentaires le rhumatisme, la goutte, les scrofules, l'érésipèle, les exanthèmes, il n'y aurait pas de raison pour ne pas considérer comme telles toutes les affections spéciales de quelque nature qu'elles soient, comme par exemple la rage, la chlorose, le scorbut, la syphilis, le cancer, etc. Le nombre des éléments deviendrait alors immense, et l'avantage que présente cette doctrine, les éléments étant réduits à un petit nombre, cesserait d'exister. Il importe donc de les limiter autant que possible, et c'est ce que l'on fait en établissant la fluxion comme le caractère nécessaire, indispensable, et en rejetant hors de cette classe tout ce qui ne l'offre pas.

Telles sont les affections élémentaires dans ce qu'elles ont de plus important, soit par rapport à leurs caractères, soit par rapport aux indications qu'elles fournissent. Elles sont peu nombreuses, on le voit, et cependant, comme nous l'avons dit en commençant, il n'est pas de fièvre idiopathique, ou symptomatique, ou concomitante, de quelque nature qu'elle soit, pour si insolite qu'on la suppose, qui ne soit formée par elles seules et dont elles ne donnent la clé ; il n'est pas de fluxion, de phlegmasie, il n'est pas de maladie nerveuse, qu'elles ne fassent apprécier d'une manière rigoureuse, et dans tous les cas elles fournissent des indications thérapeutiques qui étonnent et par leur clarté et par leur précision. La suite de ce travail les fera encore mieux connaître.

CHAPITRE III.

Des associations, des antagonismes des affections
élémentaires entre elles. — Des complications.
— Des coexistences. — Des lésions symptomatiques.

S'il est important de connaître les affections élémentaires, attendu que ce sont elles qui constituent les fièvres, la fluxion et les affections nerveuses, et qu'elles
fournissent en outre des indications précises, il ne l'est
pas moins de connaître les associations qu'elles sont
susceptibles de former entre elles, puisque la plupart des
fièvres ne sont que le résultat de ces associations ; il ne
l'est pas moins de connaître leurs antagonismes, source
précieuse et féconde d'indications et contre-indications
thérapeutiques.

Les affections élémentaires s'unissent en effet souvent
entre elles pour former telle ou telle affection composée.
Cette union constitue tout simplement une association
et non pas une complication. La complication suppose
l'existence de telle ou telle condition qui présente à
l'affection principale, primitive le plus souvent, un
obstacle à sa marche, à sa guérison.

Ainsi, qu'un individu soit atteint d'une affection
catarrhale-bilieuse, l'affection est tout simplement composée, il n'y a pas complication. Mais que chez cet

5

individu la poitrine soit déjà malade d'une manière ou d'une autre, si nous voyons la guérison se faire trop attendre, si la toux persiste, nous sommes en droit de penser qu'il y a complication.

L'infirmité, la maladie déjà existante de tel ou tel organe est donc une cause réelle de complication lorsque survient une affection nouvelle.

Une fièvre bilieuse, une fièvre muqueuse, qui se manifestent avec une irritation gastro-intestinale chez un individu qui en était auparavant exempt, ne nous offrent, ce nous semble, aucune complication; il y a coexistence, association de deux éléments : l'élément bilieux ou muqueux et l'élément fluxionnaire, et pas autre chose. La maladie se présente telle quelle; elle est ainsi constituée. Elle marchera, il est vrai, moins promptement, le plus souvent du moins, que s'il n'existait qu'un seul élément, mais elle n'en marchera pas moins vers sa terminaison. Ce ne serait que tout autant que quelque circonstance viendrait l'enrayer, que cette nouvelle condition constituerait une complication.

Les diathèses ou états morbides généraux, le plus souvent permanents, constituent encore fréquemment les complications de telle ou telle affection. Il nous suffit de signaler le rôle que jouent maintes fois, dans un catarrhe pulmonaire, dans une fluxion de poitrine, dans une dyssenterie, etc., soit le vice scrofuleux, soit les dartres, la goutte, le rhumatisme, etc.

La suppression de telle ou telle évacuation naturelle, morbide, artificielle, joue encore parfois le rôle de complication. Il en est de même de certaines conditions physiologiques, telles que la dentition, la grossesse, l'état puerpéral, l'âge critique.

La coexistence qui n'est pas l'association, ne ressemble encore en rien à la complication. Un individu scrofuleux est atteint de syphilis ; cette maladie suit sa marche ordinaire et guérit en temps opportun. Il n'y avait pas là complication, ni même association, mais simplement coexistence.

Il ne faut pas encore confondre la manifestation symptomatique, ni avec la coassociation, ni avec la complication, ni avec la coexistence. Supposons, par exemple, une fièvre catarrhale avec angine, qu'est cette angine sinon le symptôme de la fièvre catarrhale? Et cependant, bien que l'angine ne soit que symptomatique, nous ne devons pas moins considérer cette affection comme nous offrant deux éléments : l'élément catarrhal et fluxionnaire. Cette distinction est commandée par la nature des symptômes généraux et par les indications qui en résultent.

Les associations des affections élémentaires présentent de nombreuses différences ; telle affection s'unit plus volontiers avec telle affection ; telle autre affection s'unit plus volontiers avec telle autre.

Il en est de même de l'antagonisme de ces affections entre elles. Telle affection est en antagonisme avec telle affection ; telle autre est en antagonisme avec telle autre.

La connaissance de ces associations est de la plus haute importance ; elle a un but pratique qu'il n'est pas permis de méconnaître. Non-seulement elle donne la clef de ces fièvres sans nombre admises par les auteurs, mais elle fait connaitre de la manière la plus précise les indications thérapeutiques.

La connaissance des antagonismes n'est pas moins précieuse. Lorsqu'elle montre que telle affection est en antagonisme avec telle autre, elle nous indique aussi que tels moyens thérapeutiques ne sauraient convenir pour telle ou telle affection.

Ainsi, quand on nous parlera d'inflammation réclamant les saignées dans une fièvre avec élément ataxique, ou malin, ou adynamique, nous dirons qu'on commet là une erreur capitale, parce qu'il y a antagonisme entre l'élément inflammatoire et l'élément ataxique, ou malin, ou adynamique. Ces trois derniers éléments excluent complètement l'élément inflammatoire. Il ne peut pas y avoir en effet tout à la fois et excès de forces, comme dans l'élément inflammatoire, et défaut, perversion des forces, comme dans les éléments ataxique, malin et adynamique. Cela est bien évident. C'est dans ces cas que l'on reconnait l'avantage du mot *fluxion* qui ne préjuge pas sur l'affection et par conséquent sur le traitement; qui ne comporte pas avec lui l'idée de l'emploi des antiphlogistiques, comme le mot *inflammation*. Aussi ne dit-on pas qu'il y ait antagonisme entre l'élément fluxionnaire et l'élément ataxique, ou adynamique, ou malin. Bien loin de là, il y a association fréquente entre le premier et les autres; mais dans ces cas la fluxion ne réclame jamais l'emploi, soit des émissions sanguines, même locales, soit des purgatifs, soit de tout autre moyen débilitant.

C'est aux vésicatoires qu'on a alors à peu près exclusivement recours, parce que la fluxion est uniquement humorale.

Ainsi, que nous ayons affaire à une fluxion de poitrine avec élément ataxique, adynamique, ou malin, la présence seule de l'un de ces éléments nous suffit pour savoir qu'il y a dans ces cas contre-indication formelle des émissions sanguines, parce qu'il y a antagonisme entre ces éléments et l'élément inflammatoire ; parce qu'il y a même antagonisme entre ces premiers éléments et toute fluxion nécessitant une perte de sang, pour si légère qu'on puisse la faire.

a. L'élément *inflammatoire* s'associe parfois avec l'élément bilieux. Il en résulte une affection que l'on appelle *inflammatoire-bilieuse*. Ce qu'il ne faut pas oublier alors, c'est que l'élément inflammatoire n'est jamais porté à un bien haut degré dans cette association, tant parce que l'élément bilieux lui-même s'y oppose, qu'en raison surtout des conditions sous l'inflence desquelles s'est développée l'affection. Ainsi une fluxion de poitrine que l'on reconnaîtra être inflammatoire-bilieuse, ne nécessitera jamais des émissions sanguines aussi copieuses que si elle était simplement inflammatoire. Il en sera de même pour toute autre maladie qui présentera ces deux affections élémentaires.

Il ne faut pas confondre l'affection inflammatoire-bilieuse avec l'affection fluxionnaire-bilieuse, les symptômes et les indications thérapeutiques ne sont plus les mêmes. Une pneumonie bilieuse, par exemple, se présente et est traitée différemment qu'une pneumonie inflammatoire-bilieuse. La saignée générale est indispensable dans celle-ci ; on s'en abstient souvent dans la première ; la fluxion peut n'exiger que des sangsues, ou même seulement des vésicatoires. Bien entendu qu'il faut tenir compte en outre des indications fournies par l'état bilieux.

Parfois l'élément inflammatoire s'associe avec l'élément intermittent, ou plutôt avec l'élément rémittent ; ce qui donne une affection *intermittente-inflammatoire* ou *rémittente-inflammatoire*.

Dans ces divers cas, l'élément inflammatoire est l'élément prédominant ; c'est par lui qu'il faudra commencer le traitement, afin de n'avoir ensuite qu'à combattre, soit l'élément bilieux, soit l'élément intermittent ou rémittent.

L'élément inflammatoire est en antagonisme avec l'élément muqueux ; les conditions de l'un et de l'autre sont tout opposées. Avec l'élément muqueux, il peut y avoir fluxion, irritation, mais jamais élément inflammatoire. Il suffit de jeter un coup d'œil sur les conditions propres à l'un et à l'autre, pour en être de suite convaincu. L'élément inflammatoire survient chez les jeunes gens, les adultes d'un tempérament sanguin, d'une forte constitution ; il survient dans les pays froids et secs, etc. ; l'élément muqueux, au contraire, est le propre des tempéraments lymphatiques, des constitutions molles, des pays froids et humides, etc.

L'élément inflammatoire est en antagonisme avec l'élément ataxique, comme nous venons de le dire il n'y a qu'un instant. Ainsi, qu'une fluxion, qu'une phlegmasie existe avec l'élément ataxique, dès ce moment, quel que soit son siége, il y a contre-indication des antiphlogistiques. Il y a, au contraire, indication des moyens propres à cet élément ataxique et à l'élément fluxionnaire humoral qui lui est associé. Si l'on méconnait ce principe, l'ataxie est portée à un plus haut degré; il s'y joint de l'adynamie, et le malade ne tarde pas à périr. Ce cas est un de ceux qui montrent d'une manière bien évidente la prédominance de l'état général sur l'état local. Nous aurons souvent l'occasion d'y revenir.

L'élément inflammatoire est encore en antagonisme tout aussi formel avec l'élément adynamique. Il ne saurait en effet, ainsi que nous l'avons déjà signalé, y avoir tout à la fois et excès de forces et défaut de forces. Aussi ne pouvons-nous pas comprendre comment dans la fièvre typhoïde qui, alors qu'elle est bien établie, présente l'élément adynamique ou ataxo-adynamique, on a jamais pu trouver l'indication des émissions sanguines générales et même locales. Il est très-probable, nous dirons même avec assurance qu'il est certain, si l'on a obtenu des succès, qu'on n'avait pas eu affaire à des fièvres typhoïdes, qu'il y avait eu erreur de diagnostic; ou bien, s'il s'agissait de fièvres typhoïdes, ce ne pouvait être que dans la première période, la période d'irritation, car plus tard l'affection change complètement. Et même encore, dans cette première période, est-ce bien à un élément inflammatoire qu'il faut rapporter l'irritation intestinale et les symptômes généraux qui l'accompagnent? Nous ne le pensons pas. Nous avons eu de fréquentes occasions d'observer cette maladie, et dans tous les cas, cette première période d'irritation nous a paru rentrer plutôt dans l'élément fluxionnaire que dans l'élément inflammatoire. Nous n'avons jamais vu dans cette phase de la maladie autre chose qu'une irritation symptomatique du travail morbide qui accompagne le développement des plaques ou des ulcères.

L'antagonisme n'est pas moins marqué entre l'élément inflammatoire et l'élément malin. Le premier nous présente en effet un excès de forces, suffisamment caractérisé, entre autres symptômes, par la dureté du pouls; nous trouvons au contraire, dans le second, une lésion profonde des forces vitales qu'accusent assez la coexistence de symptômes graves avec un pouls qui est souvent à peu près normal, ou plus petit, plus lent, moins consistant qu'à l'état naturel. Nous voudrions bien que ceux qui ont prétendu que l'élément malin n'existait pas, que les symptômes qu'on lui attribue ne sont autres que ceux qui appartiennent à une méningite ou à une encéphalite, voulussent réfléchir à ce diagnostic différentiel, ils changeraient probablement d'opinion. En effet avec une méningite ou une encéphalite, il y aura de la chaleur à la peau, de la fréquence, plus ou moins de résistance au pouls; il y aura synergie parfaite des symptômes. Rien de semblable n'existe dans l'élément malin.

b. L'élément *catarrhal* est en grande affinité avec l'élément bilieux. Il s'associe fréquemment avec lui pour former cette affection *catarrhale-bilieuse* si commune dans nos contrées.

L'élément catarrhal s'unit encore fréquemment avec l'élément muqueux. De cette union naît l'affection *catarrhale-muqueuse* qui atteint surtout les enfants, les adolescents, les individus de constitution molle, ceux qui habitent les pays et les lieux froids et humides, etc.

L'élément catarrhal a une certaine tendance à s'unir à l'élément ataxique. Il existe cependant ici une différence bien grande avec ce qui se passe dans les deux cas précédents. Dans ceux-ci en effet l'affection se constitue dès le principe catarrhale-bilieuse, catarrhale-muqueuse ; c'est son cachet, son génie dès les premiers moments. Il n'en est pas communément ainsi pour l'affection catarrhale-ataxique. Celle-ci n'est d'abord souvent qu'une affection catarrhale, sans nuance d'élément ataxique. Ce n'est qu'à une époque plus ou moins avancée de la maladie, tantôt au commencement, tantôt au milieu, parfois à la fin, et sous l'influence de causes diverses que l'élément ataxique survient. C'est un accident dans l'affection catarrhale qui semble s'effacer et qui n'offre plus que les symptômes propres à l'élément ataxique. Que l'on attaque d'une manière convenable cette nouvelle affection, elle disparaît ; et l'affection catarrhale se représente telle qu'elle était auparavant.

Rien n'est plus commun que l'accident dont nous parlons dans l'affection catarrhale, lorsqu'il y a fluxion sur un organe tant soit peu important : le poumon surtout, et que l'on ne connaît pas la doctrine des affections élémentaires. En effet d'un côté, la lésion locale, au lieu d'être considérée comme subordonnée à l'affection, est placée en première ligne pour les indications, tandis que de l'autre l'affection, au lieu d'être prise pour ce qu'elle est, catarrhale, est tenue pour inflammatoire. Il résulte de cette double erreur que l'on croit n'avoir rien de mieux à faire que d'ouvrir largement la veine. L'apparition de l'élément ataxique en est la conséquence fréquente ; elle témoigne de la perturbation qu'ont éprouvée les forces vitales à l'occasion de la débilitation produite par la saignée. Ce n'est que par une thérapeutique qui répare cette erreur que l'on peut éviter l'aggravation successive des symptômes et une terminaison funeste.

La présence de cet élément ataxique se manifeste surtout dans les constitutions catarrhales de l'automne, alors que l'économie est affaiblie par les chaleurs de l'été, et elle survient maintes fois comme phase de la maladie, sans qu'il soit nécessaire de l'action des causes occasionnelles.

La présence de l'élément ataxique dans ce dernier cas joue le rôle d'une véritable coassociation. Il y a eu pour le produire une modification préalable de l'économie dont la cause, comme celle du catarrhe, s'est trouvée dans la constitution médicale régnante.

L'élément malin se comporte de deux manières bien différentes avec l'élément catarrhal. Quelquefois il survient comme accident à une époque plus ou moins avancée d'une affection catarrhale, ainsi que nous avons eu l'occasion de l'observer chez des individus usés par des excès de diverse sorte ; d'autres fois il y a une véritable association de cès deux éléments ; l'affection est catarrhale-maligne par elle-même ; elle l'est dès les premiers moments. Celle-ci a besoin en général pour se développer de la double influence d'une constitution médicale catarrhale et d'un air vicié par des émanations putrides. La première ne peut être que sporadique, la seconde est susceptible de prendre le caractère épidémique.

L'élément adynamique peut se présenter aussi comme accident dans l'affection catarrhale, ou bien s'associer à elle et donner lieu à une affection catarrhale-adynamique. Nous avons vu un jeune homme atteint d'affection catarrhale avec douleur vive de tête, tomber dans un état d'adynamie à la suite d'un épistaxis extrêmement abondant. Cette complication céda bientôt à un traitement approprié. Quant à l'affection catarrhale-adynamique primitive, elle a été observée par divers auteurs sous la double influence d'une constitution médicale catarrhale et des miasmes. Les casernes, les villes assiégées, les camps, ont présenté des épidémies de ce genre.

Nous avons à peine besoin de faire remarquer les différences qui doivent résulter, par rapport à l'action des moyens thérapeutiques, de la présence de l'élément adynamique, à titre d'accident ou bien de coassociation. Dans le cas en effet où cet élément survient comme accident, comme complication, rien de plus prompt généralement que sa disparition, si on lui oppose un traitement convenable. Dans le cas au contraire où il se présente comme entrant dans la constitution de l'affection, il est beaucoup plus réfractaire à l'action des médicaments, qu'on emploie alors moins dans le but de vouloir modifier directement l'affection, que dans celui de soutenir la nature dans le travail de résistance et de réaction qu'elle oppose aux germes de destruction qui se sont introduits dans l'économie, et qui en ont altéré les propriétés vitales.

L'élément catarrhal s'associe assez fréquemment avec l'élément intermittent ou rémittent. C'est surtout au printemps ou en automne qu'on a l'occasion d'observer cette association. On la rencontre plus particulièrement lorsqu'une constitution catarrhale se manifeste dans les pays marécageux. Il existe, entre l'affection *catarrhale-rémittente* ou *intermittente* du printemps et celle de l'automne, cette différence que dans la première l'affection intermittente ou rémittente est emportée le plus souvent par les sueurs qui jugent l'affection catarrhale, tandis que dans celle de l'automne, la disparition de l'élément catarrhal n'entraîne pas celle de l'élément intermittent ou rémittent qui reste seul, et que le médecin a à combattre.

L'élément catarrhal s'unit maintes fois avec l'élément nerveux, ce qui constitue une affection *catarrhale-nerveuse*. Ainsi on voit l'affection catarrhale coexister avec une douleur vive de tête. Ce n'est point la céphalalgie frontale, gravative propre à cette affection; c'est une douleur aiguë que le malade rapporte parfois au front, d'autres fois au vertex, à l'occiput, à la moitié du crâne. Si l'on demande des renseignements sur l'état antérieur du malade, on apprend qu'on a affaire à un individu sujet à des migraines ou à d'autres phénomènes nerveux. D'autres fois c'est une surexcitation générale que l'on rencontre avec l'affection catarrhale. Presque toujours encore il s'agit de ces individus éminemment nerveux, que la moindre indisposition met à peu près constamment dans cet état. Dans d'autres cas au contraire c'est un affaiblissement singulier des forces qu'on a l'occasion d'observer

Un état de spasme s'associe assez souvent avec l'affection catarrhale. C'est à sa présence qu'il faut attribuer ces toux violentes que rien ne semble pouvoir calmer, et qui sont trop hors de proportion avec l'irritation de la muqueuse, pour qu'on puisse les considérer comme purement symptomatiques de cette irritation, et qu'on croie n'avoir à combattre que l'élément catarrhal.

L'affection catarrhale a pu déterminer parfois le tétanos, soit général, soit plus souvent partiel. Il y a là encore association de l'élément catarrhal et de l'élément nerveux. Ce diagnostic de l'état général peut devenir une source d'indications thérapeutiques, attendu que c'est dans les cas de ce genre qu'on a vu le tétanos guérir par l'effet de sueurs abondantes.

La grippe qui parut en 1835 était une affection tout à la fois catarrhale et nerveuse. Les caractères propres à ce dernier élément étaient un affaiblissement singulier des forces, une céphalalgie intense, des vertiges, une toux spasmodique, etc.

Dans ces divers cas d'association de l'élément nerveux à l'élément catarrhal , l'affection nerveuse repose
toujours par dessus tout sur une modification des forces
vitales , les lésions anatomiques propres à l'affection
catarrhale , lorsqu'elles existent , ne doivent en être
considérées que comme une coassociation.

La fluxion que détermine l'affection catarrhale ne
saurait être considérée ni comme une association , ni
comme une complication ; c'est un symptôme de l'état
général et pas autre chose. Mais si la fluxion est de toute
autre nature que cette affection, il y a alors, soit association, soit complication, selon que les deux affections se
développent simultanément ou bien que l'une d'elles vient
enrayer l'autre dans sa marche. Ainsi , parfois on voit
le rhumatisme se montrer dès les premiers moments
avec la fièvre catarrhale pour cortége , tandis que
d'autres fois ce n'est qu'à une époque plus ou moins
avancée que l'affection catarrhale vient compliquer le
rhumatisme. Que l'érésipèle vienne à se montrer dès
le principe , avec l'affection catarrhale pour fièvre concomitante , il y a association ; que l'affection catarrhale
ne se présente au contraire qu'à une époque plus ou moins
avancée de la maladie, elle constitue une complication.

c. L'élément *bilieux* s'associe fréquemment dans
nos pays avec l'élément catarrhal ; nous l'avons déjà
dit. Cette association s'observe dans presque toutes les
saisons ; mais elle est bien plus particulière à l'été , à
la fin du printemps et à l'automne. L'élément bilieux
existe souvent à un degré si léger que le plus fréquem-

ment on n'en tient pas compte. On traite l'affection catarrhale, et l'élément bilieux disparaît de lui-même, sans qu'il soit nécessaire de recourir à aucun moyen particulier. D'autres fois l'élément bilieux exige un traitement spécial ; il fournit alors la première indication.

L'élément bilieux s'unit parfois à l'élément putride ou adynamique, ce qui amène l'affection *bilieuse-putride*. Cette affection bilieuse-putride se montre dans nos pays, soit sous forme sporadique, soit sous forme épidémique, ainsi qu'on l'a observé dans certaines automnes chaudes et humides qui avaient suivi un été dont les chaleurs avaient été intenses. On l'observe maintes fois sous la double influence des chaleurs et des miasmes, ainsi que nous aurons occasion de le dire plus tard. L'affection *bilieuse-putride* peut être considérée comme endémique dans les pays chauds et humides, tant elle y est fréquente. C'est l'affection qu'on y retrouve dans la plupart des maladies aiguës ; elle y est véritablement dominante ; elle imprime à peu près partout son cachet, son génie propre.

La *fièvre jaune* paraît n'être qu'une affection bilieuse-putride avec des caractères particuliers qu'elle emprunte aux conditions sous l'influence desquelles elle se développe.

L'élément bilieux et l'élément putride constituent dans les cas précédents une véritable association ; d'autres fois l'élément putride ou adynamique survient comme accident dans une affection bilieuse, ou catarrhale, ou muqueuse, qui n'avait d'abord rien de lui.

Un traitement convenable est-il employé, la complication disparaît bientôt et l'affection redevient purement bilieuse, ou catarrhale, ou muqueuse.

L'élément bilieux se montre souvent à l'état d'association avec l'élément malin, ainsi qu'on a l'occasion
de l'observer surtout dans la peste ; dans d'autres cas
il se complique de cet élément, tantôt par les seuls progrès de la maladie, tantôt sous l'influence d'une saignée ou de tout autre moyen intempestif. Quelle que
soit la manière dont cet élément se soit manifesté, dès
qu'il existe, il domine complètement l'élément bilieux,
c'est contre lui exclusivement que doivent être dirigés
les moyens thérapeutiques.

L'association de l'élément bilieux avec l'élément
rémittent on intermittent constitue l'affection *rémittente ou intermittente-bilieuse* assez commune dans
nos pays.

A cette affection rémittente ou intermittente-bilieuse
peut se joindre l'élément malin, ce qui donne lieu aux
fièvres *rémittentes* ou *intermittentes-bilieuses-malignes.*

Les fluxions qui se manifestent avec une fièvre
bilieuse, bien qu'elles soient considérées comme symptomatiques de la fièvre, et non comme une coassociation ou complication, constituent pourtant un élément
particulier dont il faudra nécessairement tenir compte
dans la thérapeutique. Mais si la fluxion appartient à
une affection spéciale, telle que l'érésipèle, le rhumatisme, etc., il y a alors association réelle et de l'élément bilieux et de l'élément fluxionnaire-rhumatismal
ou érésipélateux.

d. L'élément *muqueux* s'associe fréquemment avec l'élément catarrhal, ce qui constitue l'affection *catarrhale-muqueuse.* Les enfants, les individus de tempérament lymphatique, ceux en un mot qui sont sujets à l'affection muqueuse en sont principalement atteints lorsque l'influence catarrhale agit sur eux. Nous en avons déjà parlé.

L'élément muqueux s'associe parfois avec l'élément ataxique, ou adynamique, ou malin, pour donner naissance à une affection *muqueuse-ataxique*, *muqueuse-adynamique*, *muqueuse-maligne.* Il est tout aussi commun de voir ces éléments survenir comme accident dans une affection muqueuse. L'état morbide général est alors complètement changé; on n'a plus devant soi qu'une affection qui est surtout ataxique, ou adynamique, ou maligne. Mais que ces éléments soient attaqués d'une manière convenable, et on les voit bientôt disparaître laissant l'affection muqueuse reprendre sa marche naturelle.

L'association de l'élément muqueux avec l'élément rémittent n'est pas rare; elle constitue l'affection *rémittente-muqueuse.* Assez fréquemment à cette affection vient se joindre l'exanthème ortié. On a alors l'affection *rémittente-muqueuse-ortiée*, qui généralement est pernicieuse.

L'élément muqueux s'unit aussi parfois à l'élément intermittent.

La fluxion qui se manifeste avec l'affection muqueuse, bien qu'elle en soit considérée comme le symptôme et non comme une complication ou une association, n'en

constitue pas moins un élément particulier , qui fournira les indications qui lui sont propres. Il n'en serait
pas de même si la fluxion dépendait d'une affection
spéciale non-élémentaire , rhumatisme, goutte, érésipèle , etc. ; il y aurait une véritable coassociation de
l'élément muqueux et de l'élément fluxionnaire appartenant à telle ou telle affection.

L'élément muqueux est en antagonisme avec l'élément inflammatoire , ainsi que nous l'avons déjà dit.
Et quand nous parlons d'élément inflammatoire , nous
le répèterons encore, il ne s'agit pas d'un état local, de
la phlegmasie de tel ou tel organe, car une phlegmasie ne suffit pas pour constituer l'élément inflammatoire ; il s'agit principalement des symptômes généraux.
Or ces symptômes ne peuvent pas être tels qu'ils aient
tout à la fois tel caractère et tel autre qui lui est opposé ;
que le pouls , par exemple , soit en même temps résistant, dur , comme il l'est dans l'affection inflammatoire,
et mou, souple, comme il l'est dans l'affection muqueuse.
La chose est impossible. Aussi lorsqu'avec l'élément
muqueux il existe de l'irritation du côté du tube digestif , ce qui n'est pas rare, ne trouvons-nous jamais
l'indication des émissions sanguines générales. C'est
tout au plus si nous jugeons nécessaire une application
de sangsues ; encore même nous en abstenons-nous le
plus souvent, et nous reposons-nous sur la diète , sur
une tisane appropriée, sur des lavements émollients ,
pour faire disparaître cette irritation.

e. L'élément *adynamique* ou *putride* survient parfois comme accident dans une fièvre catarrhale, dans une fièvre muqueuse ou bilieuse. Il est susceptible de disparaître alors presque aussi subitement qu'il est sur-venu, si un traitement convenable est prescrit. Mais il ne se présente pas toujours dans ces cas comme simple accident; il peut être partie constituante de l'affection; Ainsi l'affection *bilieuse-putride* est un état morbide que l'on voit paraître, dans nos pays, non-seulement à l'état sporadique, mais encore à l'état épidémique, dans les automnes chaudes et humides qui suivent un été dont les chaleurs ont été intenses; ou bien sous la double influence des chaleurs et des miasmes, comme nous l'avons déjà dit un peu plus haut; ainsi la fièvre jaune parait être surtout une affection bilieuse-putride.

On voit encore, sous certaines constitutions médi-cales catarrhales, les individus soumis à l'influence d'un air vicié par des miasmes atteints parfois d'affec-tion *catarrhale-putride*, résultat de l'association de l'élément catarrhal et de l'élément putride.

Mais de tous les éléments, il n'en est pas qui s'associe plus souvent avec l'élément adynamique que l'élément ataxique. L'affection ataxo-adynamique qui en résulte est parfois un accident qui survient dans telle ou telle maladie. C'est sous cette forme encore que se présente souvent la fièvre typhoïde à une certaine époque. Les symptômes généraux de cette fièvre, dans la troisième période, appartiennent presque toujours à cette affec-tion composée, lorsqu'elle se montre avec une certaine régularité.

Il convient d'observer par rapport à cette affection

ataxo-adynamique que, bien qu'elle paraisse formée par la réunion et de l'élément ataxique et de l'élément adynamique, elle n'en est pas moins réfractaire à toute tentative de désagrégation. On ne parviendra pas à isoler l'un de l'autre ces deux éléments, comme on le fait par exemple pour l'affection catarrhale-bilieuse ou tout autre. On les attaque simultanément, et ils disparaissent de même ou ils persistent.

La présence d'une fluxion, d'une phlegmasie si l'on veut, dans l'affection adynamique, nous amènera à répéter ce que nous avons déjà dit pour les affections précédentes. Cette fluxion, cette phlegmasie ne peut être considérée comme une association ou une complication, c'est tout simplement un symptôme de l'affection adynamique. Il y a là pourtant deux éléments : l'élément fluxionnaire et l'élément adynamique. Si la fluxion dépendait au contraire d'une affection spéciale non-élémentaire, il y aurait association de l'élément adynamique et de l'élément fluxionnaire fourni par cette affection.

Sous la double influence des effluves marécageux et des miasmes, on a vu se développer la fièvre *rémittente-adynamique* ou *putride*. Roucher, dans sa médecine clinique, en cite plusieurs faits qui prouvent que cette affection avait un caractère épidémique, et qu'elle coïncidait avec une épidémie de fièvres continues putrides qui régnait à cette époque. Le quinquina avait le plus grand succès dans les premières, même dès le principe. Il ne convenait qu'à une certaine époque dans les secondes, c'est-à-dire lorsque l'élément putride se montrait.

Nous avons déjà parlé de l'antagonisme qui existe entre l'élément adynamique et l'élément inflammatoire. Si cet antagonisme n'existait pas, si l'association pouvait avoir lieu, il est évident qu'il y aurait indication tout à la fois et des antiphlogistiques et des toniques les plus puissants, ce que l'on ne peut songer un instant à admettre. Qu'avec cet élément adynamique, il y ait une phlegmasie locale, ou plutôt une fluxion, rien de plus vrai, de plus fréquent; mais ce n'est pas là ce qui constitue l'élément inflammatoire. L'élément inflammatoire est formé surtout par les symptômes généraux; et ces symptômes généraux sont alors tout à fait l'opposé de ceux qui appartiennent à l'élément adynamique.

f. L'élément *ataxique*, fréquent dans ses apparitions, a aussi ses associations, ses antagonismes, ses complications.

Il est bien rare qu'une affection inflammatoire change de caractère pour devenir ataxique. Il faudrait pour cela qu'on abusât singulièrement de la méthode antiphlogistique; les forces sont toujours assez considérables pour s'opposer au développement de cet élément, qui n'apparaît que lorsque les forces font plus ou moins défaut.

Dans l'affection catarrhale, au contraire, cet élément ataxique, soit à titre de coassociation, soit à titre de complication, est loin d'être rare, ainsi que nous l'avons déjà signalé. C'est principalement dans les affections catarrhales avec fluxion sur le poumon, sur la plèvre, ou sur le tube digestif, etc., et dans celles de l'automne surtout que l'on a l'occasion de l'observer.

Dans le cas de coassociation de ces deux éléments, c'est communément dans la saison, dans la constitution médicale qu'on en trouve la raison, tandis que lorsque l'élément ataxique se présente comme complication, c'est bien souvent à un traitement intempestif qu'il faut l'attribuer. On a pris cette fluxion de poitrine, cette pleurésie, cette gastro-entérite pour une maladie inflammatoire, on a pratiqué une ou plusieurs saignées, et l'apparition de l'élément ataxique en a été la conséquence presque immédiate. Et que reste-t-il alors à dire au médecin? C'est que son malade est atteint d'une fièvre typhoïde! On confond une maladie avec élément ataxique accidentel, avec une fièvre bien particulière dans ses causes, ses symptômes et ses lésions anatomiques. Voilà comment aujourd'hui le nombre des prétendues fièvres typhoïdes est devenu si grand! Une première erreur fait développer l'élément ataxique, une deuxième erreur fait prendre cet élément pour une fièvre typhoïde; des erreurs ultérieures, presque inévitables, amènent la mort.

Dans la fièvre muqueuse, dans la fièvre bilieuse, un traitement semblable amène encore très-souvent l'élément ataxique; et nos modernes de crier à la fièvre typhoïde!

Nous avons déjà signalé combien était fréquente l'association de l'élément ataxique et de l'élément adynamique. Nous n'avons pas à y revenir.

C'est à l'association de cet élément ataxique avec

l'élément rémittent ou intermittent, que sont dues certaines de ces fièvres *rémittentes* ou *intermittentes-
pernicieuses*, qui, bien que très-graves, ont quelque
chose de moins délétère pour l'économie que les rémittentes ou intermittentes unies à l'élément malin, qui
emportent presque toujours le sujet du premier au troisième accès. Du reste les premières sont loin d'offrir le
même aspect dans tous les accès. La gravité augmente
à chacun d'eux, en sorte qu'on peut dire que l'ataxie
ne fait le plus souvent que précéder la malignité.

g. L'élément *malin* s'associe maintes fois, comme
nous l'avons déjà dit, à l'élément catarrhal, ou bien
vient le compliquer. Il en résulte l'affection *catarrhale-
maligne* dont nous avons parlé et sur laquelle nous
n'avons pas à revenir.

On a parfois encore observé l'association primitive de
l'élément bilieux ou muqueux avec l'élément malin. La
peste, par exemple, n'est pas autre chose le plus
souvent qu'une fièvre *bilieuse-maligne*. D'autres fois
ce n'a été que comme accident que l'élément malin est
survenu dans une fièvre primitivement bilieuse ou
muqueuse ; et c'est bien souvent à l'emploi de la méthode antiphlogistique qu'il a fallu attribuer son développement.

C'est à l'association de l'élément malin avec l'élément
rémittent ou intermittent, qu'il faut attribuer ces fièvres
rémittentes ou *intermittentes-malignes* qui emportent
le malade au premier, au deuxième, et rarement plus
tard qu'au troisième accès.

Rien de plus fréquent que l'existence de fluxions avec l'élément malin. Elles en sont considérées uniquement comme le symptôme, à moins qu'il n'existe une affection particulière à laquelle il ne faille rapporter la fluxion, cas dans lequel il y a association. Il y a toujours du reste, dans l'une et l'autre supposition, une double indication à remplir et pour combattre l'élément malin et pour détourner la fluxion.

Dans le cas où l'affection maligne se montrerait sans aucune fluxion sur les organes, l'expérience a tellement montré la nécessité indispensable de certains antifluxionnaires dans cette maladie, qu'il faut en faire usage comme si la fluxion existait. Les vésicatoires que l'on emploie dans cette circonstance empêchent la concentration des mouvements à l'intérieur; ils préviennent dans bien des cas des fluxions qui pourraient devenir funestes.

L'élément malin, ainsi que nous l'avons déjà fait observer, est en antagonisme formel avec l'élément inflammatoire. Jamais une fluxion, une phlegmasie qui existera avec une fièvre maligne pour cortége, n'exigera une saignée générale. Bien plus, toute perte de sang, quelque légère qu'elle soit, est du plus haut danger; l'application de quelques sangsues est tout aussi contre-indiquée que l'est l'ouverture de la veine. Les seuls moyens dont on puisse faire alors usage sont les vésicatoires soutenus par la résine de quinquina et les sinapismes. Ils détournent, déplacent la fluxion sans rien enlever des forces qui ont éprouvé une lésion si profonde, et qu'il est si important de ménager.

Les purgatifs sont tout aussi dangereux lors de la présence de cet élément malin que les émissions sanguines. Ils ne font qu'augmenter la lésion des forces de la vie. La contre-indication de leur emploi sous de semblables conditions est formelle. Nous en dirons tout autant de l'opium, bien qu'il ait été prôné dans ces circonstances par des illustrations médicales. Ce n'est pas lorsqu'il faut relever énergiquement les forces de la vie, qu'on peut trouver l'indication de l'opium, qui ne fait que les paralyser davantage.

Nous en dirons enfin tout autant de la glace que quelques médecins font placer sur la tête dans le cas de coma; elle est formellement contre-indiquée en raison de la dépression qu'elle amène du côté des forces vitales.

h. L'élément *périodique*, *rémittent* ou *intermittent*, a des associations nombreuses. Il s'unit à peu près avec tous les autres éléments; il n'est antagoniste à aucun. Nous avons déjà fait connaître la plupart de ces associations.

L'affection *catarrhale-rémittente* ou *intermittente* n'est pas rare. On l'observe au printemps; on l'observe plus particulièrement dans les constitutions catarrhales d'automne qui frappent les pays marécageux. L'influence de la saison est remarquable dans ces deux cas; nous l'avons déjà signalée.

L'élément inflammatoire constitue dans son association avec l'élément rémittent ou intermittent des *rémittentes* ou *intermittentes-inflammatoires*.

Nous avons encore parlé de l'affection *rémittente*, *intermittente-bilieuse*, ou *muqueuse*.

Nous avons dit aussi que les fièvres *rémittentes* ou *intermittentes-pernicieuses*, *malignes*, étaient le résultat de l'association de l'élément rémittent ou intermittent avec l'élément ataxique ou malin.

L'affection intermittente, mais surtout rémittente, nous offre des fluxions, tantôt sur un organe, tantôt sur un autre : cerveau, poumons, intestins, etc. Ces fluxions appartiennent parfois en propre à la fièvre ; elles se sont développées avec elle ; elles n'en sont que le symptôme. Dans d'autres cas, il n'en est pas ainsi ; la fluxion peut dépendre d'une affection spéciale non-élémentaire, ainsi que nous l'avons déjà dit ; elle tient au rhumatisme, à l'érésipèle, etc.

Si la fluxion, quelle que soit son origine, est légère, elle est susceptible d'être emportée avec l'élément rémittent ou intermittent, par l'antipériodique ; mais, si cette fluxion se présente avec une certaine intensité, elle exige des moyens particuliers ; elle fournit une indication qu'il faut remplir avant l'emploi du sulfate de quinine.

Rien n'égale du reste la variété de forme que prennent les fluxions propres à l'affection rémittente ou intermittente ; c'est une congestion, ou bien une hémorrhagie, ou bien un flux séreux, muqueux ; une irritation, etc.

Si la fluxion se montrait avec une fièvre rémittente ou intermittente-maligne, il faudrait se garder de croire qu'il faut l'attaquer avant d'en venir à l'élément périodique. Si on la juge assez prononcée pour exiger des moyens particuliers, ce qui n'est pas commun, on l'attaque en même temps que l'on combat aussi l'élément périodique; et dans ces cas ce n'est jamais à la saignée, même locale, qu'il est permis d'avoir recours; les vésicatoires sont les seuls moyens dont on puisse faire usage. Jamais dans des circonstances semblables il n'est permis de rien employer qui soit susceptible de déprimer les forces. Ce ne sera donc pas seulement les émissions sanguines, même locales, qui seront prohibées, ce sera encore la glace, ce seront les purgatifs.

L'élément rémittent ou intermittent présente fréquemment des phénomènes nerveux, qui lui appartiennent en propre, et qui n'exigent d'autre traitement que l'emploi de l'antipériodique. Nous n'avons qu'à citer les fièvres *rémittentes* ou *intermittentes-céphalalgiques*, *convulsives*, *tétaniques*, *épileptiques*, *cataleptiques*, *névralgiques*, *gastralgiques*, *entéralgiques*, ou *avec vomissements*, avec *rétention d'urine*, etc. D'autres fois les phénomènes nerveux tiennent à la constitution particulière du sujet. Ils sont susceptibles de réclamer des moyens particuliers, soit pendant la maladie, soit même après la guérison.

L'élément rémittent ou intermittent nous offre parfois des combinaisons ternaires. Il peut y avoir des affections *intermittentes* ou *rémittentes-bilieuses-inflammatoires*, des *rémittentes* ou *intermittentes-catarrhales-bilieuses*, *catarrhales-muqueuses*, des *rémittentes-bilieuses-malignes*, *rémittentes-muqueuses-malignes*, etc., etc.

i. L'élément *nerveux* forme des associations fréquentes avec la plupart des éléments dont nous venons de parler. Ces associations dépendent quelquefois d'une constitution médicale, ainsi que cela eut lieu pour la grippe, qui fut une affection catarrhale-nerveuse ; d'autres fois elles dépendent des conditions particulières plus ou moins inappréciables de l'atmosphère, comme par exemple pour le choléra asiatique, dans lequel nous voyons cet élément en association avec l'élément fluxionnaire ; d'autres fois, et c'est ce qui est assez fréquent, elles tiennent à la constitution nerveuse de l'individu. Chez l'un, avec telle ou telle affection, il y aura une agitation insolite, tandis que chez l'autre on remarquera un affaiblissement des forces, ou bien ce sera une douleur vive, ou bien un état de spasme de tel ou de tel organe. Les conditions sous lesquelles se développent ces affections nerveuses, servent à les différencier d'autres phénomènes semblables qui seraient purement symptomatiques.

j. L'élément *fluxionnaire* est susceptible de se présenter avec tous les éléments dont nous avons déjà parlé ; il n'est antagoniste à aucun. On trouve des fluxions avec l'élément inflammatoire, avec l'élément catarrhal, bilieux, muqueux, ataxique, putride, malin, rémittent ou intermittent ; on trouve souvent la fluxion associée avec l'élément nerveux, avec la fièvre simple. Mais, comme nous l'avons dit, la fluxion, bien qu'elle constitue constamment un élément spécial qui fournit des indications particulières, ne se présente pas toujours dans les mêmes conditions, puisque dans une affection élémentaire elle n'est considérée que comme symptôme de cette affection, tandis qu'elle constitue une véritable coassociation lorsque, outre cette affection élémentaire, il existe une affection spéciale non-élémentaire dont elle est la conséquence. Ainsi, tandis que dans les affections dont il vient d'être question : inflammatoire, catarrhale, maligne, rémittente, etc., elle n'est que symptôme de la fièvre ; dans un rhumatisme, un érésipèle ou tout autre affection spéciale non-élémentaire, avec l'une de ces premières affections pour cortège, il y aura coassociation et de l'élément inflammatoire, catarrhal, malin, rémittent, etc., et de l'élément fluxionnaire-rhumatismal, ou érésipélateux, etc.

Nous venons de signaler plus haut les associations de l'élément fluxionnaire avec l'élément nerveux. Nous en avons cité pour exemple, la grippe, le choléra, nous pourrions y joindre la coqueluche et bien d'autres encore. Le traitement curatif consiste à remplir les indications fournies par ces deux éléments, puisque c'est sous cette forme que se présentent les grandes modifications vitales. On voudrait en employer un autre qu'on ne le pourrait pas ; car, du moment où l'on reconnaît dans une maladie la présence de tels ou tels éléments, on ne peut employer pour la guérir que les moyens propres à ces éléments. On a les mains liées pour faire le mal ; et si l'on se trompe dans les indications thérapeutiques, c'est qu'on ne connaît pas la doctrine des affections élémentaires.

k. L'élément *fièvre* ou *fièvre simple*, le seul dont il

nous reste à parler, s'associe parfois avec l'élément nerveux ; parfois il s'associe avec l'élément fluxionnaire.

Avec l'élément nerveux, nous voyons la fièvre simple, la fièvre éphémère par exemple, nous offrir tantôt une douleur vive de tête, tantôt une surexcitation générale, tantôt un affaissement des forces, tantôt des vomissements, etc.

L'élément fluxionnaire que l'on observe dans la fièvre simple doit en être considérée comme le symptôme, à moins qu'il ne tienne à des affections·non-élémentaires, telles que l'érésipèle, le rhumatisme, les scrofules, les exanthèmes, etc., cas dans lesquels il y a coassociation de la fièvre avec l'élément fluxionnaire-érésipélateux, rhumatismal, scrofuleux, etc.

Il nous semble avoir suffisamment démontré par ce qui précède, ce qu'il faut entendre par association des affections élémentaires, par affection composée ; il nous semble qu'on ne saurait confondre ces associations, ni avec les complications, ni avec les coexistences, ni avec certains symptômes ; il nous semble enfin que l'on doit être fixé sur l'antagonisme des affections élémentaires entre elles.

Ces associations, ces antagonismes peuvent d'abord effrayer celui qui ne connaît pas la doctrine des affections élémentaires : elles peuvent le rebuter tant elles paraissent multiples ; mais la difficulté n'est qu'apparente. On n'a qu'à bien connaître les affections élémentaires dont le nombre est certainement restreint, et de cette connaissance découle presque d'elle-même celle des associations et des antagonismes. Il ne s'agit que d'y penser un peu, d'y penser surtout quand on est en face des malades. La ressource immense qu'offre au praticien cette partie de nos doctrines médicales, est bien faite pour compenser un peu de travail et d'ennui.

Quant aux causes qui amènent ces associations, il faut les chercher dans la réunion des conditions propres aux éléments qui tendent à s'unir, de même qu'on trouve la raison des antagonismes dans les conditions par lesquelles ils diffèrent.

CHAPITRE IV.

DES LÉSIONS LOCALES MISES EN REGARD DES AFFECTIONS ÉLÉMENTAIRES.

Que peut-on en médecine, disent les organiciens, si l'on ne connaît pas les lésions locales? Que peut-on en médecine, dirons-nous avec bien plus de raison, si l'on ne connaît pas l'affection? L'affection est en effet le sujet des indications majeures, la lésion locale ne fournit que des indications secondaires.

Et ces organiciens eux-mêmes qui placent avant tout les lésions locales, qu'ils soient en face d'une lésion de ce genre, la traiteront-ils toujours de la même manière? N'auront-ils pas égard à l'âge, au tempérament, à la constitution du sujet; n'auront-ils pas égard au plus ou moins de réaction qu'elle amènera? N'est-il pas bien positif qu'involontairement, qu'instinctivement même, ils tiendront compte de ces conditions diverses? Et, s'il en est ainsi, n'est-ce pas là une preuve de la grande importance de l'état général?

Mais, dira-t-on, cet état général a toujours le même caractère; il ne s'agit que de connaître le degré qu'il présente. La médecine serait certainement bien facile s'il en était réellement ainsi. La question n'est du reste pas là pour le moment; nous n'avons qu'à constater que, malgré eux, les organiciens, en présence d'une lésion locale, n'entreprennent pas de traitement sans avoir cherché à apprécier l'état général. Voilà ce qui est hors de doute.

Quant à la lésion anatomique, quel rôle joue-t-elle, auprès des partisans de ces doctrines, dans ces circonstances? Il est évident que ce rôle n'est que secondaire, puisqu'il ne s'agit que de savoir qu'il faut appliquer des sangsues, des topiques émollients, etc., dans tel lieu plutôt que dans tel autre.

Les organiciens attachent donc à l'état général, à l'affection, une importance plus grande qu'au siége de la maladie. Cela nous paraît incontestable, et d'autant plus remarquable qu'ils n'ont pas l'air de s'en douter.

Mais cette affection est-elle une, est-elle toujours la même, ainsi qu'ils le prétendent? Nous osons à peine nous poser cette question, tant le contraire est évident. L'individu scrofuleux n'offre-t-il pas des différences bien notables avec celui qui est atteint de scorbut? Quel rapport y a-t-il entre le cancer et la goutte, entre l'érésipèle et la syphilis? Il y a certainement entre ces maladies des différences immenses, qui rendent bien raison de celle qui existe dans le traitement. Or, si les symptômes, si le traitement présentent des différences si grandes, n'est-ce pas parce que l'état morbide général est différent? Il y a donc ici, non-seulement aveu involontaire de l'importance prédominante de l'affection sur les lésions locales, mais reconnaissance de la différence de ces affections entre elles.

A présent la fièvre a-t-elle toujours le même caractère, comme ils le croient, ou bien constitue-t-elle des affections diverses, ainsi que nous le soutenons? C'est ici

7

surtout que gît le désaccord ; et c'est ici surtout qu'est le point important, puisque ces états morbides rentrent dans nos affections élémentaires.

La fièvre catarrhale n'a-t-elle pas des caractères particuliers, puisés et dans les conditions sous l'influence desquelles elle se développe, et dans les symptômes qu'elle présente, et dans ses crises, et dans le traitement qui lui convient? Il nous semble qu'on ne peut se refuser à l'admettre.

La fièvre bilieuse a, tout comme la précédente, des caractères tranchés, soit dans ses causes, soit dans ses symptômes, soit dans ses crises, soit dans le traitement qui lui est propre.

Nous en dirons tout autant pour la fièvre inflammatoire, pour la fièvre muqueuse, la fièvre putride, la fièvre maligne, rémittente, intermittente.

Ces fièvres, qui rentrent dans nos affections élémentaires, nous semblent tout aussi distinctes entre elles, que le sont les affections précédentes : scrofuleuse, scorbutique, syphilitique, etc. Or, si dans celles-ci le traitement général domine les lésions locales, ce que personne ne peut contester, nous ne voyons pas comment dans les fièvres le traitement général ne devrait pas être mis en rapport avec les diverses espèces de ces fièvres ; comment ce traitement ne dominerait pas aussi le traitement local.

Nous aurons donc toujours dans quelque fièvre que ce soit, n'importe la lésion anatomique, à reconnaître quelle est l'espèce de fièvre que nous aurons devant les yeux, parce que c'est cette fièvre avec les éléments qui la constituent, qui fait la base du traitement, la lésion anatomique ne venant qu'en seconde ligne comme source d'indication. Le médecin qui traiterait toutes les fièvres indistinctement de la même manière, serait, en effet, aussi coupable que celui qui s'imaginerait que le même remède peut guérir la syphilis, le scorbut, la goutte, etc.

L'examen attentif des lésions anatomiques dans les fièvres est encore un argument bien puissant pour ceux qui croient à la distinction des diverses espèces de fièvre. S'il est prouvé en effet que telle lésion anatomique appartient à telle espèce de fièvre, que telle autre lésion appartient à telle autre, et que ces lésions ne se rencontrent pas dans telle autre fièvre, il nous semble qu'on ne saurait s'empêcher de reconnaître qu'il doit y avoir une différence positive entre ces états morbides généraux Prenons pour exemple le poumon.

Les lésions que présente cet organe dans la pneumonie sont-elles toujours les mêmes? Évidemment non. Il est des cas où l'on trouve une hépatisation étendue, tandis que dans d'autres l'hépatisation est fort restreinte et l'engouement surtout considérable ; tandis que dans d'autres il y a de la gangrène. Pourquoi ces lésions diverses? Est-ce parce que l'inflammation était dans tel cas plus élevée que dans tel autre? Ne devrions-nous voir dans l'engouement, dans l'hépatisation, dans la gangrène, que des degrés divers d'une inflammation toujours la même? Mais, s'il en était ainsi, ce serait surtout dans ce dernier cas que nous devrions observer les caractères de la fièvre inflammatoire ; ce serait sur-

tout dans ce cas que nous devrions trouver une exubérance de forces, qui se manifesterait entr'autres symptômes par la résistance du pouls. Or, il n'en est rien;
on n'a jamais trouvé la gangrène du poumon avec une
fièvre inflammatoire. Cette lésion n'a été observée que
dans les fièvres où les forces avaient éprouvé une lésion
profonde, dans la fièvre avec élément ataxique, ou
adynamique, ou surtout malin.

C'est dans la pneumonie appelée *inflammatoire* à
cause des symptômes généraux qu'elle présente, et
parmi lesquels la force du pouls tient le premier rang,
que l'on observe particulièrement une hépatisation étendue; tandis que l'engouement considérable avec hépatisation restreinte semble plus particulier à la pneumonie
catarrhale et surtout à la pneumonie bilieuse.

Il nous paraît donc qu'on peut poser, comme conséquence de ce qui précède : que la différence des lésions
locales tient à la différence des états morbides généraux ;
que la fièvre par conséquent n'est pas une, toujours
inflammatoire; mais qu'elle a des caractères divers, ou
bien, en d'autres termes, que les états morbides généraux diffèrent entre eux comme les lésions locales diffèrent entre elles.

Prenons un autre exemple. Pourquoi l'angine nous
offre-t-elle tantôt la suppuration, tantôt la gangrène
des amygdales? Ne faut-il y voir qu'un degré de plus
ou de moins dans l'intensité de l'inflammation? L'observation prouve suffisamment qu'il n'en est pas ainsi.
Jamais en effet la gangrène des amygdales n'a été le
résultat d'un état général inflammatoire, mais bien

d'une affection maligne. Pourquoi encore, dans certains cas, ces organes offrent-ils des plaques pseudo-membraneuses ? Pourquoi les voit-on, dans d'autres, recouverts d'une couche pultacée, caséuse ? Ne faut-il pas voir dans la différence de ces lésions locales, la nécessité d'admettre des états morbides généraux divers, qui déterminent la forme particulière qu'elles présentent ?

Pourquoi les tumeurs des parotides suppurent-elles dans certains cas, pourquoi se gangrènent-elles dans d'autres ? Pourquoi dans la peste voit-on, tantôt la suppuration, tantôt la gangrène des bubons ? Cette différence ne tient-elle pas d'une manière bien évidente à la différence de la fièvre, de l'affection ?

N'est-ce pas encore par la différence de la fièvre qu'on s'explique comment la gangrène survient dans tel érésipèle et n'arrive pas dans tel autre ? N'est-ce pas que dans le premier cas la fièvre a pris le caractère malin qu'elle ne présente pas dans le second ?

Pourquoi telle pleurésie est-elle suivie d'épanchement, tandis que cet accident n'a pas lieu dans telle autre qui offre cependant des symptômes généraux inflammatoires bien autrement prononcés ? Et pourquoi cet épanchement offre-t-il, tantôt de la sérosité purulente, tantôt de la sérosité à peine lactescente ? Pourquoi cet épanchement est-il parfois sanguinolent ? N'y a-t-il pas dans la différence de ces lésions une preuve bien évidente de la différence de l'affection ?

Faut-il ne voir dans les gangrènes du cerveau, observées par quelques auteurs, que le résultat d'une inflammation plus intense que dans le cas où l'on n'a rencontré que du pus? Le cerveau serait-il susceptible de supporter une phlogose aussi intense! La gangrène ne tient-elle pas alors à une affection particulière? N'est-ce pas que, dans ces cas, la fièvre a pris un caractère ataxique, ou surtout malin, et que la gravité de l'état général a amené une lésion correspondante du cerveau?

Les cas où l'on a observé la gangrène des intestins, ou des reins, ou du foie, sont-ils ceux où la fièvre avait un caractère inflammatoire?

Les plaques, les ulcérations que l'on trouve dans la fièvre typhoïde ne prouvent-elles pas que l'état morbide général n'est pas celui qui appartient à la gastro-entérite, qui n'offre jamais de lésion semblable?

Il y a donc, nous le répétons, dans les états morbides généraux représentés par les fièvres, une différence pour le moins aussi tranchée que dans les lésions locales, et c'est cet état général qui amène, qui influence, qui domine les lésions locales; d'où découle la conséquence forcée : que, pour bien faire le traitement des lésions locales, il faut avoir égard par-dessus tout à l'état général, les lésions locales ne devant fournir que des indications secondaires.

Si les raisons que nous venons de donner pour prouver cette influence de l'état général sur l'état local n'étaient pas suffisantes, nous engagerions à jeter un coup d'œil sur ce qui se passe dans les parties exposées à la vue, sur une plaie par exemple. On verra que la plaie change d'aspect selon les conditions diverses de l'économie. On la verra se sécher, ou donner du sang, ou fournir de la sérosité, ou se gangrener, selon tel ou tel état général. Ce qui a lieu pour une plaie, a lieu aussi pour les organes intérieurs ; les mêmes lois pathologiques les régissent, et ces lois veulent qu'il y ait synergie entre l'état général et l'état local.

Que l'on fasse encore attention à la variété des états morbides généraux que produit une lésion locale primitive, une lésion traumatique par exemple, et l'on verra si l'on est dans la vérité, en rejetant tout ce qui ne rentre pas dans l'uniformité des états morbides généraux. Pourquoi, avec la même lésion, se manifeste-t-il chez l'un le délire nerveux ; chez l'autre, le tétanos ; chez un troisième, un état bilieux ; chez un quatrième, une fièvre simple ; chez un autre, une fièvre inflammatoire, etc. ? La réponse est facile pour nous : c'est que la vie ne s'exécute pas de la même manière chez tous les individus ; les aptitudes vitales sont différentes et par elles-mêmes et par la différence de l'organisation, et ces aptitudes vitales sont modifiées par l'influence qu'elles subissent de la part du monde extérieur.

Il nous semble qu'il est impossible, d'après tout ce qui précède, de ne point admettre que la fièvre n'est pas une, mais bien qu'elle offre des caractères tellement différents qu'on est obligé de la diviser en plusieurs genres ; il nous semble impossible de se refuser à admettre également que les lésions locales offrent certaines différences fondamentales d'après le genre de la fièvre, et qu'elles sont toujours dominées par elle.

Mais, nous dira-t-on, il ne suffit pas de prouver qu'il y a plusieurs espèces de fièvre, que cette fièvre domine la lésion locale ; il faut encore démontrer que la fièvre existe avant cette lésion locale ; ce n'est qu'à cette condition que nous pourrons nous servir de ce mot, car sans cela nous le rayons du *Vocabulaire nosologique*, et nous ne croyons plus qu'aux phlegmasies avec fièvre symptomatique.

Qu'on nous permette deux mots sur cette question qui devra se représenter plus tard : 1º Y a-t-il des fièvres essentielles ; 2º une fièvre essentielle est-elle susceptible d'amener des lésions symptomatiques ? Tels sont les deux termes auxquels on peut la réduire.

La question des fièvres était autrement comprise par les anciens médecins qu'elle ne l'a été par les modernes. Les premiers avaient appris, par une tradition qui datait des âges les plus reculés, que, pour faire de la bonne médecine, il fallait tenir compte par-dessus tout de l'état général du malade, état général qu'on appréciait et par l'examen du malade lui-même, et par l'examen de tout ce qui pouvait avoir eu de l'influence sur lui (pays, lieux, saisons, constitutions médicales, aliments, professions, etc.); et c'était parce que cet état général, représentant alors une fièvre, était ce qu'il y avait de plus important pour le traitement, qu'ils se servaient de cette dénomination. Ainsi, quand ils disaient que tel individu était atteint de telle fièvre ou de telle autre, ils voulaient dire que les symptômes généraux avaient tel caractère et non pas tel autre. Mais prétendaient-ils, en se servant de ce mot, que la fièvre était entièrement exempte de lésions locales ? Non certainement ; telle n'était pas leur idée. Mais, comme l'expérience avait montré que les lésions locales ne donnent que des indications secondaires, ils avaient reconnu qu'il était et bien plus philosophique et plus pratique en même temps, de tenir plutôt compte de l'état général qui fournissait les indications majeures. Ainsi, quand ils parlaient de la fièvre inflammatoire, de la fièvre bilieuse, de la fièvre putride, ils ne voulaient pas dire qu'il s'agissait toujours d'états morbides généraux sans lésion locale ; ils appelaient ainsi souvent tantôt une pneumonie, tantôt une pleurésie, tantôt une dyssenterie avec fièvre inflammatoire, ou bilieuse, ou putride, etc., parce qu'ils avaient reconnu que ce qu'il y avait de capital dans ces cas, c'était l'état morbide général, c'était la fièvre elle-même, tandis que la lésion locale ne venait qu'au second rang.

C'est par une raison tout opposée que les organiciens, croyant que la fièvre est toujours symptomatique d'une inflammation d'organe, n'ont jamais cherché qu'à déterminer quel est l'organe lésé. C'est parce qu'ils croient trouver dans cette détermination la source des indications majeures, qu'ils la placent en première ligne, alors pourtant qu'en réalité ils attachent à l'état général plus d'importance qu'ils ne le croient eux-mêmes.

Qui a eu tort, qui a eu raison ? La réponse nous paraît facile. L'état morbide général, la fièvre, étant ce qu'il y a de plus important à considérer, il nous semble qu'il est impossible de faire de la médecine tant soit peu passable, quand on n'en tient pas plus de compte que ne le font les organiciens. Mais, parce qu'on place en première ligne l'affection, la fièvre, est-ce une rai-

son pour ne pas tenir compte des lésions locales ? Nous
ne croyons pas que jamais médecin de sens, même dans
les siècles les plus reculés, ait eu une idée pareille. On
a toujours eu égard aux lésions locales, seulement on
les a considérées comme subordonnées à l'état général,
et par suite on n'y a vu qu'une source d'indication
presque toujours secondaire.

Les Anciens n'étaient donc pas aussi arriérés que bien
des gens l'ont écrit, dans le diagnostic des maladies ;
nous dirons même qu'ils étaient plus avancés dans l'ensemble que les Modernes ; puisque ceux-ci ne voient
que la partie la moins importante de la question, tandis
que les premiers la voyaient et dans sa partie capitale,
et même encore, quoiqu'imparfaitement il est vrai,
dans ses détails.

Les Modernes, nous ne craignons pas de le dire, en
négligeant le diagnostic de l'état général, ont fait re-
culer la médecine presqu'aux premiers jours de son
enfance. Ce n'est pas que leurs travaux aient été sans
profit pour la science. Bien loin de là, ils ont prouvé
à quelques médecins qu'il fallait tenir un peu plus de
compte des lésions locales ; qu'il fallait surtout y porter
plus d'attention dans les maladies chroniques. Il n'en
est pas moins vrai pourtant que, dans leur ensemble,
les doctrines modernes ont été fâcheuses et pour la
science et pour l'humanité. Et cependant bien des voix
se sont élevées, dès les premiers moments, pour signaler le danger qu'elles offraient ; les leçons orales
faites dans cette École, les beaux travaux qui en sont
sortis, sont là pour le prouver. Mais que peut-on quand

c'est la vieille expérience qu'on oppose à des doctrines séduisantes par leur nouveauté, séduisantes surtout par la facilité ou même la presque inutilité des études!

Mais enfin y a-t-il ou n'y a-t-il pas des fièvres entièrement exemptes de lésion locale, essentielles dans toute la rigueur du mot? Nous croyons qu'on peut répondre par l'affirmative. Les fièvres intermittentes sont évidemment communément sans lésion locale; la fièvre catarrhale doit encore être considérée comme existant souvent sans lésion locale, puisque le coryza et la toux sont insuffisants pour expliquer les symptômes généraux que l'on observe. La fièvre bilieuse se montre fréquemment sans lésion locale; rien du côté du tube digestif, rien du côté du foie ne peut rendre compte de cette affection. La fièvre typhoïde a été observée par plusieurs médecins sans altérations de l'intestin ni de tout autre organe. Nous en dirons tout autant de la fièvre inflammatoire, de la fièvre maligne, etc.

La question ne se borne pas là; il s'agit encore de savoir si une fièvre ne peut être dite essentielle que tout autant qu'elle ne présentera pas de lésion anatomique dans toute sa durée, car dans ce cas le nombre de ces fièvres serait fort restreint; il s'agit encore de savoir si la fièvre est susceptible de déterminer par elle-même des lésions locales, cas dans lesquels elle doit être considérée comme tout aussi essentielle que si elle existait sans ces lésions. Or, l'observation nous montre fréquemment que, dans telle fièvre ou telle autre, les lésions locales ne se manifestent souvent qu'alors que l'état morbide général existe depuis quelques jours, ou du moins que les lésions locales sont si manifestement symptomatiques de l'état général, que le moindre doute ne peut être élevé à ce sujet. Les exemples ne nous manqueront pas. Les fluxions qui se font dans la fièvre catarrhale, tantôt dans son commencement, tantôt dans sa durée, ne sont-elles pas bien évidemment sous la dépendance de l'état morbide général qui résulte de la suspension des fonctions de la peau ? Les faits de cette nature sont si communs que nous n'avons besoin d'en citer aucun. Les altérations de l'intestin, dans la fièvre typhoïde, ne sont-elles pas le symptôme d'un état morbide général amené par l'intoxication miasmatique ? Ne voit-on pas, dans les fièvres intermittentes ou rémittentes des mouvements fluxionnaires se former sous la dépendance de l'affection, sur le poumon, la plèvre, l'intestin, etc., et être emportés par l'antipériodique, qui ne semble cependant attaquer que l'affection ? Ne voit-on pas la fièvre muqueuse amener le développement d'aphtes ou d'ulcères ? La fièvre bilieuse, la fièvre inflammatoire n'amènent-elles pas aussi des fluxions sur les organes, fluxions qui n'existaient pas dans le principe ?

Il nous semble donc qu'on peut ranger dans la classe *des fièvres*, non-seulement celles qui sont sans lésion anatomique appréciable, mais celles encore dans lesquelles ces lésions sont symptomatiques de la fièvre. Ainsi, on dit : fièvre catarrhale, fièvre bilieuse, fièvre rémittente ou intermittente, etc., bien qu'il y ait un mouvement fluxionnaire prononcé sur tel ou tel organe ; seulement on a soin d'ajouter à cette dénomination qu'il y a une fluxion sur tel ou tel lieu.

Cependant quand la fluxion, soit dans la fièvre catarrhale, soit dans la fièvre bilieuse, soit dans la
fièvre inflammatoire, etc., est prononcée; qu'elle se
fait sur un organe important, le poumon, la plèvre,
l'intestin, par exemple, on dit généralement : pneumonie, pleurésie, gastro-entérite; catarrhale, bilieuse,
inflammatoire, etc.; mais il est reconnu que c'est la
fièvre qui représente toujours ce qu'il y a de plus important à considérer; que c'est sur elle que le traitement aura sa base fondamentale; que la lésion de
l'organe ne viendra qu'en seconde ligne.

Il y a donc dans les fièvres, non-seulement des
différences qui obligent de les regarder comme des
modes morbides distincts, mais ces fièvres sont susceptibles d'exister sans lésions locales, ou bien elles peuvent amener leur développement; et dans l'un et l'autre
de ces cas, les lésions locales n'en sont pas moins subordonnées à l'état général.

Il est donc hors de doute que dans les fièvres dites
essentielles qui rentrent dans nos affections élémentaires, la lésion anatomique est complètement dominée
par l'état général. Il nous semble tout aussi évident
que dans la fièvre symptomatique ou par réaction,
bien que la lésion anatomique semble jouer le premier
rôle, on n'en aura pas moins égard par dessus tout à
cette fièvre, puisqu'elle peut encore varier dans son
espèce, dans son intensité, puisqu'elle représente
l'état morbide général, l'affection, et que nous croyons
bien établi que l'affection fournit généralement les indications principales.

Quel est à présent dans l'élément nerveux, le rapport qui existe entre les manifestations locales et l'affection? Cette question ne nous semble pas moins importante que celle dont nous venons de nous occuper. A chaque instant elle se présente dans la pratique et souvent des erreurs sont commises.

Il nous semble convenable de rappeler avant tout, que les manifestations locales fournies par l'élément nerveux existent sans altération appréciable de tissu, qu'elles consistent seulement dans des lésions de la sensibilité ou des fonctions. Si des lésions anatomiques se forment parfois dans ces parties, ce n'est qu'au bout d'un temps plus ou moins long et consécutivement aux modifications vitales.

Qu'il s'agisse par conséquent d'une douleur nerveuse de la tête, du poumon, de l'estomac, de l'utérus, de la mamelle, des reins, de la vessie, de la prostate, etc. ; qu'il s'agisse de la névralgie de telle ou telle branche nerveuse ; qu'il s'agisse d'un état de spasme local ou général ; qu'il s'agisse d'une anorexie, de dyspepsie, de défaillances d'estomac ; qu'il s'agisse de palpitations de cœur, etc., il est entendu que l'état anatomique est normal, qu'il y a seulement une lésion de vitalité, de dynamisme. C'est à l'affection qu'il faut s'adresser.

Qu'a fait ici l'Ecole organicienne, elle n'a vu dans ces lésions diverses qu'un symptôme d'irritation. Elle a commis par conséquent une double erreur, savoir : parce que l'observation bien attentive, bien impartiale démontre suffisamment que ces manifestations locales existent sans lésion appréciable de tissu, et parce que, en outre, elle a complètement laissé de côté l'affection qui amène ces manifestations locales. On sait à quelles indications thérapeutiques fâcheuses cette théorie l'a amenée.

L'affection qui amène ces manifestations locales, bien qu'en la supposant la même au fond, nerveuse, idiopathique, présente des différences si grandes qu'elle peut faire varier à l'infini le traitement. Ainsi, sous l'influence de l'élément nerveux, on voit se développer, soit une surexcitation générale, soit une diminution des forces; et si nous prenons un organe en particulier, l'estomac par exemple, nous verrons que sous l'influence du même élément ce viscère sera atteint, tantôt de douleur, tantôt de vomissements, de crampes, de défaillance, de faiblesse, de bizarrerie dans ses appétences, etc., etc. On voit combien le traitement doit varier, en raison du genre ou de l'espèce; car, au fond, c'est toujours l'élément nerveux que l'on attaque.

Ce qu'il ne faut pas ignorer, c'est que dans bien des cas la maladie nerveuse est purement symptomatique d'une autre affection : dartreuse, scrofuleuse, goutteuse, rhumatismale, etc. C'est souvent, en effet, à ces affections qu'il faut attribuer une gastralgie, une douleur nerveuse de la vessie, de l'utérus, etc.; c'est souvent à cette affection qu'il faut attribuer une névralgie, un état spasmodique, une dyspepsie, etc. La cicatrisation d'une vieille plaie, la suppression des menstrues, d'un exutoire, de la sueur des pieds, amènent encore souvent un état semblable. On conçoit quelle différence doit en résulter pour le traitement. Il ne s'agit pas, en effet, ici d'employer les moyens propres à combattre l'affection nerveuse proprement dite, mais bien l'affection scrofuleuse, ou dartreuse, goutteuse, etc., qui se cache sous cette forme et dont celle-ci n'est que le symptôme.

Il n'est pas rare cependant de rencontrer l'une ou l'autre de ces affections humorales chez des individus atteints d'affection nerveuse. On doit alors avoir égard à cette association, en tenant compte de la prédominance que peut présenter, soit l'une, soit l'autre de ces affections.

Nous venons de voir quel est le rapport qui unit les lésions locales avec les affections élémentaires, nous avons à présent à jeter un coup d'œil sur ce que sont les lésions locales dans les affections spéciales non-élémentaires. Eh bien! ici encore nous les verrons dominées par l'état général.

Une distinction est pourtant nécessaire. L'affection spéciale non-élémentaire est avec fièvre ou sans fièvre. Si elle est avec fièvre, cette fièvre qu'on appelle alors *concomitante* domine les lésions locales. Ainsi, que le rhumatisme, que la goutte existent avec de la fièvre ; qu'il s'agisse d'un érésipèle, d'une variole, d'une rougeole, d'une scarlatine, etc., les manifestations locales, soit fluxion, soit éruption, sont complètement soumises à la fièvre concomitante. On ne tient compte de l'affection spéciale non-élémentaire que pour les indications secondaires ou pour les contre-indications.

Ainsi, supposons un rhumatisme, un érésipèle, avec fièvre bilieuse, ce qui amènera l'amélioration du rhumatisme, de l'érésipèle, ce seront les crises, ce sera le traitement, propres à la fièvre bilieuse. Supposons une variole. Nous verrons que selon que la fièvre concomitante aura tel ou tel caractère : inflammatoire, ou bilieuse, ou maligne, etc., les boutons auront tel ou tel aspect ; ils seront purulents, ou séreux, ou noirâtres ; et si l'on obtient de l'amendement, ce sera en employant le traitement propre à ces fièvres, en tenant compte toutefois des indications particulières et des contre-indications fournies par l'exanthème.

Si l'affection spéciale non-élémentaire est sans fièvre, la lésion locale n'en est encore que le symptôme, l'expression, et si l'on veut faire un traitement rationnel, il faut s'en prendre à la première. C'est ce que l'on fait pour les manifestations locales de l'affection dartreuse, scrofuleuse, scorbutique, rhumatique, etc. Dans quelques cas cependant dont on ne saurait trop tenir compte, la lésion locale semble dominer, par les indications qu'elle fournit, l'état général. C'est ce qui arrive, par exemple, lorsqu'il s'opère une fluxion sur une partie délicate, sur le poumon, par exemple, sur un œil, sur une articulation. Alors, si l'on emploie les moyens propres à combattre l'état général, le premier effet qu'ils produisent, c'est d'augmenter l'irritation, la fluxion des parties malades et de déterminer parfois leur désorganisation. Dans les cas de cette espèce, on cherche à détourner la fluxion, c'est la première indication ; et si l'on y réussit, on pourra s'occuper plus

8

tard de la diathèse pour en prévenir de nouvelles.

Nous terminons ce sujet en concluant : que s'il est généralement admis que dans les affections scrofuleuse, syphilitique, scorbutique, rhumatique, etc., les manifestations locales sont sous la dépendance de l'état général, et que c'est à cet état général qu'il faut surtout avoir égard dans le traitement, nous ne voyons pas comment on se refuserait à admettre que, dans les fièvres, les lésions locales sont aussi dominées par l'état général, et que si l'on veut traiter d'une manière rationnelle ces lésions locales, il faut par dessus tout avoir égard à l'espèce de fièvre à laquelle on a affaire.

Du reste, ne nous méprenons pas, nous le répétons, sur ce mot *fièvre*, et ne croyons pas qu'on ne puisse s'en servir que tout autant qu'il n'y a pas de lésion locale. Ce mot doit être considéré comme synonyme d'état morbide général fébrile ; il comprend tout ce qui peut contribuer à le former. Ainsi quand avec la fièvre il existe une lésion locale, une fluxion, l'élément fluxionnaire quel qu'il soit, fait toujours partie constituante de cette fièvre, parce que cette fluxion a sa part dans l'état morbide général. Aussi, quand nous disons que telle fluxion est soumise pour son traitement à la fièvre qui l'accompagne, voulons-nous que l'on tienne compte des modifications que cette fluxion peut imprimer à l'état général. En effet, comme nous l'avons déjà signalé, la fièvre catarrhale ou bilieuse, ou tout autre sans lésion locale, n'est pas tout à fait ce qu'elle est quand elle s'accompagne d'une fluxion prononcée sur tel ou tel organe ; les indications thérapeutiques doivent donc s'en ressentir.

Et quand cette fluxion existe, n'avons-nous pas à voir si elle est ou sanguine ou humorale, ou mixte ; si elle est générale ou locale ? L'état général n'est donc pas nécessairement le même dans ces divers cas, et il n'est pas le même en raison de l'existence de la fluxion, de son genre, de son espèce.

CHAPITRE V.

Du siége de la maladie, de la valeur relative qu'il présente.

Nous avons vu, dans le chapitre précédent, quels étaient les rapports qui unissaient la lésion locale à l'affection ; nous avons vu que la première était dominée par la seconde, qu'elle se modifiait quand l'affection se modifiait, et que, s'il fallait la traiter, c'était à l'affection qu'il fallait par-dessus tout avoir égard ; nous allons examiner à présent cette lésion locale occupant un siége déterminé.

On connaît l'opinion de Bichat sur l'importance de connaître le siége des maladies ; connaissance qu'il place au-dessus de tout. Bien que nous soyons loin de partager cette opinion, nous croyons cependant que cette connaissance est indipensable ; mais nous la jugeons complètement subordonnée, dans la généralité des cas du moins, à l'affection.

La connaissance du siége des maladies rend raison des symptômes locaux ; elle rend raison de certains phénomènes symptomatiques ou sympathiques, qui se passent dans un lieu plus ou moins éloigné ; elle fait prévoir vers quel lieu se feront les crises ; elle facilite le diagnostic général, en faisant éviter de lui rapporter ce qui appartient à la lésion locale ; elle rend le pronostic plus certain ; elle fait modifier la thérapeutique.

La connaissance d'une méningite rend raison comment, après des douleurs vives, après le délire, il survient parfois de l'assoupissement et la paralysie du côté opposé; la connaissance de l'encéphalite rend raison des fourmillements, de l'engourdissement, de la faiblesse, de la roideur, qui se manifestent d'abord sur un côté du corps; des mouvements convulsifs et de la paralysie qui les suivent.

La connaissance du siége de la maladie et de la lésion locale explique les phénomènes qui surviennent dans l'angine laryngée, dans l'œdème de la glotte, dans le croup; elle explique la gêne de la respiration dans le catarrhe suffocant, dans la pneumonie, l'œdème du poumon, etc.; elle explique le vomissement dans la gastrite, les selles fréquentes et douloureuses dans la dyssenterie; elle explique la rétention d'urine dans la cystite, la paraplégie dans certaines maladies de la moelle.

La connaissance du siége de la maladie fait connaître la cause des vomissements dans l'encéphalite, de la douleur de l'épaule droite dans l'hépatite, de la rétraction du testicule dans la néphrite ou la néphralgie, de la douleur d'estomac et des épaules dans le catarrhe utérin, etc.; elle dit que ces phénomènes sont sympathiques.

C'est par la connaissance du siége de la maladie que nous saurons que la diarrhée jugera parfois une gastrite; des hémorroïdes, une hépatite; des flueurs blanches, un engorgement de l'utérus; des crachats, un œdème du poumon, une pneumonie chronique, etc.

C'est par la connaissance du siége de la maladie et l'appréciation des symptômes propres à la lésion locale, que nous ferons mieux la part de ceux qui reviennent à celle-ci et de ceux qui appartiennent à l'affection. Ce sera surtout en les mettant en regard les uns des autres que l'on pourra se flatter d'arriver à un diagnostic certain.

La connaissance du siége de la maladie et des lésions anatomiques rendra bien plus facile, bien plus positif le pronostic. Nous serons certainement fort peu rassurés quand nous présumerons que la méningite a donné lieu à un épanchement de pus ; que l'encéphalite a déterminé le ramollissement ou un abcès ; quand nous verrons la pneumonie au troisième degré ; quand nous saurons que le cœur est hypertrophié ou anévrismatique ; que l'utérus, que l'estomac sont cancéreux, etc.

La connaissance du siége de la maladie amènera des modifications dans le traitement. Ainsi, dans l'encéphalite, nous trouverons souvent l'indication des révulsifs sur le tube intestinal, tandis que la fluxion de poitrine, la gastrite, la gastro-entérite contre-indiqueront l'emploi des mêmes moyens et en nécessiteront d'autres. L'hépatite nous indiquera d'agir sur le bas du rectum ; la néphrite, la cystite, la métrite, etc., nous fourniront également des indications particulières.

Le siége des maladies nous donnera surtout des indications particulières quand la lésion sera primitive : physique ou chimique ; qu'elle aura précédé par conséquent l'affection qui sera simplement réactive, consécutive. Supposons, par exemple, un empoisonnement

par l'arsenic, il est évident que la lésion locale fournit
des indications importantes, soit pour faire vomir le
poison, soit pour neutraliser son effet sur l'estomac;
mais après cela il faut encore avoir égard à l'état général qui peut nécessiter des émissions sanguines générales
ou les contre-indiquer. Mais c'est surtout dans les cas
où la lésion anatomique est consécutive, symptomatique, qu'il faut avoir égard à l'affection; celle-ci fournit
alors presque constamment les indications majeures,
fondamentales, tandis que le siége de la maladie ne présente que des indications secondaires.

La connaissance du siége de la maladie comporte,
non-seulement la connaissance de la lésion de tel organe, mais encore le genre de lésion qu'il éprouve.
Ainsi, quand il s'agit d'une apoplexie, nous voulons
savoir si cette apoplexie est sanguine, ou séreuse, ou
nerveuse; nous voulons savoir s'il ne s'agit pas d'un
ramollissement apoplectiforme. Nous y trouvons des
lumières, ainsi que nous l'avons déjà dit, et pour le
pronostic et pour le traitement. Quand il s'agit d'une
pneumonie, nous ne nous bornons pas toujours à savoir
qu'il y a fluxion sur le poumon, nous pouvons avoir
besoin de connaître quel est le poumon malade, en raison de la différence de voisinage; nous pouvons avoir
besoin de connaître si la maladie ne les atteint pas tous
les deux; nous pouvons avoir besoin de connaître si la
pneumonie est au premier, ou deuxième, ou troisième
degré, parce que cette connaissance est de nature à
influer sur le pronostic. S'il s'agit d'une pleurésie, nous
tenons à savoir s'il y a épanchement. Dans tous ces cas,

l'appréciation de la lésion locale a un but pratique réel.
Mais irons-nous nous occuper de ces localisations inutiles, qui ne font qu'absorber l'attention du médecin et
l'empêchent d'avoir l'œil sur les grandes modifications
vitales? C'est ce dont nous nous garderons certainement.
Ainsi, peu nous importe qu'on distingue la pneumonie
en lobaire, lobulaire et capillaire; peu nous importe
qu'on recherche si l'érésipèle attaque plutôt les capil-
laires veineux que les lympathiques, ou le tissu cellulaire; nous y voyons un but de curiosité pour l'anatomo-
pathologiste; mais il nous semble que le médecin n'a
que faire de cette connaissance : aucune lumière, aucune indication ne peut en ressortir pour lui.

La connaissance du siége de la maladie a donc des
avantages réels, mais elle n'en sera pas moins subordonnée généralement, quant à son importance, à l'affection.

CHAPITRE VI.

Des crises par rapport aux affections élémentaires.

Les crises doivent être prises en grande considération dans la doctrine des affections élémentaires. Possibles dans certaines de ces affections, elles sont impossibles dans d'autres. Pour telle affection, on observera surtout telle crise ; ce ne sera plus la même pour telle autre. Faciles lorsque l'affection sera simple, les crises seront plus difficiles dans l'association de ces affections entre elles ; elles seront encore plus difficiles dans leurs complications.

Dans l'affection inflammatoire, la crise sera parfois constituée par une hémorrhagie, par un épistaxis principalement ; d'autres fois, des sueurs, une diarrhée, un phlegmon formeront le phénomène critique.

Il faut pourtant reconnaître que les crises sont rares dans l'affection inflammatoire. Or, à quoi cela tient-il, sinon que le médecin, pour prévenir les congestions, les inflammations, fait lui-même le plus souvent la crise avec la lancette? L'emploi des médicaments dits *contro-stimulants*, de l'émétique à haute dose par exemple, empêche encore bien plus puissamment les crises par la dépression prononcée qu'ils amènent du côté des forces vitales.

Dans l'affection catarrhale, les crises se font presque

constamment par la peau ; ce sont des sueurs qui jugent la maladie. Rien de plus naturel que les phénomènes critiques aient lieu par l'organe dont le trouble a amené l'affection. Quelquefois cependant la crise a lieu par les selles. Nous avons observé ce genre de crises dans plusieurs circonstances.

La médecine organicienne, qui ne considère l'irritation des organes due à l'affection catarrhale, que comme une inflammation, et qui ne voit dans la fièvre qu'un effet consécutif de cette irritation ou inflammation, devait être amenée par cette théorie à une thérapeutique tout opposée à la provocation des crises. Au lieu de considérer la fièvre, dans cette affection, comme un acte de la nature propre à ramener l'état normal, propre à rendre à la peau l'exercice de ses fonctions ; au lieu de la respecter et de favoriser la tendance des mouvements vers cet organe, elle a préféré suivre une thérapeutique qui ne pouvait qu'amortir cette fièvre, et favoriser le développement de nouveaux actes morbides.

Dans l'affection bilieuse, les crises consistent dans des vomissements, dans des selles bilieuses. Parfois la crise a lieu exclusivement par les selles ; bien rarement par des vomissements seuls. Le plus souvent la crise est préparée par les vomissements, et complétée par les selles. Dans quelques cas, on a vu des sueurs devenir le phénomène critique de l'affection bilieuse.

L'affection muqueuse nous offre des crises plus rares que dans les cas précédents. Il ne faut pas en être surpris. Pour faire des crises, il faut une certaine énergie vitale. Or, dans l'affection muqueuse, les forces radicales sont faibles, la vie a peu d'action. D'ailleurs, il est un phénomène symptomatique, bien fréquent dans la fièvre muqueuse, qui empêche les crises, soit parce qu'il diminue la somme des forces vitales, soit parce qu'il a en lui-même, par les bienfaits qu'il procure, quelque chose de critique, je veux parler de la diarrhée. Si cette évacuation n'avait lieu qu'à une époque plus ou moins avancée de la maladie, elle serait certainement considérée comme critique, tant elle est avantageuse, tant on voit sa suppression amener de l'anxiété et des symptômes fâcheux du côté du ventre ; mais comme elle se manifeste ordinairement de bonne heure, et que son influence favorable sur la maladie se reconnaît bien moins par son existence même que par les symptômes fâcheux qui suivent sa suppression, on la range dans la classe des phénomènes symptomatiques.

Rien de plus rare que les crises dans l'affection adynamique. Cette affection est-elle accidentelle dans une maladie ? tant qu'elle dure il ne faut pas en espérer. Il n'y a pas assez de vie pour cela. Ce n'est que tout autant que cette affection disparaît, que l'on peut espérer de voir la maladie primitive, reprenant sa marche normale, offrir telle ou telle crise. Et dans ce cas même, il faut encore peu s'en flatter à cause de la débilitation qu'ont éprouvée les forces de la vie.

Dans la fièvre typhoïde, qui rentre dans l'affection adynamique, les crises ne sont également pas fréquentes. On en trouve la raison dans l'état des forces qui sont plus ou moins sans action. Dans quelques cas cependant on voit se manifester dans la troisième période, alors que la vie n'a pas encore subi de trop fortes atteintes, de petits phlegmons sous-cutanés. Ce ne sont d'abord que de petites tumeurs d'un rouge violacé, qui ne donnent presque que du sang, quand on en fait l'ouverture. Il y a cependant déjà une certaine amélioration dans les symptômes généraux. Mais à ces phlegmons en succèdent d'autres dont la matière se rapproche de plus en plus du pus, et à mesure que cette amélioration dans les produits du phlegmon a lieu, on voit aussi un amendement notable survenir dans les symptômes généraux ; en sorte que, lorsque ces petits phlegmons donnent du pus à peu près louable, on peut dire que le malade touche à la convalescence.

Les crises sont encore fort rares dans toute affection qui offre le cachet ataxique. Ici, il y a tout à la fois perturbation des forces vitales et diminution de leur degré d'énergie. Aussi, tant que cet élément persiste, n'y a-t-il pas de crise à attendre. Et comment attendrait-on des crises, lorsqu'on voit la plupart des sécrétions suspendues ! Alors en effet on observe communément la suppression d'urine, alors la peau est sèche, la langue est comme grillée. Ce n'est que lorsque cet état a disparu que l'on peut espérer de voir des crises survenir ; encore même sont-elles tout aussi rares que dans le cas précédent, à cause de la secousse que viennent d'éprouver les forces de la vie.

L'affection maligne n'offre encore que bien rarement des crises. Elle est caractérisée en effet par une lésion profonde des forces vitales, qui ne saurait guère coïncider avec un phénomène critique. Dans quelques circonstances cependant où l'affection maligne coexistait avec une fluxion sur une partie du corps, on a vu, à la suite de la gangrène survenue dans la partie fluxionnée, les symptômes généraux s'amender, l'affection maligne disparaître. Il semble, dans ces cas, que le principe morbifique, cause de l'affection, amène la guérison en se fixant et se concentrant sur le point fluxionné. Mais s'il y a alors guérison de l'affection maligne, il n'en reste pas moins des désordres locaux excessivement graves, qui amènent parfois la mort ou qui nécessitent l'amputation d'un membre.

Dans l'affection rémittente ou intermittente, on n'a guère de crise à espérer. Abandonnée à elle-même, l'affection rémittente finit par devenir intermittente, et celle-ci passe successivement du type quotidien ou double-tierce au type tierce, du type tierce au type quarte, type de chronicité qui amène parfois l'engorgement du foie ou de la rate, l'ascite symptomatique ou idiopathique, la cachexie séreuse, la dyspepsie, l'anorexie, etc. Dans quelques cas cependant, et ceci arrive principalement lorsque les forces du malade ne font pas tout à fait défaut, et qu'il est soumis à une thérapeutique rationnelle, on voit au printemps la fièvre quarte reprendre le type tierce, passer du type tierce au type quotidien ou continu, et guérir bientôt après avoir déterminé la résolution des engorgements ou des épanchements séreux. La fièvre quotidienne ou continue a joué ici un rôle critique.

Nous voyons encore maintes fois, au printemps, la fièvre rémittente-catarrhale se juger par des sueurs qui emportent et l'affection catarrhale et l'affection rémittente.

Dans les fluxions, les crises se font de telle ou telle manière et par tel ou tel point, selon la nature de la fluxion, selon son siége, selon sa marche, etc. Tantôt ce seront les sueurs, tantôt ce seront les selles, les crachats, les urines, la réapparition d'une évacuation naturelle ou morbide, etc., qui amèneront la guérison de la maladie.

Avec l'élément nerveux les crises sont plus rares. Il convient cependant de faire ici une distinction. Si la maladie nerveuse est idiopathique, les crises, en effet, ne sont pas communes, quoique cependant il faille reconnaître qu'elles ne manquent pas toujours. Mais quand la maladie n'est pas idiopathique, qu'elle est symptomatique d'une affection dartreuse, scrofuleuse, goutteuse, rhumatismale, ou bien qu'elle dépend de la suppression d'un flux naturel, morbide, artificiel, les crises sont beaucoup moins rares. Alors c'est la réapparition d'une dartre, de la goutte, d'un écoulement, etc., qui devient le phénomène critique; ou bien encore, c'est une diarrhée, c'est un phlegmon, etc., qui opèrent la crise.

Quand les affections élémentaires sont simples, rien de plus facile en général que les crises, pourvu toutefois qu'il s'agisse d'une affection où elles sont communément possibles, pourvu surtout que le traitement employé les favorise. Mais quand les affections sont composées de plusieurs éléments, les crises sont plus difficiles ; elles n'ont même guère lieu que tout autant que l'affection vient à se dépouiller, dans sa marche, de l'un des éléments qu'elle présente. Et dans les cas même où l'affection est simple, si les mouvements fluxionnaires viennent à se concentrer avec une certaine énergie sur un organe, il ne faut guère s'attendre à des crises que tout autant que l'on a dissipé cette concentration de la fluxion.

Supposons, par exemple, une affection catarrhale-bilieuse. Tant que l'élément bilieux persiste, les sueurs sont difficiles. Mais que cet élément soit modifié, soit par des vomissements spontanés, soit par un vomitif, et la diaphorèse ne tarde pas à s'établir.

Supposons encore une affection catarrhale simple, mais avec une congestion sur le cerveau ou avec un point pleurétique ; si un traitement approprié à ces fluxions est employé, la diaphorèse ne tarde guère à se manifester. Que ces fluxions, au contraire, soient négligées, et les sueurs se font longtemps attendre ou même ne surviennent pas du tout.

Les complications empêchent encore bien plus les crises que les associations élémentaires ; elles les rendent même souvent impossibles. Elles ne laissent pas assez de liberté aux forces vitales ; elles les entravent dans le développement des mouvements auxquels elles auraient besoin de se livrer pour opérer les phénomènes qui les constituent. Qu'une affection catarrhale survienne, par exemple, chez un individu atteint d'une maladie chronique des poumons ou des intestins, ou de toute autre partie, les mouvements fluxionnaires se portent le plus souvent sur l'organe malade, et la crise ne peut avoir lieu. Les crises sont encore souvent empêchées par la présence de telle ou telle diathèse qui vient enrayer les actes curateurs auxquels la nature voudrait se livrer.

CHAPITRE VII.

DES SOURCES DU DIAGNOSTIC PAR RAPPORT AUX AFFECTIONS ÉLÉMENTAIRES.

Rien n'est plus propre à faciliter le diagnostic des affections élémentaires que de bien connaitre les conditions qui concourrent à leur production. Ce n'est pas que l'état général du malade, sans remonter même aux circonstances qui l'ont amené, ne puisse presque toujours suffire pour faire reconnaitre une affection élémentaire; mais on assure le diagnostic par ce moyen, et l'on sait qu'en médecine il n'y jamais trop de preuves. Ainsi, une affection inflammatoire, une affection bilieuse, adynamique, ataxique, etc., sont reconnues par le fait seul de l'examen du malade, et cependant on ne néglige jamais de remonter aux conditions sous l'influence desquelles la maladie s'est développée. On veut avoir, pour ainsi dire, plus que de la certitude, avant de passer aux indications thérapeutiques.

Les conditions qui servent le plus pour l'établissement du diagnostic des affections élémentaires, celles qu'on peut regarder comme la source de ce diagnostic, sont : l'âge, le tempérament, la constitution, les diathèses, le sexe, le pays, la saison, les lieux, la constitution médicale, l'épidémie régnante, le mode d'alimentation, les passions, les professions, les excrétions

9

et les rétentions, la manière dont s'exécute l'innervation, l'état du pouls, les synergies, etc.

L'âge est une source de diagnostic élémentaire qui n'est pas à dédaigner. Point d'élément inflammatoire chez l'enfant, pas plus que chez le vieillard ; il n'y a pas assez d'énergie vitale chez eux pour qu'ils puissent offrir cet élément. L'élément inflammatoire est propre aux jeunes gens et aux adultes, encore même sous certaines conditions. Ce qui serait élément inflammatoire chez ceux-ci, n'est que fièvre simple, ou catarrhale, ou élément fluxionnaire chez les autres. Et., par élément inflammatoire, nous entendons, comme nous l'avons déjà dit, un état général qui présente une grande somme de forces radicales, et qui prescrit l'emploi de la méthode antiphlogistique, des saignées générales notamment. Or, il est évident que de semblables moyens ne peuvent convenir à des enfants et à des vieillards. Il n'y a donc pas d'élément inflammatoire chez eux.

Rien de plus commun que de voir l'élément rémittent survenir dans les maladies de l'enfance, et même tout à fait en dehors de l'influence marécageuse, par la prédominence probablement du système nerveux à cet âge. Il est d'autant plus important pour le médecin d'avoir l'œil tourné de ce côté, que les parents sont rarement capables d'éveiller son attention sur ce sujet, et que l'élément rémittent a chez eux une tendance extrême à devenir pernicieux.

C'est en tenant compte de la tendance des mouvements fluxionnaires selon les âges, que nous serons amenés à reconnaître une fluxion sur les organes crâniens de l'enfant, ou bien sur la poitrine du jeune homme, ou bien sur les organes abdominaux de l'adulte; chez le vieillard, nous aurons à la surveiller sur ces trois points à la fois, et chez lui nous saurons qu'elle a de la tendance à devenir chronique.

Le tempérament est une source précieuse de diagnostic. Le tempérament lymphatique est propre surtout à l'affection catarrhale, à l'affection muqueuse, aux fluxions humorales. Il est presque en antagonisme avec l'élément inflammatoire. Le tempérament sanguin, au contraire, est le tempérament des fluxions sanguines, des affections inflammatoires. Au tempérament nerveux revient surtout l'élément nerveux, l'élément ataxique, l'élément malin. Le tempérament bilieux offre principalement des affections bilieuses.

Une constitution forte appelle les affections inflammatoires, les fluxions sanguines; à la constitution faible reviennent les affections catarrhales, les fluxions humorales. C'est à celle-ci que reviennent encore l'élément ataxique, l'élément malin, l'élément nerveux. Elle est en antagonisme avec l'élément inflammatoire.

Le sexe est jusqu'à un certain point source de diagnostic élémentaire. Le tempérament nerveux, le tempérament lymphatique, qui lui sont surtout propres, rendent la femme plus sujette aux affections qui appartiennent à ces tempéraments : affection nerveuse, muqueuse, catarrhale, etc. Elle est, au contraire, moins exposée aux affections inflammatoires qui reviennent principalement aux tempéraments sanguins, et qu'on rencontre par conséquent plus souvent chez l'homme. C'est dans le retard, la suppression, la cessation du flux menstruel, que l'on trouve la raison de bien des fluxions qui par cela même sont généralement sanguines, ou bien qu'on découvre la cause de telle ou telle maladie nerveuse.

Le pays est une source précieuse de diagnostic pour les affections élémentaires. Telle affection s'observe à l'état presque endémique dans tel pays, tandis qu'on ne la rencontre guère dans tel autre.

Les pays froids et secs sont les pays de l'affection inflammatoire: pneumonies inflammatoires, pleurésies, dyssenteries, rhumatismes, etc., inflammatoires; aux pays froids et humides, ou tempérés, revient l'affection catarrhale : fièvre catarrhale, pneumonies, pleurésies, dyssenteries, rhumatismes, etc., de nature catarrhale ; aux pays chauds et secs appartient l'affection bilieuse ; aux pays chauds et humides, l'affection bilieuse-putride. La même maladie qui se développe par conséquent dans ces divers pays, doit être traitée d'une manière toute différente, puisque l'indication majeure est fournie par l'affection. On traitera donc généralement la pneumonie des pays froids et secs, par les moyens propres à l'élément inflammatoire; la pneumonie des pays froids ou tempérés, humides, par les moyens propres à l'affection catarrhale, tandis que la pneumonie des pays chauds et secs exigera le plus souvent les moyens qui conviennent à l'affection bilieuse; tandis que la même maladie, dans les pays chauds et humides, rendra fréquemment nécessaire le traitement approprié à l'affection bilieuse-putride, en tenant compte toutefois de la fluxion qui doit entrer, d'un côté, dans l'état général, et qui, de l'autre, présente des indications particulières ou des contre-indications en raison de son siége.

Ce que nous disons pour la pneumonie est susceptible de s'appliquer à toutes les maladies aiguës : fluxions ou phlegmasies. Vouloir faire un traitement identique pour ces maladies, sans tenir compte du pays, serait s'exposer à des revers certains.

L'influence du pays sur les maladies est si grande, que lorsqu'on parle d'une maladie endémique dans tel pays, il suffit presque de connaître les conditions climatériques propres à ce pays, pour que l'on puisse diagnostiquer *à priori*, sans courir grand risque de se tromper, que l'affection élémentaire, représentée par cette maladie, est telle et non pas telle autre ; qu'elle est, par exemple, ou inflammatoire, ou catarrhale, ou bilieuse, ou bilieuse–putride, etc. Ainsi, quand nous entendons parler de la fièvre jaune, cette seule circonstance, que cette maladie se développe dans des pays chauds et humides, nous fait dire qu'elle ne saurait présenter l'élément inflammatoire, qui est en antagonisme avec ces régions ; qu'elle ne saurait par conséquent réclamer l'usage des émissions sanguines générales, même dans la première période, que dans des cas tout à fait exceptionnels. Si, à cette circonstance du développement de la maladie dans un pays chaud et humide, qui doit agir d'une manière fâcheuse sur les forces vitales en les débilitant, nous ajoutons qu'elle reconnaît en outre souvent pour cause plus intime des effluves qui ont une action plus ou moins délétère sur l'agrégat vivant, nous verrons qu'il est réellement de toute impossibilité qu'elle puisse être placée dans la classe des affections inflammatoires. La fièvre jaune est en effet une affection essentiellement bilieuse-putride ; la théorie l'indiquait, l'observation l'a prouvé. Nous aurons l'occasion d'y revenir.

C'est encore parce que la peste est endémique dans certains pays chauds ; c'est parce qu'elle se développe aussi sous l'influence d'effluves, et surtout d'émanations putrides, que nous nous croyons autorisé à dire : que ces conditions étant tout opposées à celles qui amènent l'affection inflammatoire, la peste ne saurait présenter ce caractère ; que par conséquent la méthode antiphlogistique est, de toutes, celle qui convient le moins pour la combattre. La peste semble, en effet, d'après ce qu'en ont écrit les bons observateurs, rentrer, dans le plus grand nombre des cas du moins, dans la classe des fièvres bilieuses-malignes. Et quelle différence n'y a-t-il pas entre les indications fournies par une fièvre bilieuse-maligne et celles que donne une affection inflammatoire ? L'antagonisme le plus prononcé existe entre elles.

Combien n'a-t-on pas expérimenté de remèdes pour guérir les deux terribles maladies dont nous venons de parler ? On a essayé de tout, tantôt en s'appuyant sur de fausses théories, tantôt en ne s'appuyant sur aucune, et prenant pour ainsi dire les médicaments au hasard pour reconnaître leur effet sur ces affections morbides ! Est-on arrivé à quelque chose de certain ? Loin de là, les expériences sont à recommencer.

Ce qu'il y a à faire, notre doctrine élémentaire le dit de la manière la plus claire, la plus précise possible : c'est de déterminer les éléments que présente chacune de ces maladies dans ses diverses périodes, et d'appliquer à l'élément reconnu la thérapeutique qui lui est appropriée.

Rien d'admirable, à notre avis, comme une pareille doctrine, qui dans moins de temps qu'il ne faut pour le dire, fait reconnaître le véritable caractère d'une maladie et fournit l'indication la plus sûre pour la guérir.

Nous trouvons une source de diagnostic élémentaire dans les lieux. Les plateaux des montagnes sont propres aux affections inflammatoires, tandis que les vallées nous montrent surtout des affections catarrhales ou muqueuses. C'est auprès des lieux marécageux que nous trouvons si souvent l'affection rémittente ou intermittente, tandis que ceux dont l'air est vicié par des miasmes (camps, villes assiégées, bagnes, casernes, prisons, hôpitaux, colléges, etc.) nous montrent l'affection adynamique ou putride, tandis qu'enfin c'est dans le voisinage des voieries, des cimetières que nous observons surtout l'affection maligne.

La saison est encore une source de diagnostic élémentaire; elle a une certaine analogie avec le pays. Il suffit d'une saison froide et sèche pour nous faire soupçonner une affection inflammatoire; d'une saison froide ou tempérée, humide, pour nous faire croire à la présence d'une affection catarrhale; tandis qu'une saison, soit chaude et sèche, soit chaude et humide, prolongée, nous fera penser à l'existence d'une affection bilieuse dans le premier cas, bilieuse-putride dans le second.

Il suffit de l'existence d'une constitution médicale pour que la plupart des maladies qui paraissent pendant sa durée prennent le génie, le cachet de la constitution. Il y a donc là une source de diagnostic, puisque l'existence d'une constitution catarrhale, fera déjà soupçonner l'existence d'une affection semblable; puisque avec une constitution médicale inflammatoire, on aura surtout des affections inflammatoires ; puisque avec une constitution bilieuse ou bilieuse-putride, on aura encore presqu'exclusivement des affections bilieuses ou bilieuses-putrides.

Ce qu'il importe encore de savoir, c'est que la constitution médicale ne se borne pas à produire des fièvres parfaitement dépourvues de lésions locales, ou des fièvres avec fluxions sur les organes : pneumonie, pleurésie, méningite, encéphalite, angine, bronchite, gastro-entérite, dyssenterie, etc.; mais qu'elle imprime aussi son cachet aux affections intercùrrentes, telles que les exanthèmes (variole, rougeole, scarlatine, etc.), l'érésipèle, le rhumatisme aigu, etc., en donnant à la fièvre concomitante le caractère propre à cette constitution ; et qu'enfin les affections chroniques, si elles viennent à se réveiller, telles que la goutte, le rhumatisme, prennent elles-mêmes souvent le génie de la constitution.

L'existence d'une épidémie est une source de diagnostic dans les affections élémentaires. Il est tout naturel en effet que les individus qui ont été soumis à l'in-

fluence des mêmes causes, montrent des effets semblables.

Le mode d'alimentation est encore une source de
diagnostic dans ces affections. On sait depuis longtemps
qu'une nourriture fortement réparatrice favorise le développement de l'élément inflammatoire, tandis que
c'est dans des conditions contraires que se trouve plus
particulièrement l'absence de cet élément. Ce n'est pas
en effet chez l'individu qui se nourrit de végétaux,
de légumes, de laitage, de fruits, qu'on trouvera souvent l'indication d'émissions sanguines générales. Chez
celui-ci les maladies ont le caractère catarrhal, le caractère muqueux ; elles tendent à l'adynamie, à l'ataxie ;
les forces radicales font défaut.

L'abus du vin et des liqueurs nous donne la raison de
la fréquence de l'ataxie et de la malignité dans les maladies des ivrognes. C'est principalement dans les fluxions
de poitrine qui surviennent chez ces individus que nous
avons l'occasion d'en faire la remarque.

Les passions ne sont pas sans avoir un certain rapport
avec notre diagnostic élémentaire ; et nous voulons
surtout parler des passions tristes. Nous avons maintes
fois vu survenir, dans les maladies des jeunes soldats,
un élément ataxique, ataxo-adynamique, que les an-
técédents de ces malades nous faisaient principalement
rapporter au chagrin d'avoir quitté le pays natal. Maintes fois encore c'est à une perte de fortune, c'est à la
perte d'une personne chérie, c'est à une ambition
déçue, qu'il faut attribuer, soit l'ataxie, soit même la
malignité qui surviennent dans une maladie.

Les professions ont une certaine importance dans le diagnostic des affections élémentaires. Ce n'est pas chez l'homme qui se livre à des travaux physiques, qui épuisent ses forces radicales qu'on trouve des affections bien décidément inflammatoires. Le fâcheux effet produit chez lui par des saignées trop copieuses en est la preuve convaincante. On trouvera rarement encore cette affection chez l'ouvrier des manufactures, chez le mineur, chez ceux qui travaillent le plomb, le mercure ; l'influence sur eux de l'air ambiant en donne suffisamment la raison. Que de mécomptes on se prépare si on ne tient pas compte de cette source de diagnostic général !

L'état des sécrétions est une source de diagnostic qui n'est pas à dédaigner. Des sécrétions supprimées engendrent des mouvements fluxionnaires : congestions, hémorrhagies, catarrhes, irritations, flux séreux ou séro-muqueux, etc. ; elles engendrent parfois aussi des maladies nerveuses : névralgie, spasme, éréthisme, etc. Des sécrétions trop abondantes amènent l'affaiblissement des forces, et par suite, d'un côté, l'antagonisme avec l'élément inflammatoire, de l'autre, la prédisposition à l'ataxie, à l'adynamie, à la malignité.

La manière dont se fait l'innervation générale est une source bien précieuse de diagnostic ; c'est par elle que nous reconnaissons certaines de nos affections élémentaires : l'élément ataxique, malin, adynamique. C'est parce que les forces vitales ont subi une atteinte plus ou moins profonde, et que l'innervation par suite est plus ou moins troublée, que nous voyons dans ces affections une altération plus ou moins marquée du visage; des soubresauts des tendons; des mouvements automatiques ou bien une prostration intense. C'est parce que l'innervation est plus ou moins troublée, que les sécrétions sont presque suspendues; que la peau est sèche; que les urines sont rares; que la langue est grillée, noirâtre; c'est par suite de ce trouble de l'innervation qu'il y a du délire, ou de l'assoupissement, ou une céphalalgie intense. L'état du pouls, avec des battements tantôt plus nombreux, tantôt plus rares que de coutume, tantôt normaux, mais avec une consistance qui n'est jamais prononcée, avec même une faiblesse réelle, contraste singulièrement avec l'idée que l'on pourrait se faire d'un état inflammatoire, et sert à montrer combien a souffert l'innervation, quel trouble a été jeté dans les forces vitales.

L'état de synergie ou d'accord dans les symptômes, nous sert à caractériser la plupart des affections élémentaires : affection inflammatoire, catarrhale, bilieuse, muqueuse, etc. Dans la première, tout dans l'homme physique, tout dans cet homme modifié par les choses extérieures, tout dans les symptômes qu'il présente, nous offre une exubérance des forces. Dans les autres, même synergie dans les causes, dans les symptômes, dans les tendances curatrices.

Le défaut de synergie s'observe au contraire dans l'élément ataxique, puisqu'avec des symptômes fort graves, le pouls, à un peu de fréquence près, ne s'éloigne guère de l'état naturel. Mais c'est surtout dans l'affection maligne que ce défaut de synergie est remarquable. Il est commun en effet, tandis que la température de la peau est naturelle et que le pouls est normal, parfois même plus lent que de coutume, de voir des symptômes de la plus haute gravité, tels que le délire, l'assoupissement profond, la langue noire et sèche, des soubresauts des tendons, des mouvements automatiques, des hémorrhagies par l'urèthre, par le vagin ; des pétéchies, un accablement extrême, etc. Nous n'avons jamais compris comment ce défaut de synergie n'avait pas pu faire ouvrir les yeux à ceux qui ne croient pas à l'existence d'un élément malin ou même ataxique, et qui s'imaginent que l'existence supposée de cet élément n'est que le résultat d'une erreur de diagnostic ; qu'on n'aurait affaire alorsqu'à une encéphalite, qu'à une méningite, comme si les symptômes de ces maladies avaient quelque chose de semblable !

Le pouls nous offre une source bien sûre, bien précieuse de diagnostic dans nos affections élémentaires. Il présente en effet des différences sensibles dans la plupart d'entre elles.

Les modernes se sont surtout occupés de sa fréquence. C'est même à ce caractère, qu'ils ont borné leur examen. La montre à la main, ils ont constaté que le pouls de leur malade battait 50, 60, 80, 100, 120, 140 fois par minute ; et ils ont cru, par le signalement de ce caractère seul, qu'on pouvait juger de l'intensité de telle ou telle maladie.

Certainement il faut avoir égard à la fréquence du pouls ; mais, s'en tenir uniquement à ce caractère, c'est

rendre cette source de diagnostic complétement inutile.
Ce qu'il importe tout au moins, ce qu'il importe même
bien plus, c'est de connaître le degré de résistance de ce
pouls. Sa fréquence est en effet souvent la même dans
des maladies dissemblables. Souvent la maladie est d'une
gravité extrême, comme, par exemple, lors de la présence d'un élément malin, et cependant le pouls n'est
pas plus fréquent qu'à l'état normal, il est même plus
rare. Le degré de résistance de l'artère est au contraire
toujours en rapport avec l'affection. Il n'y a pas en effet
d'affection inflammatoire, dans le sens que nous l'entendons du moins ici, sans pouls résistant, dur. Cette
résistance disparaît dans les autres affections. Dans
l'affection bilieuse, nous trouvons un pouls avec du développement, mais sans dureté. L'affection muqueuse
nous présente un pouls *mou*. Jamais l'affection adynamique, l'affection ataxique, l'affection maligne n'ont
offert la résistance de l'artère; le vaisseau cède toujours
facilement au doigt qui le presse. Que l'on ne soit donc
pas surpris si nous trouvons des indications différentes
et dans la première et dans les autres. Du reste, cette
source de diagnostic est toujours mise en regard des
autres; car ce n'est qu'en les rapprochant, en les
comparant qu'on peut éviter les méprises.

Qu'un pouls concentré, petit, mais généralement dur, ne soit pas méconnu. Il est lié le plus souvent à l'oppression des forces déterminée communément par une douleur plus ou moins vive. Qu'un
traitement rationnel soit employé, et le pouls se relève,
témoignant ainsi du bon état des forces radicales.

L'irrégularité du pouls concorde parfois avec un état d'ataxie ou malignité. Bien plus souvent elle tient à des lésions vitales ou organiques du cœur.

Nous ne devons pas enfin oublier les diathèses qui, bien qu'elles appartiennent plus particulièrement aux affections spéciales non-élémentaires, sont nécessaires à reconnaître pour qu'on ne considère pas comme affection élémentaire celle qui est non-élémentaire. Elles nous font apprécier, dans une foule de cas, le caractère de l'élément fluxionnaire ou de l'élément nerveux. C'est en déterminant leur existence qu'on trouve la clef de beaucoup d'hémorrhagies, de catarrhes, d'irritations, de douleurs nerveuses, de spasmes, etc. Nous n'avons besoin que de nommer la diathèse goutteuse, la diathèse scrofuleuse, dartreuse, rhumatismale, teigneuse, etc., sources inépuisables de fluxions ou de maladies nerveuses.

Telles sont les principales sources qui doivent nous servir à déterminer le diagnostic des affections élémentaires. Nous n'avons pas besoin de signaler l'importance qu'il y a de les bien connaître, puisque ces affections élémentaires sont, pour nous, tout ce qu'il y a de plus important en médecine pratique.

CHAPITRE VIII.

DU PRONOSTIC PAR RAPPORT AUX AFFECTIONS ÉLÉMENTAIRES.

Le pronostic de l'école organicienne est basé par-dessus tout sur les lésions anatomiques. L'état général plus ou moins mal apprécié est à peine tenu en compte. Les cas assez nombreux cependant où les lésions anatomiques sont nulles ou du moins fort légères, bien que les symptômes généraux soient portés au plus haut degré, devraient les embarrasser, mais leur imagination supplée à la réalité. Aussi, est-ce dans les cas de cette espèce qu'on les voit, à l'autopsie, s'armer de microscopes et de réactifs chimiques. On veut poursuivre les solides et les liquides jusqu'à leur dernière expression, pour trouver l'explication de phénomènes qui ne peuvent être qu'insaisissables, si l'on n'admet pas dans l'agrégat vivant quelque chose au-dessus de la matière.

Les lésions anatomiques ne sont jamais oubliées dans notre pronostic ; mais les lésions du dynamisme ne le sont pas non plus. Elles le sont d'autant moins, que celles-ci suffisent souvent pour expliquer la mort, bien que les organes soient à l'état normal ou que du moins les désordres qu'ils présentent ne soient que peu marqués.

L'affection inflammatoire n'est pas grave en elle-même. Si elle existe sans lésion locale, le pronostic ne saurait être fâcheux ; nous avons des moyens puissants pour la combattre. Mais quand elle existe avec des lésions locales, ce qui est le plus fréquent, le pronostic porte principalement sur le siége de la maladie. Que la maladie ait son siége à l'extérieur, le pronostic est généralement peu grave. Si ce sont au contraire des organes internes qui sont atteints : cerveau, poumons, plèvre, tube digestif, foie, etc., le pronostic devient plus fâcheux, et il l'est plus ou moins selon diverses circonstances et notamment selon le degré auquel est porté l'inflammation, puisque la destruction plus ou moins complète de l'organe et la mort peuvent en être la suite, ou que du moins il peut en résulter des lésions qui amèneront un état chronique.

Si l'affection inflammatoire est primitive, le pronostic est généralement plus grave que s'il s'agit d'une affection réactive, d'une fièvre traumatique, par exemple. Dans le premier cas, en effet, tout n'est pas fini quand on a employé les émissions sanguines, il reste encore dans l'économie ce qui a mis en jeu l'affection ; il reste le plus souvent un principe morbide que les forces de la vie ont à détruire, à éliminer par une opération particulière qui se présente sous la forme de crises ou de résolution. Dans le second, au contraire, le plus souvent tout est à peu près fini quand on a opposé à la réaction une méthode débilitante rationnelle.

L'affection catarrhale, l'affection bilieuse, l'affection muqueuse, ne présentent généralement pas de gravité, surtout si elles sont parfaitement essentielles, ou du moins sans fluxion sur les organes importants. Quand ces affections constituent la fièvre concomitante d'un exanthème tel que la variole, la rougeole, la scarlatine, l'éruption en éprouve souvent des obstacles, et il peut en résulter des complications qui rendent le pronostic plus fâcheux. Par certaines constitutions médicales, on voit encore quelquefois l'élément ataxique survenir avec une facilité extrême dans le cours de ces affections, ce qui les rend bien plus graves. Nous en avons fréquemment des exemples dans les constitutions médicales qui se montrent en automne. Les constitutions catarrhales de cette époque, en 1847 et 1848, pendant lesquelles l'élément ataxique se manifesta dans un si grand nombre de cas, et surtout dans les fluxions de poitrine et les varioles, en furent la preuve.

L'élément adynamique, s'il est accidentel, s'il survient dans une maladie qui avait d'abord un autre caractère, offre généralement peu de gravité; il est le plus souvent facile de lui opposer un traitement qui en a raison, surtout si l'adynamie se manifeste sous l'influence d'une cause occasionnelle. Cependant, quand cet élément survient dans une affection avec lésion d'organe, dans une fluxion de poitrine, par exemple, le pronostic est plus fâcheux. Il en résulte pour les forces vitales un affaissement que les moyens les plus rationnels ne peuvent pas toujours faire disparaître et dont la mort est la conséquence.

Nous n'avons pas besoin de dire quelle est la gravité de l'affection adynamique, lorsqu'elle est constituée

10

par la fièvre typhoïde. Il y a gravité par l'état morbide général qui résulte de l'intoxication miasmatique, et indépendamment des lésions intestinales ; il y a gravité par ces lésions intestinales elles-mêmes ; il y a gravité encore par la matière putride que fournissent les ulcérations de la muqueuse, et qui, passant dans le sang, augmente sa contamination. A ces conditions qui rendent le pronostic fâcheux, s'en joignent d'autres fournies par les lésions locales qui se manifestent sur d'autres points que sur l'intestin, par la saison chaude pendant laquelle cette maladie se développe ordinairement, par sa longue durée, etc.

L'élément ataxique, bien que les symptômes qui le constituent paraissent menaçants, ne présente pourtant, dans la plupart des cas du moins, du danger que tout autant qu'il est méconnu ou qu'il n'est pas combattu d'une manière convenable. Traité d'une manière rationnelle, il cède communément ; dans les cas contraires, il s'aggrave de plus en plus et se termine à peu près constamment par la mort. Il n'est pas rare de voir, ainsi que nous venons de le dire plus haut, l'élément ataxique présenter un danger plus réel dans les constitutions médicales catarrhales qui se développent en automne, alors que les chaleurs de l'été ont débilité les forces radicales.

Rien n'égale la gravité de l'élément malin. Les forces de la vie éprouvent alors une lésion profonde, et si on ne les relève promptement par une médication active et puissante, la mort est à peu près inévitable. Ce qui fait encore la gravité de cet élément, c'est que les symptômes qui servent plus particulièrement à constituer la fièvre, savoir : la chaleur de la peau et la fréquence du pouls, manquent très-souvent, ce qui induit le médecin en erreur. Ce qui fait encore sa gravité, c'est la rapidité de sa marche qui est communément portée à un haut degré.

La gravité de l'élément malin est extrême alors que l'affection est purement essentielle ; elle l'est encore plus quand l'affection coexiste avec une fluxion sur un organe important, tel que les poumons, l'intestin, le cerveau, etc. ; la gangrène, qui est alors à peu près inévitable si la fluxion existe à un certain degré, rend la vie d'autant plus impossible. Mais jamais l'élément malin n'offre plus de gravité que lorsqu'il se manifeste dans un exanthème tel que la rougeole, la scarlatine, la variole surtout ; le plus souvent, dans ces cas, il résiste au traitement le plus rationnel. Le pronostic est encore très-fâcheux, lorsque la malignité survient dans la goutte ou le rhumatisme ; il en résulte une tendance extrême aux métastases sur les organes internes, métastases qui viennent joindre leur gravité à celle de l'affection. La complication de l'élément malin dans l'érésipèle est encore fort grave ; elle amène la gangrène des parties fluxionnées et presque toujours la mort, à moins que le malade ne soit secouru d'une manière convenable.

C'est en raison du danger que présente l'affection maligne que la première indication, soit que cette affection existe isolément, soit qu'elle offre quelque association élémentaire ou complication, consiste à la

combattre avec énergie par les moyens que nous fournit la thérapeutique. Toutes les autres indications s'effacent devant celle-là.

L'élément ataxique, l'élément malin surtout, unis
à l'élément rémittent ou intermittent, donnent lieu à
ces fièvres rémittentes ou intermittentes-pernicieuses,
malignes, qui sont toujours entourées de beaucoup de
gravité et qui emportent communément le malade du
premier au troisième accès. Aussi y a-t-il indication
urgente d'employer l'anti-périodique, quelle que soit
d'ailleurs l'association ou complication qu'il puisse présenter.

Le pronostic de l'élément fluxionnaire varie selon
les conditions diverses que présente la fluxion.

La fluxion est d'autant plus grave qu'elle a son siége
sur un organe plus important; qu'elle y est portée à
un degré capable de produire des lésions fâcheuses.
Elle est d'autant plus grave que les symptômes généraux sont de ceux qui rendent plus rapide la destruction des organes, ou bien que ces symptômes sont de
nature à porter une atteinte profonde aux forces de
la vie.

La fluxion a plus ou moins de gravité selon les
conditions propres à l'individu : selon son âge, selon
sa constitution, selon que l'organe fluxionné est délicat, infirme, par prédisposition héréditaire ou acquise.

La fluxion a plus ou moins de gravité selon les constitutions médicales. A quoi tient alors cette gravité, si
ce n'est à l'affection, à l'état morbide général ? Ainsi,
par telle constitution médicale, les fluxions de poitrine,

les pleurésies, les méningites, etc., sont plus graves
que dans telle autre.

Les pays ont assez d'influence sur les fluxions pour
les rendre parfois beaucoup plus graves. On sait combien les fluxions de poitrine marchent avec rapidité
dans les pays froids et secs, sur les plateaux des montagnes; combien les catarrhes pulmonaires ou vésicaux
ont de la tendance à devenir chroniques dans les contrées froides et humides: combien l'engorgement du
foie et l'hépatite sont difficiles à guérir dans les pays
chauds ; combien la dyssenterie est susceptible de devenir chronique sous les mêmes conditions, etc.

Les saisons ont souvent sur les fluxions une influence analogue à celle des pays.

Les fluxions qui ont une certaine mobilité, qui se
portent d'un lieu à un autre, ont d'autant plus de
gravité, qu'elles passent de l'extérieur à l'intérieur,
qu'elles marchent des parties inférieures vers les parties supérieures.

La fluxion qui devient chronique est relativement
plus fâcheuse que celle qui est aiguë.

L'élément nerveux est plus ou moins fâcheux selon
des circonstances très-variées. Il est plus ou moins fâcheux selon la maladie qu'il représente. Ainsi, l'épilepsie est plus grave que l'hystérie, l'asthme l'est moins
que l'angine de poitrine. L'élément nerveux est plus
ou moins fâcheux, selon qu'il est héréditaire ou
non héréditaire, selon l'âge, le tempérament, la
constitution de l'individu, selon les diathèses dont il
peut être atteint ; nous avons à peine besoin de

le signaler. Il est plus ou moins fâcheux , selon qu'il est associé à telle ou telle autre affection élémentaire, et que les symptômes qui résultent de cette association ont tel ou tel caractère. Ainsi , la grippe de 1837, qui était tout à la fois une affection catarrhale et nerveuse, n'était pas généralement grave, tandis que dans le choléra-morbus asiatique, où l'élément nerveux est associé à l'élément fluxionnaire, le danger est extrême.

CHAPITRE IX.

DES INDICATIONS THÉRAPEUTIQUES PAR RAPPORT A
L'AFFECTION ET A LA MALADIE.

Nous nous sommes déjà longuement étendu sur la
prédominence de l'affection par rapport à la maladie
ou, en d'autres termes, sur la prédominance de l'état
général par rapport à la lésion locale, nous avons dit
que la première fournissait d'une manière générale les
indications majeures, tandis que la seconde ne donnait que les indications secondaires ; nous avons cependant à revenir sur ce sujet.

Qu'il s'agisse d'une affection élémentaire, purement
essentielle, et que nous supposerons fébrile, quel doit
être notre but? C'est celui de ramener l'affection à
n'être plus qu'une fièvre simple. La chose est possible
parfois ; le traitement que l'on met en usage peut déterminer cette conversion. Mais, dans certaines de
ces affections, le caractère particulier qu'elles présentent est tel, qu'elles ne cessent jamais d'être ce
qu'elles sont ; ce caractère devient de moins en moins
prononcé pour disparaitre enfin avec l'affection, mais
jamais elles n'en prennent un autre. Ainsi, que nous
ayons affaire à une fièvre inflammatoire, les moyens
que nous employons ont pour but de ramener cette
fièvre au caractère de fièvre simple. Inflammatoire,
elle nous offrait des dangers par les congestions et les

phlegmasies qu'elle pouvait amener ou accroitre ; simple, elle a perdu ce danger, sans priver pourtant l'économie des avantages qu'elle lui assure, puisqu'elle lui fournit les moyens de se débarrasser des principes morbides qui s'y sont introduits ou formés ; qu'elle a pour but, en un mot, de détruire l'affection.

Mais si la fièvre au lieu d'être inflammatoire est d'une autre espèce ; si elle est catarrhale ou bilieuse, ou muqueuse, ou rémittente, ou intermittente, nous la guérissons le plus souvent sans l'amener à devenir fièvre simple.

Si la fièvre, au lieu d'être essentielle, selon toute la rigueur du mot, nous présente des fluxions, des phlegmasies, quelle doit être la conduite du médecin ? Ici nous avons besoin de dire que nous laissons de côté, pour le moment, les fièvres symptomatiques d'une lésion physique ou chimique et que nous n'avons à nous occuper que des fièvres primitives. Et par fièvre primitive nous croyons qu'on peut entendre non-seulement les fièvres sans lésions d'organes, mais encore celles où ces lésions existent et qui dépendent d'une cause autre que les lésions traumatiques ou chimiques.

Si nous laissons de côté les fièvres de cette dernière espèce, c'est-à-dire les fièvres réactives, nous voyons que dans les autres il y a toujours un état morbide général antérieur à la manifestation locale, à la fluxion, à la phlegmasie, et c'est cet état morbide antérieur qui suffit, dès l'instant où il y a fièvre, pour faire dire que la fièvre est essentielle. Ainsi, dans une fièvre catarrhale, avant qu'il y ait fluxion sur les organes, il y a toujours état morbide général. Dans une fièvre bilieuse, avant qu'il n'y ait également fluxion sur tel ou tel organe, il y a encore état morbide général. Dans la fièvre typhoïde, avant qu'il n'y ait des lésions intestinales, il en est encore ainsi; il en est de même pour la fièvre maligne et pour la fièvre rémittente ou intermittente dans les cas analogues. Or, c'est cette condition, cet état morbide antérieur aux lésions locales, nous le répétons, qui, joint à la fièvre qu'il amène bientôt, suffit pour constituer ce que les anciens plaçaient au rang des fièvres et que nous y plaçons encore. Que les lésions d'organes, dans ces fièvres, augmentent l'état morbide général, cela est vrai; il y a pour le former une résultante qui appartient tout à la fois et à l'état morbide général antérieur à la lésion locale, et à la réaction que cette même lésion suscite; mais il n'en est pas moins vrai qu'il y a une différence immense entre ces affections et celles qui sont purement symptomatiques d'une lésion traumatique. Dans celles-ci, il n'y a que deux choses : la lésion anatomique et la réaction ; dans les autres, il y a une scène antérieure à la lésion locale, c'est l'affection avec ou sans fièvre à laquelle est due cette lésion locale. Que l'on fasse disparaître la lésion locale dans le premier cas, la réaction disparaît également tout aussitôt, elle est sans objet ; qu'on la suppose enlevée dans le second, l'état morbide général, la fièvre persiste, parce que cette fièvre existait avant la lésion locale, que c'était elle qui l'avait produite, et que celle-ci venant à manquer, l'affection qui avait à son tour produit la fièvre, l'entretiendra jusqu'à ce que l'agrégat vivant puisse rentrer dans ses conditions normales. Il y a des principes morbides à neutraliser, à éliminer, et c'est la fièvre qui est surtout chargée de cet office.

La fièvre essentielle avec lésion d'organe qui lui appartient, a donc des différences bien tranchées avec la fièvre qui est purement symptomatique d'une lésion physique ou chimique. Il est facile de prévoir que ce sera surtout l'état général qui préoccupera dans le premier cas; dans le second, l'attention se portera davantage sur la lésion locale, et cependant l'affection sera encore en première ligne pour les indications thérapeutiques.

Nous devions ces explications pour montrer quel est le sens que l'on attachait autrefois et que l'on attache généralement encore à cette désignation de fièvre, fièvre essentielle. Une lésion locale qui en dépend ne suffira pas pour la faire sortir de ce cadre et la faire placer dans la classe des fièvres symptomatiques ou par réaction.

Il est donc bien entendu qu'une fièvre peut être dite essentielle, lors même qu'elle existe avec des lésions locales, et que si dans certains cas la maladie de l'organe devient l'objet de la désignation, comme, par exemple, dans le cas de pneumonie, de pleurésie, de gastro-entérite, etc., il n'en est pas moins reconnu que la fièvre ne doit jamais être oubliée dans cette désignation, qu'il est toujours nécessaire de faire connaître son caractère, puisqu'elle doit devenir la source des indications majeures.

Qu'une fièvre existe donc avec fluxion sur le cerveau, le poumon, le tube digestif, le foie, les reins, etc., quelle est l'indication à remplir ? Nous disons que la fièvre, avec les éléments qui la composent, fournira l'indication majeure, fondamentale, tandis que la maladie ne donnera que des indications secondaires qui auront rapport à l'emploi de telle ou telle médication qui convient plus particulièrement pour tel ou tel organe, ou bien qu'elle donnera des contre-indications pour l'emploi de telle ou telle partie de l'indication de l'affection.

Ainsi qu'avec telle fluxion, telle phlegmasie, la fièvre soit simple, nous trouvons dans cette fièvre, et l'élément fièvre simple et l'élément fluxionnaire de tel ou tel genre, de telle ou telle espèce, c'est-à-dire que la fluxion pourra être sanguine ou humorale ou mixte, qu'elle pourra être générale ou locale.

Supposons que la fluxion avec fièvre simple est peu considérable, ou comme on dit locale; ce que nous avons à faire alors, c'est de remplir l'indication propre à la fièvre simple, indication qui consiste à mettre le malade à la diète, à le nourrir uniquement de bouillons, et à lui donner une tisane appropriée à son tempérament, à la saison; c'est de remplir, en outre, l'indication fournie par l'élément fluxionnaire. S'il s'agit d'une fluxion sur le cerveau, nous mettrons en usage les moyens propres à déplacer la fluxion, tels que sangsues à l'anus ou aux malléoles, attractifs émollients ou légèrement sinapisés aux pieds, et, dans certains cas, révulsifs sur le tube digestif, vésicatoires, etc. S'il s'agit d'une gastro-entérite, nous prescrivons les crêmes de riz, les tisanes et les lavements émollients, les topiques de même nature sur le ventre, des sangsues, s'il est nécessaire, sur cette partic., etc. S'il s'agit d'une hépatite, nous trouvons, après la première indication fournie par cette fièvre, celle de sangsues à l'anus dans la plupart des cas, de lavements et de tisanes du même genre, etc. Qu'il s'agisse d'une néphrite avec la même fièvre, la première indication est la diète; la seconde consiste dans l'emploi de certains moyens propres au siége de la maladie : tisanes émulsionnées, sangsues aux reins, lavements émollients, etc. Qu'il s'agisse d'une pneumonie encore avec la même fièvre, la première indication pour cette espèce de fièvre se borne à la diète; la deuxième, fournie par la fluxion, se bornera le plus souvent à une tisane émolliente, à une application de sangsues, à des vésicatoires qu'on placera aux jambes ou aux bras.

Dans les cas où nous aurons reconnu que la fluxion est purement humorale, nous aurons à nous abstenir des émissions sanguines locales et même des purgatifs, et nous ne pourrons employer que des vésicatoires.

Si, au lieu d'une fluxion peu intense, telle que nous venons de la supposer; et n'enlevant rien à la fièvre simple du caractère qui lui est propre, nous avions affaire à la même fièvre unie à une fluxion générale, ce que nous reconnaitrions surtout au pouls qui aurait et plus de développement et plus de résistance , il est évident qu'alors la saignée générale , avec une certaine réserve , deviendrait nécessaire le plus souvent.

Que la fièvre , coexistant avec les fluxions ou phlegmasies dont nous venons de parler, soit inflammatoire au lieu d'être simple , quelle différence y aura-t-il dans le traitement ? Cette différence sera grande pour le traitement général , puisque nous aurons formellement à avoir recours aux émissions sanguines générales sur lesquelles nous devrons insister plus ou moins, selon les cas ; mais, pour les indications fournies par la lésion locale , elles seront à peu de chose près les mêmes que dans ceux où la fièvre est simple.

Quand on dit qu'on a affaire à une pneumonie, à une pleurésie, à une gastro-entérite catarrhale, que veut-on dire par là , sinon qu'il s'agit d'une fluxion ou phlegmasie qui a le cachet, le génie catarrhal ; qu'on a à traiter une fièvre dans laquelle l'on trouve et l'élément catarrhal , et l'élément fluxionnaire ?

Ce serait une grande erreur de croire que , dans des circonstances semblables, on n'a qu'à faire le traitement de la fièvre catarrhale, qu'on n'a qu'à prescrire des boissons diaphorétiques, sans tenir compte de la fluxion. Si l'on agissait ainsi, il arriverait que l'effet toujours plus ou moins excitant de ces boissons se ferait sentir avant tout sur l'organe souffrant , et y augmenterait l'irritation et le travail fluxionnaire.

Il faut donc remplir les indications fournies et par l'élément fluxionnaire et par l'élément catarrhal , et selon que, par l'ensemble des symptômes généraux, on jugera la fluxion, ou purement humorale ou tout à la fois humorale et sanguine, on se bornera aux vési-catoires, ou bien on fera précéder leur application, soit des émissions sanguines locales, soit même des émissions sanguines générales.

Mais à quoi, pourra-t-on demander, a servi dans ces cas la détermination de la présence de l'élément catarrhal? Le voici. La présence de l'élément catarrhal nous indique que nous devons être très-réservés dans l'emploi des émissions sanguines, surtout générales; que nous devons souvent nous en abstenir; que nous devons nous abstenir même parfois des émissions sanguines locales; mais que bien rarement nous pouvons nous priver du secours des vésicatoires, que c'est sur eux princi-palement que nous avons à compter pour détourner la fluxion.

Si l'on ne tient pas compte de la présence de cet élé-ment catarrhal dans les fluxions dont je viens de par-ler ou dans tout autre, il en résulte qu'on croit n'avoir rien de mieux à faire que d'ouvrir largement la veine, et que rien ne retient, si les symptômes ne s'amendent pas, d'y revenir une seconde et une troisième fois. Ce qui arrive alors est facile à deviner; l'ataxie, la con-centration plus énergique des mouvements fluxionnai-res sur l'organe malade, des lésions plus graves, la mort, telle en est la conséquence.

Il ne sera donc jamais indifférent de préciser ou de ne pas préciser le caractère général d'une fluxion; ces mots: *pneumonie catarrhale*, *pneumonie inflamma-*

toire, seront toujours, pour les praticiens, deux choses bien distinctes. Dans celle-ci, nous saurons que nous pouvons hardiment recourir à la méthode antiphlogistique; dans la première, au contraire, nous ne devrons en user qu'avec réserve, nous devrons même souvent nous en abstenir de la manière la plus sévère pour nous borner aux vésicatoires qui seront alors notre principale ressource.

L'influence fâcheuse de la méthode antiphlogistique dans les fluxions catarrhales du poumon, de la plèvre, de l'intestin, etc., est surtout remarquable quand cette affection survient en automne. Alors, en effet, l'agrégat vivant, affaibli par les chaleurs de l'été, résiste beaucoup moins qu'il ne le fera plus tard.

Au lieu des affections précédentes, que ce soit une affection bilieuse qui coexiste avec une fluxion sur les organes en question; que nous ayons affaire, en d'autres termes, à une pneumonie bilieuse, à une pleurésie bilieuse, à une encéphalite bilieuse, l'indication majeure est fournie ici par l'affection, le siége de la maladie ne nous fournit que des indications secondaires. Or, nous trouvons dans l'affection et l'élément bilieux et l'élément fluxionnaire; c'est sur ces deux éléments que reposent nos indications principales.

L'élément fluxionnaire nous prescrit l'emploi des moyens propres à combattre la fluxion, en ayant égard à l'espèce de la fluxion, ce qui nous amènera à ordonner, soit une saignée générale, soit seulement une saignée locale, soit même les vésicatoires à l'exclusion des émissions sanguines. Quant à l'élément bilieux, les indications qu'il donnera varieront selon le siége de la maladie, selon le degré auquel cet élément sera porté ; et bien souvent sa présence sera moins constatée pour fournir des indications spéciales que pour faire connaître qu'elle est généralement une raison pour être très-réservé sur les émissions sanguines générales. Il ne faut pas croire, en effet, que du moment où on parle de pneumonie, de pleurésie bilieuse, il n'y a qu'à faire vomir pour expulser la bile ; ce diagnostic de l'état général, du caractère principal de la fièvre, sert tout autant pour faire connaître que les forces ne sont pas en excès, que pour indiquer l'emploi des moyens dits antibilieux.

Du reste, ces pneumonies ou pleurésies bilieuses mériteraient bien mieux la dénomination de pneumonies ou pleurésies catarrhales-bilieuses que celle qu'on leur donne.

Si, au lieu d'une pneumonie bilieuse nous avions affaire à une pneumonie inflammatoire-bilieuse, les indications seraient différentes. En effet, tandis que, dans le premier cas, nous ne trouvons que l'élément bilieux et l'élément fluxionnaire, qui nous prescrit beaucoup de réserve dans les émissions sanguines surtout générales ; dans le second, nous avons et l'élément bilieux et l'élément inflammatoire. Celui-ci nous annonce une plus grande somme de forces radicales et nous prescrit d'une manière formelle la saignée générale, dont nous devions le plus souvent nous abstenir dans le cas précédent, pour lui préférer communément les émissions sanguines locales, et dans quelques cas même les vésicatoires.

La distinction de ces pneumonies bilieuses et de ces pneumonies inflammatoires-bilieuses, difficile, je dirai même impossible, pour ceux qui ne connaissent pas notre doctrine des affections élémentaires, ne présente pas le moindre embarras à ceux qu'elle dirige ; cependant, l'importance de cette distinction est fort grande.

S'il s'agissait d'une affection bilieuse avec irritation de l'intestin, ce qui constituerait, soit une gastro-entérite, soit une dyssenterie bilieuse, les indications seraient fournies, en première ligne, par l'état général dans les éléments qui le constituent, en seconde ligne, par l'état local, qui donne des contre-indications importantes. L'état général nous fournit pour première indication, capitale à notre avis, de nous abstenir des émissions sanguines générales qui sont difficilement supportées par l'état bilieux, à moins qu'il n'y ait association de l'élément *inflammatoire*, ce que nous n'admettons pas dans ce cas-ci, où nous supposons seulement de l'irritation, de la fluxion, ce qui est fort différent. L'état bilieux nous donnerait pour indication l'emploi d'un vomitif d'abord, d'un purgatif plus tard. Mais la lésion locale, l'irritation de la muqueuse, devient une contre-indication à l'emploi de ces moyens ; tandis qu'elle prescrit l'administration de ceux qui sont propres à calmer cette irritation : sangsues, lavements émollients, cataplasmes de même nature, boissons appropriées, etc. Ce n'est que lorsque l'irritation a disparu qu'on peut attaquer l'élément bilieux ; mais le plus souvent on le

11

laisse se dissiper de lui-même, soit parce qu'il s'amende et disparaît souvent avec l'irritation, soit parce que les moyens qu'on aurait à employer contre lui seraient propres à la rappeler Il. est cependant reconnu que, dans la dyssenterie bilieuse, l'administration de l'ipécacuanha à dose rompue (20 grains en 4 fois, de quart-d'heure en quart-d'heure), et parfois même celle d'un purgatif tonique produisent généralement un effet avantageux, pourvu toutefois que l'irritation soit éteinte.

Admettons à présent que le caractère de la fièvre nous fasse constater une gastro-entérite, une dyssenterie inflammatoire-bilieuse, au lieu d'une gastro-entérite ou dyssenterie bilieuse; les éléments qui entrent dans la constitution de l'affection étant différents, les indications seront aussi différentes. Nous avions à combattre, dans ce dernier cas, un élément fluxionnaire, nous ne pouvions être que réservés dans les émissions sanguines ; si nous avons affaire à présent à un élément inflammatoire, nous devrons en user plus largement. Quant à l'élément bilieux, il est soumis dans son traitement aux modifications qui résultent de sa coexistence avec l'irritation intestinale.

Il nous semble donc non moins positif que dans les cas précédents, que l'indication fondamentale est fournie par l'état général, par les affections élémentaires qui le constituent ; tandis que les lésions locales ne donnent que les indications secondaires ou des contre-indications. Ce qui fait surtout ressortir la valeur respective de ces deux espèces d'indications, c'est l'amélioration des lésions locales, sous l'influence des moyens propres à combattre l'état général, c'est au contraire leur aggravation sous une médication qui n'en tient suffisamment pas compte, c'est la complication fréquente, dans ce dernier cas, de l'élément ataxique, ou bien de l'élément malin ou adynamique.

Supposons à présent que nous ayons affaire à une fièvre muqueuse avec fluxion sur le cerveau, les indications majeures nous sont encore fournies par les éléments que nous trouvons dans cette fièvre, savoir : l'élément muqueux et l'élément fluxionnaire. Si nous ne tenions pas compte de l'état général, nous croirions n'avoir rien de mieux à faire que de saigner largement. Mais l'examen de l'état général nous a montré qu'il n'y a pas d'élément inflammatoire, qu'il n'y a qu'élément fluxionnaire, et que de plus il y a aussi élément muqueux. Il en résulte que la saignée générale ne sera pas toujours convenable, qu'il faudra la remplacer souvent par des saignées locales pratiquées en lieu opportun, selon la période de la maladie, et par des vésicatoires ; qu'il faudra même fréquemment se borner à ceux-ci. Quant à l'élément muqueux, l'émétique en lavage lui convient ici parfaitement, attendu qu'il agit en outre comme dérivatif. Ce médicament serait pourtant contre-indiqué s'il y avait irritation gastro-intestinale.

Si la fluxion est au poumon ou sur la plèvre, et que l'état muqueux soit très-prononcé, le vomitif est généralement nécessaire ; s'il l'est peu, ainsi que cela arrive ordinairement, on doit s'en dispenser. Les vomitifs ne nous semblent convenir, dans les fluxions de

poitrine, que tout autant qu'il y a indication formelle à
leur emploi. On prescrit alors l'infusion d'ipécacuanha
concassé, à la dose de 20 grains sur 6 onces d'eau;
cette infusion nous a semblé, dans quelques cas de
fluxion de poitrine avec état muqueux, n'être pas sans
avantage. Donnée par cuillerée toutes les deux ou trois
heures, elle nous a paru amender l'état de la muqueuse
digestive, et convenir en outre comme métasyncritique,
c'est-à-dire, comme propre à favoriser doucement les
mouvements critiques. Il est bon pourtant d'en surveiller avec soin l'effet, attendu que son action, légèrement excitante, se porte parfois sur le poumon et augmente la fluxion dont il est le siége.

Du reste, nous devons le reconnaître, le diagnostic de
l'élément muqueux nous a communément moins servi,
dans les cas de cette espèce, comme sujet d'indication
spéciale, que pour nous faire savoir qu'avec sa présence il y a antagonisme de l'élément inflammatoire;
qu'on ne saurait par conséquent être trop réservé dans
l'emploi de la saignée générale. La fluxion sur le poumon ou sur la plèvre ne nécessite en effet que bien
rarement, sous ces conditions, l'ouverture de la veine;
et, si on la pratique, on ne saurait y apporter trop de
prudence. On se borne souvent aux émissions sanguines
locales; souvent aussi on n'a qu'à faire appliquer des
vésicatoires qu'il ne faut du reste jamais négliger.

La fièvre muqueuse avec irritation gastro-intestinale
nous suggère encore les réflexions que nous avons émi-
ses par rapport à la fièvre bilieuse offrant la même
association. Les éléments que nous présente cette affec-

tion, sont l'élément fluxionnaire et l'élément muqueux. On combat l'élément fluxionnaire par une application de sangsues, par des cataplasmes émollients, par des boissons et des lavements de nature semblable ; souvent même on se borne à ces derniers moyens, en s'abstenant des sangsues. Et quant à l'élément muqueux, on le voit le plus souvent disparaître peu après que l'irritation a cessé ; il ne nécessite pas de moyen particulier. Si l'on juge convenable cependant, par sa persistance, d'avoir recours à quelqu'un de ceux qui lui sont appropriés, il faut en surveiller l'effet avec soin, attendu qu'ils sont très-susceptibles de rappeler l'irritation que l'on vient de combattre.

Si la fièvre, quelle qu'elle fût d'abord et avec fluxion ou phlegmasie de quelqu'organe que ce soit, prend le caractère ataxique, toutes les indications s'effacent devant celle que fournit cet état. Qu'il s'agisse par conséquent d'une fièvre à caractère ataxique avec pneumonie, pleurésie, gastro-entérite, etc., l'indication fondamentale consiste dans l'administration des bols camphrés et nitrés, si avantageux contre cet élément ; elle consiste dans l'application des vésicatoires aux jambes, des sinapismes, soit pour détourner la fluxion des organes intérieurs et rappeler les mouvements à la peau, soit pour agir aussi sur les forces vitales et favoriser le rétablissement de l'innervation générale. Si ces moyens ne suffisent pas, la résine de quinquina devient nécessaire. Il est même des cas où il faut l'employer dès les premiers moments, et c'est surtout ce qui arrive dans les pneumonies avec ataxie.

Jamais, avec cet état ataxique bien réel, on ne trouvera l'indication d'une autre méthode, et de la méthode antiphlogistique notamment, que semblerait pourtant réclamer la lésion locale. Si on se laisse aller à son emploi, entraîné que l'on est par de fausses théories fondées sur la prédominance de l'état local sur l'état général, on voit l'ataxie faire des progrès effrayants et se changer en ataxo-adynamie. Les forces tombent bientôt dans un affaissement extrême, et le malade meurt. Ce résultat est inévitable, il est constant. Que l'on ait employé au contraire le traitement propre à l'élément ataxique, et dont nous venons de parler, presque toujours les forces de la vie se remettent du trouble qu'elles éprouvaient, et cette affection disparaît pour céder la place à celle qu'elle avait remplacée, ou à laquelle elle était venue se joindre. Les choses reprennent alors leur cours normal; la pneumonie, la pleurésie, la gastro-entérite suivent leur marche ordinaire.

Il y avait, dans l'affection que nous venons de supposer, l'élément ataxique et l'élément fluxionnaire humoral, le seul qui puisse s'allier avec l'élément ataxique. Voilà pourquoi les émissions sanguines ne sauraient convenir dans les cas de cette espèce.

Lorsque la fièvre, avec telle ou telle lésion locale, pneumonie, gastro-entérite, etc., prend le caractère adynamique par suite de quelque cause que ce soit, il faut recourir sur-le-champ aux sinapismes, aux vésicatoires, au quinquina. Si l'on se laisse arrêter par les considérations de la lésion locale, qu'on croie que ces moyens vont augmenter la phlegmasie des organes, et qu'on les remplace par des débilitants de n'importe quelle espèce, l'adynamie fait des progrès rapides et emporte le malade.

Si, au lieu d'une adynamie accidentelle, on a affaire à la fièvre adynamique connue sous le nom de *fièvre typhoïde*, on a les mêmes règles à observer. Quelles que soient, en effet, les lésions locales qu'on rencontre dans celle-ci, c'est toujours à l'état général qu'il faut surtout avoir égard, c'est à lui que doivent s'adresser les indications majeures. C'est par l'amendement de l'état général que l'on peut espérer de voir survenir de l'amélioration dans les lésions locales ; ceci est de la plus grande vérité, et c'est parce qu'on méconnaît ces principes qu'on voit cette maladie se terminer si souvent par la mort. Que peuvent en effet dans cette maladie, lorsqu'elle est bien établie, les émissions sanguines? Elles sont en antagonisme complet avec l'élément adynamique. Ce n'est pas évidemment quand il y a défaut complet des forces qu'on peut songer à tirer du sang. On ne peut dans ce cas y avoir recours que parce qu'on est dans l'idée que l'état local domine l'état général, que celui-ci est sous la dépendance du premier. Mais quand même il en serait ainsi, n'est-il pas évident que le malade est hors d'état de supporter une méthode débilitante, et qu'avant tout il faut relever les forces? Il y a donc contre-indication formelle, non-seulement de la méthode antiphlogistique, quand l'adynamie est déclarée, mais encore de tout autre méthode qui n'a pas pour but de s'attaquer à l'état général par des moyens propres à combattre l'élément adynamique. Que peuvent, par exemple, dans cette maladie, les purgatifs répétés prescrits dans l'intention d'entraîner les matières putrides fournies par les ulcération intestinales? Ce genre de médicament est propre certainement à remplir le but qu'on se propose, mais la diarrhée qui existe déjà ne suffit-elle pas pour cela? En augmentant les évacuations alvines, ne rend-on pas plus grave la prostration des forces; n'épuise-t-on pas les sources de la vie; ne facilite-t-on pas, par le fait de ce surcroit d'affaiblissement, l'absorption des matières délétères; ne s'oppose-t-on pas à ce que l'économie puisse se débarrasser des principes morbides qu'elle a en elle; ne rend-on pas impossible la cicatrisation des ulcères intestinaux? Il y a eu, pour origine de la maladie, une intoxication par des principes miasmatiques, car telle est la cause unique de la fièvre typhoïde; il y a eu, par suite de cette intoxication, développement de lésions intestinales, plaques et ulcères, donnant une matière fétide qui est reprise en partie par l'absorption. Or, pour dominer ces causes de destruction du principe de la vie, il faut des forces, et par malheur ce sont surtout les forces qui font défaut. Faut-il donc encore les affaiblir par un traitement intempestif?...... Ce qu'il faut est bien évident. Il faut soutenir ces forces, les relever, afin de les mettre à même de dominer le génie du mal; il faut remplir les indications que fournit l'élément adynamique, sans se préoccuper plus qu'il ne convient des lésions intestinales, qui s'amenderont lorsqu'on attaquera d'une manière

convenable l'état général. Vouloir s'attaquer ici principalement à la lésion locale, dans l'idée qu'elle est la
cause des symptômes généraux, en la traitant par des
émissions sanguines générales ou locales, par des lavements ou des cataplasmes émollients, serait tout
aussi irrationnel que si l'on voulait guérir des ulcères scrofuleux, cancéreux, syphilitiques, scorbuti-
ques, par des moyens semblables. Les résultats en
seraient même plus graves, à cause de l'état bien plus
fâcheux des forces de la vie.

Que l'on ait recours aux émissions sanguines, aux
boissons émollientes, aux lavements et aux cataplasmes de même nature, dans la première période de la
fièvre typhoïde, alors qu'il y a des symptômes d'irritation abdominale, que les forces sont entières, et qu'il
n'y a pas le moindre indice d'adynamie, cela se conçoit;
rien n'est plus rationnel. Mais, cette période passée, et
la fièvre typhoïde qui n'était encore que soupçonnée,
étant établie, il ne saurait plus y avoir d'indication à
l'emploi de moyens semblables. Encore même devons-
nous dire que la saignée générale convient bien rarement dans cette première période ; elle diminue trop les
forces dont on aura plus tard tant besoin ; une application de sangsues sur le ventre, nous a paru communément préférable. Si l'inflammation était la cause des
ulcérations intestinales, nul doute qu'il ne fallût la
combattre avec énergie, mais il n'en est pas ainsi.
L'ulcération est un phénomène bien distinct de l'inflammation, et elle est ici le symptôme de l'état
morbide général déterminé par l'intoxication miasma-

tique ; l'irritation ou l'inflammation n'est qu'un accident qui n'est pas nécessaire et qui peut fort bien
manquer. Il en est de ces phénomènes d'irritation
comme de ceux qui accompagnent la formation des
chancres. Rien par conséquent de plus irrationnel que
de s'acharner à combattre le symptôme du symptôme,
et de ne pas vouloir remonter à l'affection qui les a
produits et qui les entretient.

Ce que nous disons pour les lésions intestinales de la
fièvre typhoïde, nous le disons aussi pour toutes les autres
lésions locales qu'elle présente ; celles-ci seront aussi
dominées par l'affection. L'érésipèle de la face, la pneumonie, par exemple, s'observent quelquefois dans le
courant de cette maladie ; quel est le traitement qui peut
leur convenir ? Est-il permis de songer ici aux émissions
sanguines, même locales ? Ne serait-ce pas aggraver l'état
du malade que d'y avoir recours ? Il faut faire encore le
traitement de l'affection, sans s'embarrasser de la lésion
locale, qui porte à la vérité au plus haut degré la gravité du pronostic, mais contre laquelle on ne peut pas
davantage, contre laquelle on est même privé des bienfaits des vésicatoires, qui amènent presque toujours la
gangrène, si on y a recours.

Nous devons faire observer, par rapport à la fièvre
typhoïde, que le traitement ne pouvant faire disparaître l'élément adynamique aussi vite que lorsqu'il est
accidentel, il importe de surveiller l'action des toniques
afin de les mettre en rapport avec l'état de l'économie.
Il ne faut en prescrire que ce que celle-ci peut supporter. Quand on n'a à donner des toniques que pendant

deux ou trois jours, comme cela arrive dans les cas d'adynamie accidentelle, on peut agir plus énergiquement que lorsqu'il faut persister pendant deux ou trois semaines dans leur emploi, ainsi qu'on est obligé de le faire dans la fièvre typhoïde. On ne doit pas perdre de vue que, dans le premier cas, il n'y a guère qu'à relever les forces, tandis que, dans le second, il s'agit de soutenir la nature dans un travail multiple qu'elle ne peut accomplir que lentement.

Si la fièvre que l'on a à traiter est maligne, quelle que soit la lésion locale qui existe, qu'il s'agisse d'une pneumonie, pleurésie, gastro-entérite, dyssenterie, etc., il faut prescrire la potion avec la résine de quina, l'éther, etc., et faire appliquer des vésicatoires aux quatre membres, ainsi que des sinapismes aux jambes. Rien n'égale la rapidité avec laquelle les symptômes généraux et locaux s'amendent sous l'influence de ce traitement. L'élément malin disparaît, et il ne reste qu'une fièvre simple ou de tout autre nature, sans aucun mauvais caractère, avec une fluxion, plus ou moins bénigne, sur tel ou tel organe, qui ne demande que peu de jours pour guérir. La gangrène était imminente sur l'organe par le fait seul de la présence de l'élément malin; cet élément a disparu, et les menaces de gangrène se sont évanouies comme par enchantement. C'est dans des cas de cette espèce, lorsque l'élément malin n'est pas combattu par des moyens convenables, qu'on voit la gangrène se manifester au cerveau, au poumon, aux amygdales, aux intestins, etc. L'état local n'est devenu si grave que par la gravité de l'état général, gravité suffisamment expliquée par la présence de l'élément malin. Rien n'indique mieux les liaisons synergiques qui existent entre l'affection et la maladie que les faits de cette sorte.

Si l'on conservait quelque doute sur cette influence de l'élément malin sur les lésions locales, sur la funeste propriété qu'il présente d'y déterminer la gangrène, on n'aurait qu'à voir ce qui se passe dans l'érésipèle dit gangréneux, dont les phénomènes locaux soumis à la vue peuvent être rapprochés avec exactitude des symptômes généraux. On voit, en effet, que tant que la fièvre n'a pas le caractère malin, l'érésipèle n'offre pas la moindre apparence, la moindre imminence de gangrène; mais, dès que l'élément malin se montre, la rougeur, de vive qu'elle était, devient violacée ; l'engorgement augmente, devient pâteux ; la mortification ne tarde pas enfin à s'y déclarer. Que l'élément malin soit méconnu, la gangrène fait des progrès rapides, et la mort arrive. Que cet élément soit, au contraire, combattu par la médication qui lui convient (potion avec la résine de quina, éther, etc.); qu'un grand vésicatoire soit en même temps appliqué sur l'érésipèle menacé de gangrène, et l'on voit se manifester rapidement un changement complet, on ne peut plus remarquable, soit dans l'état général, soit dans l'état local.

On voit, d'après ce qui précède, que, toutes les fois que l'affection est ataxique, adynamique ou maligne, on ne doit pas craindre d'employer les remèdes qui lui conviennent, bien qu'il existe des lésions locales qui sembleraient devoir les contre-indiquer, parce qu'ils sont tous excitants ou toniques. Il n'en est pas dans laquelle ces moyens sembleraient devoir être plus dangereux que dans la gastro-entérite ou dans la dyssenterie. Comment supposer, en effet, qu'avec une pareille maladie, on puisse prescrire les bols camphrés et nitrés ; qu'on puisse surtout donner à l'intérieur le quinquina ? Ne va-t-on pas augmenter l'inflammation qui existe. N'est-ce pas là une véritable aberration thérapeutique ? Il n'en est pourtant rien. Bien loin de là, l'administration de ces moyens est communément suivie d'une amélioration réelle, et finit par amener la guérison, tandis que par tout autre méthode le malade est dévoué presque à coup sûr à la mort. Mais comment, dira-t-on peut-être, des excitants, des toniques n'augmentent-ils pas l'inflammation ? Comment, au contraire, déterminent-ils la guérison ?

Il est impossible de se rendre raison comment les excitants et les toniques n'augmentent pas l'irritation dans les cas qui précèdent, si l'on ne tient pas compte de l'état dans lequel se trouvent les forces vitales. L'état des forces n'est pas alors dans cette harmonie morbide nécessaire pour que les congestions, irritations, inflammations suivent leur marche naturelle ; il y a perversion plus ou moins profonde de ces forces, ainsi que le montrent de reste les symptômes propres à l'ataxie, à l'adynamie, à l'état malin. L'effet des bols camphrés et nitrés, du quinquina, etc., agit sur cet état général, il modifie cette perversion des forces, il tend à les ramener à des conditions plus favorables, il

tend à les ramener à une affection que celles dont je
viens de parler n'ont fait le plus souvent que remplacer ou compliquer ; par exemple, à une affection catarrhale, bilieuse, muqueuse, etc.

Du moment où l'affection, ataxique, adynamique
ou maligne, a été dissipée par les moyens dont nous
venons de parler, si l'on en continuait l'usage, nul
doute qu'ils ne produisissent alors de fâcheux effets,
mais c'est ce dont on sait fort bien se garder. On n'a
qu'à remplir, dès ce moment, les indications fournies par
l'affection catarrhale, bilieuse, ou muqueuse, en faisant
attention toutefois qu'il faut s'abstenir de tout moyen
capable de donner une trop forte secousse à l'économie,
tel que vomitif ou purgatif. La réapparition de l'élément
ataxique ou malin pourrait en être la conséquence.

C'est une chose certainement remarquable, que le
quinquina, que les bols camphrés et nitrés, non-seulement n'augmentent pas l'irritation de la muqueuse
digestive, mais qu'ils amènent un amendement des
symptômes qui paraissent exister de ce côté, ainsi que
le prouvent les changements qui surviennent dans l'état
de la langue qui, de sèche, grillée, racornie, brunâtre, qu'elle était, devient humide, souple et reprend
sa couleur normale. Ce résultat prouve, non pas que
l'action de ces médicaments a été locale, bien s'en faut,
puisque, s'il en eût été ainsi, il n'en serait probablement résulté qu'un surplus d'irritation, mais qu'elle
s'est faite sur l'état général. Elle a modifié cet état général, dissipé l'ataxie, l'adynamie, la malignité, et
c'est pour cela que la lésion anatomique a éprouvé une

amélioration aussi manifeste. Il est du reste digne
de remarque que l'état ataxique, adynamique, ou
malin étant combattu, l'irritation de la muqueuse est
toujours moindre qu'elle ne l'était avant que cette
complication ne se montrât. Les moyens que l'on a
employés contre celle-ci ont eu évidemment une influence avantageuse sur la marche de la maladie première.

Si, dans l'affection dont je viens de parler, ataxique,
adynamique ou maligne, l'existence d'une irritation gastro-intestinale éloigne de l'emploi des moyens qui conviennent à ces affections, et qui subordonnent l'état
local à l'état général, si l'on fait passer cette lésion
locale avant tout, si on la considère comme la cause
de l'état général, et que, d'après cette théorie funeste,
on croie n'avoir rien de mieux à faire que d'avoir recours aux émollients ou aux émissions sanguines,
alors il arrive que les symptômes généraux s'aggra-
vent et emportent quelquefois le malade avant qu'il ne
soit survenu un changement notable dans la lésion anatomique, tandis que d'autres fois il y a non-seulement
aggravation de ces symptômes généraux, mais aggravation des symptômes locaux, ainsi que le prouvent
les plaques gangréneuses que l'on remarque sur la muqueuse intestinale. Par l'effet d'un traitement intempestif, la mortification est survenue sur l'intestin, de
la même manière qu'elle se manifeste sur un érésipèle,
lorsqu'il n'est pas traité d'une manière convenable.

Que l'irritation de la muqueuse digestive ne nous
empêche donc pas de prescrire les moyens propres à

combattre l'élément ataxique, adynamique, ou malin, c'est le seul moyen que nous ayons de prévenir une terminaison fatale. Gardons-nous, au contraire, des émollients et des antiphlogistiques, ils ne peuvent qu'aggraver et l'état général et l'état local.

Les lésions locales qui existent avec une fièvre rémittente ou intermittente, si elles sont sous la dépendance de cette fièvre et qu'elles soient légères, n'offrent pas d'indication particulière. Elles disparaissent par l'emploi de l'antipériodique. Ainsi, nous avons souvent guéri, par ce moyen seul, des rémittentes ou intermitentes-hémiplégiques, pleurétiques, pneumoniques, diarrhoïques, dyssentériques, etc. Mais lorsque la fluxion existe à un degré prononcé, elle exige communément l'emploi préalable des moyens propres à la combattre. Il faut se guider alors sur l'espèce de la fluxion et sur le plus ou moins d'énergie qu'elle présente.

Si, par l'analyse des symptômes généraux, nous reconnaissons l'existence, non pas d'une intermittente ou rémittente-fluxionnaire, mais d'une intermittente ou, ce qui est plus commun, d'une rémittente-inflammatoire, il est évident que la saignée générale dont nous aurions pu nous dispenser dans le premier cas devient indispensable dans le second.

. L'influence de l'état général sur l'état local se manifeste fréquemment dans ce genre de maladie, alors qu'il existe quelque lésion extérieure. Ainsi, nous avons vu plusieurs fois la gangrène se manifester sur des chancres vénériens, sur des plaies récentes ou an-

ciennes, par le fait seul de la présence de l'élément intermittent ou rémittent. Tardait-on à le combattre?
la mortification faisait des progrès continuels. Em-
ployait-on au contraire l'antipériodique? du moment
où l'affection intermittente ou rémittente disparaissait,
la gangrène s'arrêtait, les escarrhes se détachaient et
la solution de continuité reprenait son aspect antérieur.

Si la fièvre intermittente ou rémittente est pernicieuse, maligne et avec fluxion sur tel ou tel organe,
on n'a le plus souvent qu'à prescrire l'antipériodique
pour emporter et la fièvre et la fluxion, celle-ci ne résiste pas. Mais, si on la juge assez intense pour
nécessiter des moyens particuliers, on n'a pour la combattre que les vésicatoires, qu'il faut employer simultanément et de suite avec l'antipériodique. Jamais,
dans des circonstances semblables, il ne sera permis
d'avoir recours à ce qui peut affaiblir, troubler davantage les forces. Il y aura donc, dans ces cas, contre-indication formelle, et des émissions sanguines
même locales, et des purgatifs; il y aura contre-
indication non moins formelle des vomitifs et de
l'opium.

Si au lieu d'avoir affaire à une affection élémentaire
fébrile, nous avons à traiter l'élément nerveux avec
manifestation locale sur tel ou tel point, notre premier
soin doit être de reconnaître si cet élément nerveux
est primitif, essentiel ou s'il est symptomatique d'une
autre affection qui se cache derrière lui, qui prend sa
forme.

12

Dans le premier cas, celui où l'élément nerveux est essentiel, il importe de tenir compte et du genre de cet élément et du siége des manifestations vitales. On sait, en effet, par rapport au genre, que l'élément nerveux peut consister dans une lésion de sensibilité ou de fonctions, qu'il peut s'agir d'une hyperesthésie ou de spasme, etc. On sait encore que la douleur nerveuse peut affecter une branche nerveuse ou bien toute autre partie : la tête, le bas-ventre, l'utérus, le sein, le testicule, etc. ; que le spasme peut se manifester aux muscles de la locomotion ou bien au tissu musculaire de la vie organique : pharynx, œsophage, estomac, intestins, bronches, vessie, urèthre, utérus, etc. Les indications, bien qu'appartenant, dans leur condition la plus essentielle, à l'élément nerveux, offrent cependant des différences ; en premier lieu, par le genre de l'élément, en second lieu, par le siége de la manifestation locale. Ainsi, tandis que pour une colique nerveuse intense, on aura recours aux préparations opiacées, on se gardera de ces médicaments dans les douleurs de tête de la même nature, en raison des congestions qui peuvent en être la suite. Pour le spasme tonique ou tétanos, on emploiera l'opium à haute dose, tandis que, dans l'épilepsie, on fera usage de la valériane ; de l'assa-fœtida, dans la chorée ; du sirop de limon et des yeux d'écrevisse, dans les vomissements spasmodiques ; des bains, dans le spasme de l'utérus, de la vessie, etc.

Si l'élément nerveux est purement symptomatique, s'il constitue la forme que prend une autre affection non-élémentaire telle que la goutte, le rhumatisme, les dartres, les scrophules ; s'il reconnaît pour cause la suppression d'une évacuation naturelle, morbide ou artificielle — et il importe de savoir que, dans la plupart des cas, c'est à un élément nerveux de ce genre qu'on a affaire — alors, c'est à la cause première, c'est à l'affection cachée derrière cet élément nerveux qu'il faut s'attaquer. C'est à la goutte, c'est au rhumatisme, c'est au vice dartreux, scrofuleux qu'il faut s'en prendre, en attirant les mouvements fluxionnaires sur une articulation qu'ils ont quittée, en faisant reparaître une dartre, en y suppléant par un exutoire ; c'est à provoquer le retour d'un écoulement supprimé qu'il faut s'attacher. Ici encore, c'est l'état morbide général qui donne l'indication principale. Si le siége des manifestations locales fournit de son côté des indications, elles ne peuvent être que secondaires.

Il n'est que trop commun de voir l'association de l'affection nerveuse essentielle avec l'une des affections non élémentaires dont je viens de parler : goutte, rhumatisme, scrofules, dartres, érésipèle habituel, etc. Les indications sont évidentes, elles doivent porter, dans ces cas, et sur l'affection non-élémentaire et sur l'affection élémentaire. Ainsi, on ne se bornera pas à rappeler les fluxions supprimées et à en créer de nouvelles par les vésicatoires ou cautères ; on aura encore recours aux moyens qui seront les plus susceptibles de combattre l'élément nerveux lui-même, en tenant compte et du genre qu'il présente et du siége des manifestations locales.

L'élément fluxionnaire, dont il nous reste à parler, nous présente toujours : 1º une manifestation locale se présentant sur telle ou telle partie, affectant telle ou telle forme : congestion, irritation, flux sanguin, séreux, muqueux, etc. ; 2º une affection ou état morbide général qui a donné lieu au mouvement fluxionnaire, dont la lésion locale est le résultat.

L'affection qui a produit la fluxion peut être fébrile ou sans fièvre. Si elle est fébrile, nous la trouvons dans les affections élémentaires dont nous avons parlé. Il s'agit alors ou d'une fièvre simple ou d'une fièvre inflammatoire, ou d'une fièvre catarrhale, bilieuse, muqueuse, adynamique, rémittente intermittente, ou d'une fièvre avec caractère ataxique, ou bien il s'agit d'association de ces affections entre elles. L'indication fondamentale est alors fournie par la fièvre qui, ainsi que nous l'avons déjà dit, présente toujours, dans ces cas, deux éléments, savoir : l'élément catarrhal ou inflammatoire, bilieux, muqueux, etc., et de plus l'élément fluxionnaire ; la lésion locale ne fournit que des indications secondaires qui reposent surtout sur le siége qu'elle a pris.

Si l'affection dont la fluxion est le symptôme, est spéciale non-élémentaire, telle que l'érésipèle, la goutte, le rhumatisme, la variole, la rougeole, la scarlatine, les scrofules, il faut déterminer s'il y a fièvre ou non. S'il y a fièvre, cette fièvre qu'on appelle ici *concomitante*, et qui est toujours fournie par nos affections élémentaires, soit simples, soit associées entre elles, devient le sujet des indications majeures, en faisant toutefois attention que, dans le cas de fluxion, celle-ci entre comme partie constituante dans l'état général, qui peut en être plus ou moins modifié. Quant à cette fluxion, considérée au point de vue purement local, elle ne fournit que les indications secondaires qui ont rapport principalement au siége de la maladie.

Si la fluxion est sans fièvre, elle tient ordinairement à une affection spéciale non-élémentaire. Le plus souvent, en effet, il faudra y voir le symptôme d'une affection goutteuse, rhumatismale, scrofuleuse, dartreuse, etc. L'indication capitale est encore fournie par ces affections, qu'il faut attaquer par les moyens qui leur sont propres ; la fluxion ne donne que des indications secondaires ou des contre-indications.

Parmi les contre-indications fournies par la fluxion, il importe au plus haut degré d'avoir égard au siége qu'elle s'est choisi dans certains cas. Ainsi, que la fluxion de nature scrofuleuse ait son siége au poumon, sur une grande articulation, sur un œil, sur un organe en un mot dont les lésions sont de nature à amener des accidents mortels ou dont la perte est grave et irréparable, il y a, dans ces cas, contre-indication presque toujours formelle de l'emploi des moyens propres à combattre l'affection. Le premier effet qui résulterait de leur administration serait, sans aucun doute, d'augmenter la fluxion, d'en accélérer les progrès et d'amener des lésions de la nature la plus fâcheuse. Que faut-il faire dans ces circonstances ? Il faut, puisqu'on ne peut attaquer l'affection, s'en prendre à la fluxion. On la détourne du poumon, de l'œil, d'une articulation, par le moyen des vésicatoires, des cautères, etc. On guérit de cette manière la fluxion, et c'est alors qu'elle a complètement ou à peu près complètement disparu, qu'on voit s'il est convenable d'attaquer l'affection afin d'en prévenir de nouvelles.

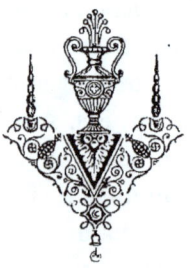

CHAPITRE X.

DES MÉTHODES THÉRAPEUTIQUES ; DE LEUR APPLICATION AUX AFFECTIONS ÉLÉMENTAIRES.

On entend par méthodes *thérapeutiques*, certaines méthodes qu'on applique au traitement des maladies.

Les méthodes thérapeutiques sont distinguées en *naturelle*, *analytique*, *empirique*.

La méthode *naturelle* consiste dans l'emploi de moyens qui ont pour but de favoriser la nature, de la provoquer dans l'accomplissement des actes auxquels elle se livre pour la guérison de certaines maladies. Tantôt on agit dans ce but par des moyens directs, tantôt on a besoin d'employer les moyens indirects. Dans ce dernier cas, ou bien on diminue les forces qui sont en excès, ou bien on les augmente lorsqu'elles font défaut, ou bien on cherche à les régulariser.

C'est par l'observation des crises, au moyen desquelles la nature guérit parfois les maladies aiguës, qu'on en est venu à faire de la méthode naturelle. Quand on eut vu que la nature guérissait le plus souvent les affections catarrhales par des sueurs, n'était-il pas bien naturel qu'on prescrivît désormais, dans des cas semblables, les diaphorétiques ?

N'est-ce pas la guérison naturelle de l'affection bilieuse, par des vomissements dans le principe, par des selles à une époque plus avancée, qui a donné l'idée de prescrire les vomitifs dans le commencement et les purgatifs plus tard?

Quand on eut vu que l'affection muqueuse s'amendait fréquemment par des vomissements de matières acides, n'était-il pas tout naturel, non-seulement de ne pas contrarier ce mouvement salutaire, mais de le provoquer par des moyens convenables ; n'était-il pas naturel de respecter la diarrhée, puisqu'elle lui était généralement si favorable ?

Ce fut d'après l'amendement que l'on vit s'opérer dans les affections inflammatoires, sous l'influence d'une hémorrhagie, que l'on eut l'idée de pratiquer les émissions sanguines. Il était tout simple de diminuer des forces qui étaient en excès, afin de prévenir l'inflammation des organes.

Quand, pour combattre l'élément ataxique, nous donnons des bols camphrés et nitrés, nous prescrivons le quinquina, des sinapismes, des vésicatoires, nous faisons de la méthode naturelle ; nous tâchons de ramener les forces affaiblies et perverties, à leur état normal. Il existe un désordre dynamique qui empêche les actes vitaux de s'accomplir, nous voulons le faire disparaître.

Nous faisons de la méthode naturelle, lorsque, pour combattre l'élément adynamique, nous prescrivons des toniques. Nous relevons les forces, nous mettons l'agrégat vivant à même de se débarrasser des principes qui ont amené la maladie ou qui l'entretiennent.

N'est-ce pas de la méthode naturelle que ce traitement destiné à combattre l'élément malin ? Il y a lésion profonde des forces vitales et tendance aux mouvements fluxionnaires vers les viscères splanchniques ; nous cherchons à relever les premières par le quinquina uni à l'éther, par les sinapismes ; nous prévenons les fluxions par les vésicatoires.

C'est encore de la méthode naturelle que nous faisons, quand nous provoquons les mouvements fluxionnaires physiologiques à se montrer lorsqu'ils sont en retard, ou bien à se reproduire quand ils ont disparu.

Ainsi, quand nous cherchons, chez une jeune fille, à déterminer le phénomène de la menstruation, nous faisons de la méthode naturelle. Nous en faisons encore quand nous cherchons à amener, chez la femme en couche, la sécrétion du lait.

La suppression de ces flux, celui des lochies, des hémorroïdes, exige l'emploi de moyens propres à les rétablir. C'est encore là de la méthode naturelle.

C'est encore de la méthode naturelle que l'on fait, lorsqu'on cherche à ramener sur une articulation la fluxion goutteuse ou rhumatismale qui s'est portée à l'intérieur.

Le traitement de l'élément nerveux exige le plus souvent l'emploi de la même méthode. Combattre la douleur, le spasme, l'éréthisme, etc., par des moyens appropriés, c'est faire de la méthode naturelle.

Ce qu'on a appelé faire de la *médecine expectante*, quand il n'y a pas d'indication active à remplir, rentre dans la méthode naturelle. Ainsi, dans la fièvre simple qui nécessite à peu près uniquement la privation d'ali-

ments solides, on ne fait pas autre chose que de la
méthode naturelle.

On voit, par ce qui précède, combien est fréquente l'application de cette méthode, et quelle est sa
manière d'agir. Favoriser la nature dans l'accomplissement de ses actes curateurs, la mettre dans les conditions les plus favorables pour qu'elle puisse y parvenir,
voilà son but.

La méthode *analytique* consiste. à décomposer une
maladie, à déterminer quels sont les éléments qui la
constituent. Mais elle ne se borne pas là, elle doit
encore classer ces éléments dans leur ordre d'influence, de prédominance, afin de les livrer ensuite à
la thérapeutique.

C'est la méthode analytique qui nous fait reconnaître
les éléments qui existent dans l'affection catarrhale-
bilieuse; c'est elle qui détermine que l'élément bilieux,
en raison de son influence sur l'élément catarrhal, doit
être attaqué le premier; l'affection devient ensuite
simplement catarrhale. L'emploi de la méthode analytique abrége singulièrement la durée de cette maladie.

L'affection inflammatoire-bilieuse est reconnue et
décomposée par la méthode analytique. L'élément inflammatoire est considéré comme l'élément prédominant, et comme exigeant en conséquence, le premier,
l'emploi des moyens thérapeutiques. On n'a plus ensuite qu'à combattre l'élément bilieux.

Dans l'affection rémittente ou intermittente-inflammatoire, l'élément inflammatoire est prédominant; il

doit être combattu le premier, afin de laisser isolé l'élément rémittent ou intermittent, qui cède avec bien plus
de facilité à l'antipériodique.

L'affection catarrhale-muqueuse nous donne deux
éléments qui sont classés sur le même rang, de manière
à devoir être combattus à la fois par des moyens appropriés. Ainsi, tandis que l'existence de l'élément catarrhal nous prescrit de rappeler les mouvements à la peau
par le séjour au lit, par des couvertures plus chaudes,
l'élément muqueux nous indique l'emploi d'un vomitif,
de l'émétique de préférence ; ou bien, si ce remède
rencontre quelque contre-indication, il nous donne l'indication de lui substituer une infusion d'ipécacuanha
concassé.

Qu'avons-nous à faire dans l'affection catarrhale-
rémittente ou intermittente, sinon de nous occuper
d'abord de l'affection catarrhale, afin de laisser ensuite
l'affection rémittente ou intermittente dans son état de
simplicité?

Dans l'affection bilieuse-putride, bilieuse-ataxique,
bilieuse-maligne, la méthode analytique nous a montré
l'association de deux éléments ; mais dans tous ces cas
elle subordonne l'élément bilieux, soit à l'élément putride, soit à l'élément ataxique, soit à l'élément malin.
C'est donc contre ceux-ci que notre thérapeutique doit
être dirigée ; l'élément bilieux ne devient source d'indication que tout autant que les premiers ont disparu, et
encore même exige-t-il une grande réserve dans les
moyens que l'on peut employer pour le combattre ; ce
ne sera jamais à un vomitif, ni à un purgatif qu'on aura

recours dans ce moment. Dans certaines affections bilieuses-putrides pourtant, il convient, tout en attaquant l'élément putride, d'attaquer aussi l'élément bilieux. Les résultats que l'on obtient sont bien plus satisfaisants que si l'on néglige ce dernier élément. C'est dans les cas de cette espèce qu'on fait usage avec succès du quinquina uni à la crème de tartre ou à la magnésie.

La fièvre rémittente ou intermittente-bilieuse, décomposée par la méthode analytique, doit être attaquée d'abord dans son élément bilieux. Il ne reste ensuite que l'élément rémittent ou intermittent, dont on se défait par l'antipériodique.

L'affection muqueuse-ataxique, muqueuse-maligne, offre à combattre en première ligne l'élément ataxique ou malin. L'élément muqueux n'est susceptible de fournir des indications que lorsque les autres n'existent plus ; encore même faut-il s'abstenir sévèrement de tout vomitif, ou purgatif, qui pourraient faire reparaître l'élément qu'on vient de combattre.

L'affection muqueuse-putride se présente dans des conditions semblables. Cependant, si la putridité n'était pas portée à un degré trop élevé, il serait le plus souvent convenable d'attaquer tout à la fois l'élément putride et l'élément muqueux ; c'est ce qu'on pourrait faire par l'association du quinquina avec la crème de tartre, comme dans le cas d'affection bilieuse-putride.

L'élément adynamique, ataxique ou malin, quelles que soient leurs associations reconnues par la méthode analytique, se présentent donc toujours en première ligne pour les indications à remplir. La vie du malade est dans l'observation stricte de cette règle ; elle ne souffre aucune exception.

C'est à la méthode analytique que nous devons de reconnaître les combinaisons ternaires, et de les traiter d'une manière convenable. C'est cette méthode qui nous fait reconnaître ces fièvres intermittentes ou rémittentes qui offrent le caractère catarrhal-bilieux, catarrhal-muqueux, ou bien, qui sont inflammatoires-bilieuses, etc. La méthode analytique nous montre encore les cas dans lesquels une fluxion se présente avec une affection composée. La fièvre ne peut être alors constituée que par deux ou un plus grand nombre de nos affections élémentaires, tandis que la fluxion représente une autre affection.

C'est la méthode analytique, enfin, qui nous fait découvrir ces maladies nerveuses qui ne sont que symptomatiques d'une autre affection : d'une goutte, d'un rhumatisme, des scrofules, d'une suppression d'évacuation naturelle morbide ou artificielle, etc., et qui nous apprend que c'est à ces dernières affections qu'il faut surtout s'attaquer.

La méthode *empirique* consiste dans l'emploi de moyens dont l'efficacité est consacrée par l'expérience. Elle est distinguée en *imitatrice, perturbatrice, spécifique*.

La méthode empirique *imitatrice* a pour but d'imiter la nature dans ses actes curateurs. On y a recours, lorsqu'elle est impuissante pour l'accomplissement de ces actes, lorsque la méthode naturelle ne peut amener aucun résultat favorable. C'est surtout dans les maladies qui tendent vers la chronicité, et dans celles principalement qui sont chroniques qu'on la met en usage.

L'emploi des révulsifs sur le tube intestinal, à l'occasion d'une fluxion sur les organes crâniens, rentre dans la méthode empirique imitatrice. On imite la nature qui, par des selles, a souvent guéri les fluxions qui se font sur cette partie du corps.

L'application des vésicatoires pour détourner une fluxion qui menace de devenir chronique, ou qui du moins n'offre pas d'amélioration, rentre dans cette méthode. Il en est de même de l'application des cautères, des sétons.

Quand on pratique des émissions sanguines locales pour détourner une fluxion qui se fait sur un point plus ou moins éloigné, c'est encore là de la méthode empirique imitatrice.

Que fait-on quand on applique des sangsues à l'anus chez un individu qui n'offre aucune trace du mouvement fluxionnaire hémorroïdal, généralement si salutaire ? C'est de la méthode empirique imitatrice.

La méthode empirique *perturbatrice* consiste dans l'emploi de moyens propres à déterminer dans l'économie une secousse qui dérange les actes vicieux auxquels elle se livre. La prescription des médicaments donnés à haute dose rentre communément dans cette méthode. On peut lui rapporter l'administration de l'opium à haute dose dans le tétanos, de l'émétique à semblable dose dans certaines maladies inflammatoires, des réfrigérants indirects dans l'hémorrhagie.

Il est encore un médicament que l'on donne à haute dose dans certaines phlegmasies, c'est l'infusion d'ipécacuanha concassé. Quoique nous l'ayons vu réussir, entre les mains du professeur Broussonnet, à la dose d'un gros par jour sur 6 onces de liquide, dans un cas de péritonite puerpérale, nous croyons cependant que son action n'est pas assez puissante pour qu'on puisse trop s'y fier.

Quand on donne un émétique à dose vomitive au moment où un accès de fièvre intermittente annonce son invasion, et dans le but de le prévenir, on fait de la méthode empirique perturbatrice. L'administration de la potion antiémétique de Rivière, donnée dans le même moment et dans la même intention, rentre encore dans cette méthode.

L'emploi des moyens dits *métasyncritiques*, administrés dans l'intention de déterminer de légères secousses qui favorisent les crises, appartient à la méthode empirique perturbatrice. L'un des médicaments les plus employés en vue de produire cet effet, c'est l'ipécacuanha concassé en infusion, à la dose de 20 grains environ sur 6 onces d'eau, que l'on prescrit par cuillerée de 2 en 2 heures.

Cette infusion convient beaucoup dans les fièvres catarrhales avec léger embarras gastrique, dans les fièvres bilieuses et même dans les fièvres muqueuses. Mais, pour en obtenir l'effet désirable, il faut que ces fièvres soient dépourvues de tout mouvement fluxionnaire sur un organe important, car, dans les cas de cette dernière espèce, l'action légèrement stimulante de cette infusion se fait maintes fois sentir sur l'organe fluxionné. Ainsi, quand il y a fluxion de poitrine avec l'une ou l'autre de ces fièvres, il arrive fréquemment que l'administration de cette infusion est suivie de symptômes qui annoncent un degré de plus dans la lésion locale, ce qui oblige à y renoncer.

Cette infusion semble convenir principalement dans la fluxion de poitrine des vieillards. Ici, en effet, une légère excitation est communément avantageuse à une certaine époque, lorsque la fluxion a déjà été attaquée d'une manière convenable; elle facilite la résolution de l'engorgement pulmonaire maintes fois si difficile à obtenir à cet âge.

On associe fréquemment l'écorce d'orange amère à l'ipécacuanha concassé, soit pour prévenir les vomissements, soit pour rendre l'infusion plus tonique et pour l'appareil digestif et pour le système général des forces. On s'en abstient toutefois lorsque le mouvement fébrile est trop prononcé, et surtout lorsqu'il y a tendance à l'irritation de la muqueuse digestive, ou bien qu'il y a fluxion sur un organe important.

La méthode empirique *spécifique* consiste dans l'emploi de médicaments qui ont une action généralement certaine, mais dont la manière d'agir est tout à fait inconnue. L'administration du quinquina et de ses préparations dans la fièvre intermittente ou rémittente, celle du mercure dans la syphilis, appartient à cette méthode.

DEUXIÈME PARTIE.

———❧———

DES FIÈVRES.

Les anciens médecins, nous l'avons déjà signalé, ne considéraient pas les fièvres comme les modernes se le sont figuré ; — et quand nous disons : les anciens médecins, nous ne voulons parler que de ceux qui savaient observer, d'Hipocrate et de son école ; — ils avaient reconnu que ce qu'il y avait de plus important dans une maladie, c'était l'état morbide général ; ils avaient vu que les lésions locales ne venaient qu'en seconde ligne pour les indications thérapeutiques, et ils en avaient conclu : que lorsqu'il y avait de la fièvre, c'était la fièvre par-dessus tout qui devait fixer leur attention ; que c'était sur le caractère qu'elle présentait qu'il fallait établir la dénomination de la maladie. Ils y trouvaient un guide sûr pour le traitement. Mais négligeaient-ils pour cela les lésions locales ? nullement ; ils tenaient compte aussi des lésions des organes : cerveau, poumons, intestins, etc. ; on n'a qu'à les lire pour s'en convaincre. Seulement, ils n'accordaient pas à ces lésions toute l'importance qu'elles méritaient, soit parce que ce genre de diagnostic ne leur était qu'incomplètement connu, soit parce qu'ils n'appréciaient

13

pas assez la valeur de cette source d'indications thérapeutiques.

Qu'ont fait les Modernes? Ils ont découvert, ce qui
n'était pas bien difficile, que, dans presque toutes ces
maladies désignées sous le nom de *fièvres* par les Anciens, il y avait des lésions locales, et ils sont partis de
cette prétendue découverte pour dire : qu'il n'y a pas
de fièvre essentielle, que toute fièvre est symptomatique d'une lésion d'organe. Ils n'ont fait aucune différence
entre la fièvre traumatique, qui nous montre une simple
réaction de l'agrégat vivant contre une lésion chimique
ou physique qui surprend l'économie en parfaite santé,
et ces autres fièvres dans lesquelles les lésions anatomiques sont précédées par un état morbide général
qui dure depuis un temps plus ou moins long. Dans la
première, la lésion matérielle est suivie par la scène
réactive ; dans les secondes, les lésions locales forment une scène intermédiaire à un état morbide général
qui les a précédées, qui les fait ce qu'elles sont, qui
les entretient, ou scène affective, et à un état morbide
général qui les accompagne, qui suit cette formation,
ou scène tout à la fois réactive et affective.

On voit qu'il est impossible d'assimiler ces états morbides généraux. Que l'on supprime en effet par la
pensée la lésion physique dans le premier cas, la réaction devient sans motif ; elle ne peut tarder à se taire.
Que l'on en fasse autant pour les lésions locales du second, peut-on se flatter d'avoir enlevé tout le mal?
L'état morbide général qui les a produites n'existe-t-il
pas encore?

Cette négation de la part des modernes, non-seulement des fièvres essentielles, mais encore de tout état
morbide antérieur aux lésions locales, les a amenés à
considérer toutes les fièvres comme symptomatiques et
à leur donner le même caractère, le caractère inflammatoire. Il ne pouvait pas en être autrement, puisque
les lésions locales ne sont pour eux que des inflammations. Leur unique étude, après avoir reconnu le siége
de la maladie, après avoir déterminé avec un soin scru-
puleux les lésions anatomiques, consiste à reconnaître si
cette fièvre, toujours inflammatoire, est ou intense, ou
moyenne, ou légère. Ils veulent savoir s'ils auront à tirer du sang en quantité copieuse, modérée ou minime !...

Que n'a-t-on pas écrit pour montrer la supériorité de
la médecine nouvelle sur celle des Anciens ? On avait
porté, disait-on, le jour dans cette obscure et même ab-
surde question des fièvres, et comme on avait vu qu'elles
n'existaient jamais sans lésion locale réelle ou supposée, on les avait rejetées sans pitié. On appelait cela
simplifier la médecine. Qu'étaient donc ces prétendues
fièvres inflammatoires, catarrhales, adynamiques,
ataxiques, etc., sinon des fièvres purement symptomatiques de l'inflammation de tel ou tel organe ? Il ne
s'agissait désormais que de s'occuper du siége de la
maladie. C'était là l'unique but des efforts du médecin.

On avait cru non-seulement avoir simplifié la médecine, mais on s'était imaginé l'avoir portée à sa dernière limite. L'école anatomo-pathologique en a jugé
autrement. Elle a dit que cette connaissance ne suffisait pas ; que non-seulement il fallait savoir que tel

organe était enflammé, mais qu'il fallait encore déterminer, le microscope à la main, quel était le tissu
primitif lésé dans l'organe. Jusque-là pourtant, les
Modernes se disaient toujours sûrs de leur diagnostic
local ; le délire annonçait une méningite, le coma une
encéphalite, la douleur d'estomac une gastrite, etc. ;
les symptômes étaient constamment rapportés à l'organe dont les fonctions étaient lésées, et la maladie était
inévitablement une inflammation. L'autopsie venait bien
fréquemment donner des démentis au diagnostic, mais
on n'en était pas embarrassé pour cela ; on accusait la
faiblesse de nos sens ou de nos moyens d'investigation.

Aujourd'hui, nos modernes ont plus de franchise ;
ils avouent que leur diagnostic est souvent contredit
par l'inspection cadavérique, et que tel organe qu'ils
croyaient enflammé est maintes fois trouvé à l'état
normal.

C'est pour donner plus de certitude à ce diagnostic
qu'ils se sont mis à consulter les liquides, le sang
principalement. Ils ont voulu que désormais, dans les
cas douteux, une saignée préalable fît connaître au médecin comment se comportent dans le fluide sanguin,
la fibrine, l'albumine et les globules. C'est d'après cette
saignée, faite sans aucune indication valable, et très-
souvent même malgré des contre-indications formelles
présentées par l'état général, puisqu'on a saigné dans
la fièvre typhoïde, à toutes ses périodes, dans la fièvre quarte ancienne, dans la chlorose, dans le scorbut, dans le diabétès, etc., que l'on doit reconnaître,
si la phlegmasie de tel organe, qu'on ne fait que

soupçonner, est réelle, ou s'il en existe dont on ne se doutait pas et qu'il faut alors découvrir!..... Et si la saignée fait constater l'existence d'une phlegmasie, il est évident qu'il faut saigner encore, puisqu'on n'a fait la saignée préalable que pour découvrir cette phlegmasie et pour agir en conséquence. Et si l'on a ouvert la veine alors qu'on ne savait pas qu'elle existât, n'y reviendra-t-on pas lorsque l'on croira avoir la certitude de sa présence?.....

Que de chemin depuis Broussais!..... Non, jamais on n'avait tenu si peu de compte de l'état général! Et cependant c'est cet état qui constitue tout ce qu'il y a de plus important en médecine; c'est cet état qui fournit les indications capitales; c'est cet état qui contre-indique si souvent les émissions sanguines même locales, alors qu'on sait pourtant qu'il y a phlegmasie de tel ou tel organe!.....

Pour nous, nous en sommes encore réduits à considérer l'état général comme la base la plus sûre des indications thérapeutiques; et comme ce qu'on a appelé *fièvres*, représente des états morbides généraux divers qui dominent les lésions locales et qui fournissent des indications spéciales et majeures, nous n'avons garde de les rejeter. Nous les admettons, parce que l'observation impartiale des faits, depuis les siècles les plus reculés, nous fait une loi de les admettre.

Toutes les fois donc que nous aurons une maladie à traiter, nous chercherons à déterminer non-seulement s'il y a de la fièvre, mais encore quelle est l'espèce de fièvre dont il s'agit, quels sont les éléments qui entrent dans sa constitution. Le siége de la maladie, les lésions locales ne seront pas négligés, nous tiendrons cette connaissance en haute importance, mais nous ne les subordonnerons pas moins à l'état général.

Nous venons de dire que les anciens médecins ne prétendaient pas que ce qu'ils appelaient *fièvres, fièvres essentielles*, fût exempt de lésion locale ; qu'il suffisait pour eux que l'état morbide général fût antérieur à ces lésions locales, pour qu'il s'agit d'une fièvre essentielle. Mais enfin ces fièvres essentielles sans lésion aucune des solides, comme le veulent les Modernes, sont-elles susceptibles d'exister ; y en a-t-il ? Nous avons déjà répondu par l'affirmative. Nous ne pensons pas que l'on puisse sérieusement se refuser à admettre que la fièvre intermittente ne soit une maladie parfaitement essentielle. Les intermittences plus ou moins complètes après une scène souvent orageuse, annoncent qu'il n'existe dans l'économie aucune lésion locale susceptible d'entretenir la réaction vitale. La guérison de ces fièvres par l'antipériodique seul, sans qu'il soit nécessaire d'employer aucun des moyens propres à combattre une fluxion, une inflammation, est encore une preuve de l'absence de lésion anatomique. On a bien voulu attribuer tour à tour cette fièvre à une gastro-entérite, à une irritation de la portion splanchnique du nerf grand sympathique, à un engorgement de la rate, mais ces opinions si singulières, si éloignées de toute vérité, n'ont guère été soutenues que par leurs auteurs.

Les fièvres rémittentes sont encore, dans la plupart

des cas du moins, des fièvres parfaitement essentielles, sans lésion anatomique aucune, comme le prouvent et l'absence de symptômes annonçant une lésion locale et le passage du type rémittent au type intermittent, lorsque la saison devient plus froide, et le défaut complet de lésion matérielle en cas de mort.

Les fièvres catarrhales sont bien évidemment encore purement essentielles; la toux légère, le coryza qu'elles présentent le plus souvent, ne suffisent pas pour les expliquer.

La fièvre typhoïde, sans lésion des solides, a été observée par plusieurs médecins; elle a été reconnue telle par des hommes qui, sous aucun rapport, ne sauraient être suspects.

A ces fièvres que l'on ne peut se refuser de reconnaître comme bien réellement essentielles, nous pouvons en joindre d'autres qui le sont tout autant, quoique leur existence ait souvent été contestée.

Ainsi, il y a une fièvre inflammatoire essentielle tout à fait indépendante de la lésion des solides. On l'observe sous des conditions particulières fournies par l'âge, le tempérament, la constitution, le climat, la saison, la constitution médicale. Les mêmes causes qui, sous des conditions différentes, amèneraient une fièvre avec un autre caractère, produisent, sous l'influence de celles que nous venons de signaler, une fièvre inflammatoire. Qu'une suppression de transpiration, par exemple, qui en général détermine une fièvre catarrhale, survienne chez un homme jeune, d'un tempérament sanguin, d'une forte constitution, et qu'en outre cette suppression survienne dans un pays froid et sec, ou bien pendant une saison qui depuis quelque temps déjà offre ce caractère; qu'elle survienne pendant ces constitutions dites inflammatoires, ce ne sera peut-être pas une fièvre catarrhale qu'on observera chez cet individu, ce sera probablement une fièvre inflammatoire. La céphalalgie gravative, la rougeur vultueuse de la face, la légère oppression de la respiration, le battement des carotides, la plénitude et la résistance du pouls, en fourniront les principaux symptômes. Et si l'on veut traiter cette affection comme une fièvre catarrhale, par les diaphorétiques, par un surcroît de couvertures, le peu de succès de cette médication, l'augmentation même des symptômes que le malade éprouve, viendront montrer qu'avec une cause semblable, les effets sont pourtant fort différents. C'est dans les cas de cette espèce que la saignée produit un bon effet, qu'elle empêche des congestions de se former, soit sur le cerveau, soit sur d'autres organes. On a fréquemment l'occasion d'observer cette fièvre chez les jeunes et vigoureux soldats que l'on apporte à l'hôpital Saint-Éloi dans le courant de l'hiver ou au commencement du printemps; et s'il est un traitement qui leur soit convenable, c'est celui dont nous parlons, c'est l'ouverture de la veine; tandis que tout à côté d'eux se trouvent des individus qui, bien que malades par une cause identique, ne peuvent être traités que par les moyens propres à favoriser la diaphorèse.

Que chez les individus offrant, pour l'affection inflammatoire, les conditions favorables dont je viens de parler, il survienne telle ou telle autre cause capable de donner lieu à de la fièvre, comme l'omission d'une saignée habituelle au printemps, la suppression des hémorroïdes, etc., cette fièvre, qui serait simple pour d'autres, sera inflammatoire pour ceux-ci.

La fièvre inflammatoire parfaitement essentielle sans lésion locale aucune, ne nous semble donc pas pouvoir être mise en doute. Nous convenons cependant qu'elle ne peut être très-commune, soit parce que les conditions qui lui sont nécessaires ne se trouvent pas toujours réunies, soit surtout parce qu'elle ne tarde pas à donner lieu à des congestions ou des irritations, tantôt sur tel organe, tantôt sur tel autre. Et cependant, malgré ces localisations, elle ne doit pas moins être regardée comme digne du nom d'essentielle.

La fièvre bilieuse, la fièvre muqueuse, la fièvre maligne, ne méritent pas moins le titre d'*essentielles*, ainsi que nous le montrerons plus tard. Mais bornons-nous, pour le moment, à celles dont nous venons de parler.

Il est donc positif qu'il peut y avoir et qu'il y a réellement des fièvres essentielles, c'est-à-dire sans lésion aucune des solides; la chose est démontrée pour les fièvres intermittentes et rémittentes, pour la fièvre catarrhale, pour la fièvre typhoïde, pour la fièvre inflammatoire; elle peut l'être tout aussi bien pour les autres.

Mais les fièvres que nous venons de nommer donnent souvent lieu à des manifestations locales. La fièvre rémittente détermine maintes fois des lésions qui lui font donner un nom particulier. Il y a des fièvres rémittentes hémiplégiques, pleurétiques, pneumoniques, dyssentériques, etc., et ces fièvres, dans les cas ordinaires, n'exigent que l'emploi de l'antipériodique, qui emporte et l'affection et la maladie. Peut-on, dans ces cas, s'empêcher de considérer la fièvre comme tout aussi essentielle que s'il n'y avait pas eu de manifestation locale? Non, on ne le peut pas, et on ne le fait pas. La fièvre est tout aussi essentielle alors que dans les cas où ces phénomènes particuliers n'existent pas.

Ce que nous disons de la fièvre rémittente s'applique en entier à la fièvre intermittente qui, bien qu'elle donne lieu aussi, dans certaines circonstances, à des manifestations locales, n'en est pas moins regardée comme parfaitement essentielle.

Et la fièvre catarrhale, se refusera-t-on à la considérer comme essentielle, parce qu'elle aura donné lieu à une fluxion plus prononcée que de coutume sur le gosier, ou sur les bronches? Ne sera-t-elle pas encore essentielle, bien qu'elle ait déterminé une fluxion sur l'œil, sur l'oreille, sur la région parotidienne? Et si elle est essentielle dans ces cas, pourquoi ne le sera-t-elle pas lors même qu'elle aura donné lieu à une irritation gastrique, ou gastro-intestinale? Pourquoi ne le sera-t-elle pas lors même qu'elle aura produit une pleurésie, une pneumonie? Dans ces divers cas, elle est essentielle par son existence première, tout à fait indépendante des lésions anatomiques, et elle ne peut pas cesser de l'être, parce qu'elle aura déterminé des fluxions sur telle on telle partie. Que ces manifestations locales, lorsqu'elles sont portées à un certain degré, lorsqu'elles se font sur un organe important, augmentent l'intensité de la fièvre ; qu'elles fournissent des indications particulières, cela est vrai ; mais, ce qui ne l'est pas moins, c'est que c'est cette fièvre qui a produit la lésion locale, que c'est elle qui la tient sous sa dépendance pour les diverses phases qu'elle a à parcourir, et que c'est elle qui fournit les indications majeures. Ce qui ne l'est pas moins, c'est que cette fièvre diffère singulièrement, dans ses périodes diverses, d'une fièvre purement symptomatique d'une lésion physique, et que vouloir les confondre c'est s'éloigner singulièrement de la bonne observation.

Considérer comme essentielle une fièvre avec pneumonie, avec pleurésie, avec irritation intestinale, pourra paraître presque monstrueux aux yeux de certains ; mais, qu'ils veuillent bien faire attention au sens qu'il faut attacher à ce mot, et ils seront peut-être amenés eux-mêmes à l'adopter. C'est du reste la vérité, et l'on ne saurait la méconnaître. Maintes fois, en effet, cette fièvre catarrhale, qui plus tard doit se localiser sur un organe, sur le poumon par exemple, existe pendant plusieurs jours à l'état purement essentiel. Or, nous ne voyons pas comment, si elle est essentielle dans le principe, elle ne le sera pas encore lorsqu'elle aura donné lieu à une fluxion sur le poumon ou sur tel autre organe. Est-ce que par hasard on voudrait prétendre qu'elle est symptomatique de la lésion qu'elle vient de produire ? Mais si elle était essentielle auparavant, elle l'est encore après cette localisation. Cette localisation lui appartient en propre, ce n'est qu'un symptôme à elle ; c'est elle qui l'a produite, c'est elle qui l'entretient, c'est avec elle qu'elle guérira, soit par des crises, soit par résolution.

Nous avons vu si souvent la fièvre catarrhale exister à l'état d'abord essentiel, et déterminer ensuite une fluxion sur telle ou telle partie, sur tel ou tel organe, que nous croyons qu'il n'est pas de médecin qui n'ait observé de fait semblable. Aussi nous bornerons-nous à en citer un seul que nous avons consigné dans un autre travail (1).

« Il s'agissait d'un maçon de la rue Verrerie, qui présentait tous les symptômes d'une fièvre catarrhale parfaitement essentielle, avec cette seule circonstance qu'il éprouvait une certaine douleur aux lombes, dans l'origine du muscle sacro-spinal. (Infusion de mauve et tilleul — Bouillons.)

« Le deuxième jour, la douleur se fait sentir entre les épaules, après y être arrivée en s'élevant peu à peu.

« Le troisième jour, la douleur est à l'épaule gauche ; il y a en même temps point de côté. (Sangsues — Vésicatoire au bras — Tisane d'orge.)

« Le quatrième jour, il n'y a plus de point de côté, ni de douleur à l'épaule ; mais il est survenu des symptômes de pneumonie : crachats rouillés ; un peu de gêne

---

(1) De la valeur respective des diverses sources d'indications thérapeutiques, *thèse pour le concours de la chaire de clinique interne*, 1848.

de la respiration ; râle crépitant au poumon gauche ; pouls avec quelque fréquence, avec un certain développement, mais peu résistant. (Vésicatoire à une jambe.)

« Le cinquième jour, même état du côté de la poitrine ; quelques coliques se font sentir.

« Le sixième jour, il se déclare une légère diarrhée ; les crachats ne sont presque plus rouillés ; la respiration est plus libre. Le malade se sent beaucoup mieux.

« Le septième jour, il n'y a plus de vestige de fluxion de poitrine. »

Voilà donc une fièvre catarrhale qui a été parfaitement essentielle, ainsi qu'on l'entend communément, tant que le mouvement fluxionnaire a été aux lombes et entre les épaules, c'est-à-dire jusqu'au troisième jour ; et, parce que dès ce moment la fluxion, continuant sa marche, se porte sur la plèvre d'abord, sur le poumon ensuite, elle ne le serait plus ! C'est ce qu'il ne serait pas raisonnable d'admettre. La fièvre catarrhale a été ici ce qu'elle est toujours : essentielle ; et s'il y a eu de la mobilité dans la fluxion, cela n'enlève rien à son caractère propre. Mais si elle n'était pas essentielle, que serait-elle ? Symptomatique ? Nous avons déjà répondu à cette supposition. Il y aura toujours une différence immense entre ces fièvres et une fièvre traumatique.

L'usage veut cependant que, lorsque la fluxion catarrhale, comme du reste celle de toute autre nature, se fixe sur un organe important, ce soit le siége de la maladie qui lui donne son nom, ainsi que nous l'avons déjà fait observer ; que l'on dise, par exemple, fluxion de poitrine ou pneumonie catarrhale, pleurésie catarrhale, gastro-entérite catarrhale, etc., au lieu de dire fièvre catarrhale avec fluxion sur le poumon, la plèvre, l'intestin. La thérapeutique y a-t-elle gagné? Nous ne le croyons pas. Nous pensons au contraire qu'elle y a beaucoup perdu. Il en est résulté qu'on s'est arrêté à la lésion locale, et qu'on a oublié de tenir compte de l'état morbide général qui l'avait produite, qui la dominait. On a traité la maladie, et on a négligé l'affection. On a traité la pneumonie comme si elle avait été produite par tout autre cause, par une contusion par exemple.

Et pourquoi la nouvelle dénomination, basée sur le siége de la maladie l'a-t-elle emporté sur celle qui s'appuyait sur le caractère de la fièvre? La réponse est facile : c'est que rien n'est généralement plus aisé à reconnaître que le siége de la maladie; tandis que le diagnostic de l'état général exige des connaissances bien autrement étendues. Le diagnostic local représente l'enfance de l'art; le diagnostic général est la plus haute expression des études faites sur l'homme malade.

Nous croyons donc qu'il serait prudent de revenir à notre ancienne nomenclature. Les indications seraient bien plus précises si, au lieu de spécifier que nous avons à traiter l'irritation, l'inflammation de tel organe, nous disions que nous avons affaire à telle affection, à telle fièvre avec fluxion sur tel ou tel organe. Nous ne nous abuserions pas alors sur l'indication fondamentale, et nous ne négligerions pas non plus les indications secondaires fournies par le siége de la maladie. Si la dénomination d'*essentielle* dans ces cas répugne, qu'on la laisse de côté, mais que l'on conserve du moins celle de fièvre qui ne fait que donner le caractère de l'état général. Personne ne pourra contester l'avantage qu'auraient les maladies à être considérées à ce point de vue.

Quoi qu'il en soit, nous sommes amené à conclure de ce que nous venons de dire par rapport à la fièvre catarrhale, que cette fièvre, bien qu'elle ait donné lieu à des lésions locales, n'en conserve pas moins sa qualité de fièvre essentielle.

Et la fièvre typhoïde, n'est-elle pas aussi regardée comme essentielle, bien qu'elle existe avec des lésions anatomiques diverses, avec des lésions intestinales surtout? Ces lésions sont symptomatiques de la fièvre; elles n'existaient pas dans le principe, alors que celle-ci s'était déjà montrée; elles pourraient ne pas exister; la fièvre est donc essentielle.

Si la fièvre typhoïde, si la fièvre catarrhale, si la fièvre rémittente ou intermittente sont considérées comme essentielles, bien qu'elles aient donné lieu à des lésions locales, pourquoi ne placerions-nous pas au même rang la fièvre inflammatoire, lors même qu'elle a produit des lésions semblables? Et dans le fait une fièvre inflammatoire ne peut exister longtemps sans amener des congestions, des irritations, des inflammations même; le surcroît d'action du système artériel en donne la raison.

Il nous semble donc parfaitement démontré qu'il y a des fièvres essentielles dans toute la rigueur du mot, c'est-à-dire sans lésion des solides; il nous semble tout

aussi démontré que les lésions locales qu'elles déterminent ne doivent pas les faire exclure de cette classe ;
il nous semble enfin que si pour se conformer à l'u-
sage, au lieu de signaler le genre de la fièvre, on
nomme la localisation qu'elle s'est donnée, il ne faut
jamais oublier d'y joindre le caractère de cette fièvre,
parce que c'est cette fièvre qui donnera l'indicatiou
majeure.

Quelques médecins ne se sont pas contentés d'exclure
du rang des fièvres essentielles, celles dans lesquelles
il existe quelque lésion des solides pour si légère qu'elle
soit, ils ont voulu encore qu'une altération reconnue
des liquides cessât de les faire considérer comme telles.
C'est sur cette opinion qu'ils se sont fondés pour dire
que, dans aucun cas, la fièvre typhoïde n'était une
affection essentielle, attendu que l'altération du sang y
est manifeste. La question portée à ces termes ne nous
semble plus mériter de réfutation. Nous admettons en
effet quelque chose au-dessus des organes solides et
fluides, mais nous ne ferons jamais de séparation impossible, et si nous avons considéré comme essentielles
des fièvres où l'on constate des lésions des solides, nous
ne pouvons nous refuser à admettre comme telles
celles où il n'y aurait que lésion des liquides.
Nous croyons qu'il est oiseux de prétendre qu'une fièvre essentielle doit exister sans quelque modification
d'une nature ou d'une autre de l'agrégat matériel.

Nous n'avons qu'à dire deux mots sur la division des
fièvres. Tout le monde en admet deux classes : fièvres
continues, fièvres rémittentes et intermittentes.

Les continues comprennent sept modes principaux, qui sont :

La fièvre simple,
—   catarrhale,
—   inflammatoire,
—   bilieuse,
—   muqueuse,
—   putride,
—   maligne.

Chacune de ces fièvres nous présente une affection élémentaire, de sorte qu'il suffit de connaître la doctrine des éléments pour être à peu près campé sur les fièvres.

Mais ces fièvres ne se montrent pas toujours dans cet état de simplicité, d'isolement ; les éléments qu'elles représentent s'associent souvent entre eux pour former des affections composées. Rien de plus commun dans nos pays, par exemple, que la fièvre catarrhale, que la fièvre bilieuse ; que la fièvre intermittente, parfaitement simples ; rien de plus commun aussi que la fièvre catarrhale-bilieuse, catarrhale-muqueuse, intermittente-bilieuse, etc., qui nous offrent des éléments coassociés.

Ce qui constitue les fièvres, ce qui établit les différences qu'elles ont entre elles, se trouve dans les conditions vitales que présente l'homme, selon son âge, selon son tempérament, sa constitution, la nature des aliments dont il use, les professions qu'il exerce, ses passions, etc. Mais outre ces différences individuelles, les fièvres en offrent de générales qui tiennent aux pays, aux lieux, aux saisons, aux constitutions mé-

14

dicales, aux épidémies. Ainsi, dans les pays froids et
secs, sur les plateaux des montagnes, par un hiver
froid et sec et par une constitution médicale inflammatoire, nous trouvons des fièvres inflammatoires (fièvres inflammatoires proprement dites, fluxions de poitrine, pleurésies, rhumatismes, érésipèles, varioles,
etc., inflammatoires) ; dans les pays froids et humides, dans certaines saisons des pays tempérés, dans
les vallées, dans les constitutions médicales catarrhales,
nous avons des fièvres catarrhales (fièvres catarrhales
proprement dites, fluxions de poitrine, pleurésies,
rhumatismes, etc., de nature catarrhale), tandis que,
dans les pays chauds et secs, dans la saison correspondante des pays tempérés, et par les constitutions
médicales dites bilieuses, nous voyons règner les fièvres bilieuses, les pneumonies, les pleurésies, les
rhumatismes, les érésipèles, etc., bilieux ; tandis
qu'enfin c'est dans les pays chauds et humides, ainsi
que dans les étés chauds et humides prolongés du
nôtre, et par les constitutions médicales bilieuses-
putrides, que nous voyons régner les fièvres de ce
nom (fièvres bilieuses-putrides, pneumonies bilieuses-
putrides, exanthèmes avec fièvre bilieuse-putride, etc.)

Rien n'est donc plus important que de tenir compte,
soit des aptitudes vitales de l'homme (tempérament et
constitution), soit des conditions qui sont de nature à
les modifier et à donner aux affections le caractère
qu'elles présentent, savoir : pays, lieux, saisons,
constitutions médicales, mode d'alimentation, professions, passions, etc.

Il est pourtant des épidémies, et ce sont surtout celles qu'on a appelées grandes épidémies, qui semblent se jouer des diverses conditions dont nous venons de parler. Ainsi, la choléra asiatique se montre partout, sous la zone torride, comme sous la zone tempérée et même sous la zone glaciale, avec des symptômes généraux identiques ; ainsi, la grippe de 1837 se montra partout la même, quelles que fussent les contrées qu'elle parcourait ; ainsi, la suette maligne, qui ravagea l'Europe dans le 15me siècle, offrit partout des caractères semblables. Nous ne pouvons du reste qu'indiquer ici cette question qui a été largement traitée, à des points de vue divers, par les professeurs Fuster (1), Dubrueil et Rech (2), et Caizergues (3).

La fièvre essentielle, quel que soit son caractère, qu'elle soit catarrhale, bilieuse, maligne, etc., se montre, dès les premiers moments, sans lésion locale aucune. Mais s'il en est ainsi dans le principe, si elle peut même persister telle quelle pendant toute sa durée, il n'en est pas moins vrai que, dans bien des cas, sans perdre pour cela son caractère d'essentialité, elle donne lieu à des manifestations locales.

---

(1) *Des changements dans le climat de la France ; histoire de ses révolutions météorologiques.* Paris, 1845, un vol. in-8o.

(2) *Rapport sur le choléra-morbus asiatique qui a régné dans le midi de la France en* 1835. Montpellier, 1836, un vol. in-8°.

(3) *De l'épidémie connue sous le nom de* Grippe *qui a régné à Montpellier en* 1837. Montpellier, 1841, in-8°.

Or , quelles sont les conditions qui influent sur le siége de ces manifestations ? Ces conditions sont variées : ce sont l'affection , le pays , la saison , les lieux , la constitution médicale régnante , les prédispositions héréditaires ou non-héréditaires , etc.

Pour l'affection , nous voyons que l'affection catarrhale a ses manifestations locales les plus communes sur la muqueuse respiratoire et nasale. Il s'agit alors le plus souvent d'un coryza , d'un catarrhe pulmonaire ; il s'agit pourtant quelquefois aussi d'une pneumonie , d'une pleurésie , d'une irritation gastro-intestinale , d'un oreillon , etc.

L'affection inflammatoire amène communément des congestions , des inflammations cérébrales ou pulmonaires , des irritations gastriques ; à l'affection putride reviennent les localisations intestinales , etc.

Pour le pays , nous voyons que , dans les pays froids et secs , les mouvements fluxionnaires se portent de préférence sur le poumon , la plèvre , le cerveau ; tandis que , dans les pays froids et humides , ils affectent plus particulièrement les muqueuses : muqueuse respiratoire , urinaire , digestive ; tandis que , dans les pays chauds , ils ont de la prédilection pour l'intestin , pour le gros instestin surtout , pour le foie.

La fièvre rémittente ou intermittente qui , dans tel pays , offre tel phénomène particulier , du côté de telle partie , en présentera tel autre dans un pays différent. Ainsi , l'un des bâtiments qui ont fait partie de l'escadre de l'amiral Laplace , il y a quelques années , étant arrivé à Madagascar , l'équipage fut atteint d'une épidémie de fièvre rémittente qui offrait cela de particulier , que presque tous les malades étaient atteints de délire gai dans l'exacerbation. Le navire quitte Madagascar et arrive au Sénégal six mois plus tard. Une fièvre rémittente épidémique se manifeste de nouveau ; mais ici, il n'y a pas de délire : ce qu'on observe , ce sont des selles dyssentériques. Nous pourrions multiplier ces exemples.

Il est pourtant certaines affections qui sont tellement tranchées dans les phénomènes qu'elles présentent, qu'elles paraissent braver les pays les plus différents pour se mettre au-dessus de leurs lois pathologiques. Le choléra-morbus asiatique est de ce nombre. Dans les pays glacés, comme sous la zone torride, c'est toujours sur le tube intestinal que se fait la manifestation locale. Dans l'Inde , dans la Perse , en Russie , en Allemagne , en France , etc. , ce sont toujours des vomissements et des selles de matière séreuse. La peste, quel que soit le pays où on l'observe , nous offre des bubons et des charbons.

On voit que ces affections à caractères locaux toujours les mêmes , en général du moins, sont de celles qui constituent les grandes épidémies.

Les saisons nous offrent , sous le rapport des localisations , une tendance tout à fait analogue à celle des pays. Selon qu'elle est froide et sèche, ou froide et humide , ou chaude , elle donne lieu à des localisations, soit sur les parenchymes thoraciques ou crâniens, soit sur la muqueuse respiratoire, soit sur l'intestin.

Nous pouvons en dire tout autant des lieux. Les plateaux des montagnes sont pour les localisations sur les parenchymes du thorax ou du crâne, tandis que dans les vallées, c'est sur les muqueuses respiratoire, digestive et urinaire que se fait le mouvement fluxionnaire.

Les constitutions médicales ont une grande influence sur ces localisations. Ainsi, dans la constitution médicale dite catarrhale, on a vu quelquefois les mouvements fluxionnaires se porter de préférence sur les méninges, ou bien sur le cerveau, ou bien sur les parotides, les poumons, les dernières ramifications bronchiques, la vessie, les intestins, l'œil, etc. La raison qui a amené, dans ces divers cas, la fluxion plutôt sur tel point que sur tel autre, abstraction faite de l'influence de la saison et des lieux, a été le plus souvent impossible à déterminer.

Les prédispositions héréditaires sont une source d'attraction pour les mouvements fluxionnaires. Chez celui qui aura un organe délicat par transmission héréditaire, ce sera sur cet organe que la fluxion aura de la tendance à se porter. Il en sera de même pour celui qui aura un organe infirme, soit naturellement en dehors de l'hérédité, soit parce que cet organe aura déjà été malade, ou surtout parce qu'il l'est encore.

Rien n'est plus commun que de voir les fièvres multiplier leurs manifestations locales. Il n'est pas rare, par exemple, que la fièvre catarrhale donne lieu tout à la fois à une fluxion sur le poumon, la plèvre et le tube digestif. La fièvre typhoïde ne se borne pas toujours à des localisations intestinales, elle détermine aussi quelquefois des manifestations sur le larynx, sur le poumon, sur le tissu cellulaire sous-cutané. Il en est de même des autres espèces de fièvres.

Dans certains cas, les localisations sur les organes divers se font dès les premiers moments ; dans d'autres, elles n'ont lieu que successivement. On peut suivre le mouvement fluxionnaire se portant d'un point à un autre. Nous avons rapporté un fait d'affection catarrhale dans lequel la fluxion, fixée d'abord aux lombes, remonta ensuite entre les épaules, passa à l'épaule gauche, de l'épaule gauche à la plèvre du côté correspondant, de la plèvre au poumon voisin, et du poumon à l'intestin où elle détermina une diarrhée critique. Les exemples de ce genre, qui sont loin d'être rares, montrent combien les lésions locales sont sous la dépendance de l'état morbide général ; elles montrent que ces lésions locales sont nécessairement postérieures à l'établissement de l'affection, et elles expliquent pourquoi les bons observateurs ont voulu distinguer ces fièvres, même avec lésion d'organes, des fièvres purement symptomatiques d'une lésion physique ou chimique.

Les fièvres ne conservent pas toujours, pendant toute leur durée, les caractères qu'elles offraient d'abord. Telle fièvre qui présentait, dans le principe, telle affection élémentaire, peut, sous l'influence de telle ou telle cause, changer de caractère, se montrer avec telle autre affection élémentaire, et rester avec cette nouvelle affection jusqu'à sa terminaison ; telle autre fièvre change plus ou moins subitement et se présente sous un nouvel aspect, jusqu'à ce que les conditions qui ont amené ce changement soient détruites ; enfin telle autre fièvre composée se dépouille de l'association qu'elle présente. Ainsi, une fièvre inflammatoire, par l'effet d'une hémorrhagie, de sueurs ou de tout autre phénomène critique, ou bien par suite d'une saignée, se change en fièvre simple et reste telle quelle jusques à la guérison. Une fièvre catarrhale, bilieuse, muqueuse, sous l'influence d'un traitement intempestif, antiphlogistique le plus souvent, change de caractère et devient ataxique. Que ce nouvel état soit combattu par des moyens rationnels et on le voit disparaître, laissant l'affection redevenir ce qu'elle était auparavant. Dans une affection catarrhale-bilieuse, des vomissements, des selles bilieuses enlèvent l'état bilieux et laissent isolé l'état catarrhal.

Rien n'est plus propre à faire connaître ces changements survenus dans le caractère des fièvres que la doctrine des affections élémentaires. Elle permet de suivre de l'œil, chez le même individu, ces transformations, ces substitutions, ces désagrégations qui font que telle médication majeure qui était convenable la veille ne l'est plus le lendemain, que cette médication doit changer du matin au soir, d'une heure, d'un instant à l'autre.

C'est encore dans la détermination des rapports qui existent entre les fièvres et les lésions locales que les affections élémentaires jouent un rôle important. Nous savons en effet que les fluxions qui se font sur les organes, même les plus délicats, sont toujours dominées par l'état morbide général, non-seulement dans leurs évolutions successives, mais encore dans leur

traitement. Nous savons qu'avec telle affection élémentaire, les fluxions exigent tel traitement, qu'elles
en repoussent au contraire formellement tel autre ; et
c'est surtout dans les fièvres que ces règles réclament
leur application.

La fièvre, lorsqu'elle accompagne une affection spéciale non-élémentaire telle que l'érésipèle, le rhumatisme, la goutte, les exanthèmes aigus, etc., prend le
nom de fièvre *concomitante*.

La fièvre *concomitante* emprunte ses caractères aux
mêmes influences que la fièvre essentielle. Si nous
prenons pour exemple le rhumatisme, nous verrons
que la fièvre qui l'accompagne présentera des différences générales selon qu'on l'observera dans tel ou tel
pays, dans tel ou tel lieu, dans telle ou telle saison,
sous telle ou telle constitution médicale.

Ainsi, dans les pays froids et secs, sur les plateaux
des montagnes, dans les hivers froids et secs, par les
constitutions médicales dites inflammatoires, la fièvre
concomitante du rhumatisme sera généralement inflammatoire.

Dans les régions froides et humides, dans les vallées, dans les hivers froids et humides et dans le
printemps de notre pays, par les constitutions médicales dites catarrhales, cette fièvre concomitante aura
le caractère catarrhal.

Dans les pays chauds et secs, dans les étés qui,
chez nous, offrent ces conditions, par les constitutions
médicales dites bilieuses, cette fièvre sera générale-

ment bilieuse ; tandis que, dans les pays chauds et humides, dans les étés qui ont ces caractères, et par les constitutions médicales dites bilieuses-putrides, elle sera bilieuse-putride.

Les indications fondamentales devant être fournies par cette fièvre concomitante, rien n'est plus important que de savoir bien l'apprécier.

Si, au lieu de faire la distinction de ces diverses espèces de fièvre concomitante, on considère cette fièvre comme toujours la même, quel que soit le pays, quel que soit le lieu, quelle que soit la saison, la constitution médicale, on en est conduit à la considérer comme purement inflammatoire, et à ne la traiter que par des moyens toujours identiques, qui n'offrent de la différence que par le degré auquel on les emploie.

La fièvre concomitante pouvant prendre tous les caractères propres aux affections élémentaires, soit dans leur isolement, soit dans leurs associations entre elles, rend indispensable la connaissance approfondie de ces affections. Et combien de fois ne change-t-elle pas de caractère chez le même individu, non-seulement dans le rhumatisme, la goutte, l'érésipèle, mais surtout dans les exanthèmes et dans la variole principalement ! Que de difficultés, que de méprises, si l'on n'est pas bien campé sur cette importante doctrine !

Les fièvres se terminent maintes fois par des crises. Ce genre de terminaison appartient surtout aux fièvres continues ; il est bien plus rare pour les rémittentes et les intermittentes.

Les crises des fièvres continues consistent le plus souvent en des phénomènes qui ont lieu par des voies diverses : peau, muqueuses, glandes, tissu cellulaire, etc. Les phénomènes critiques ne sont pas absolument communs à toutes les fièvres. Il en est qui s'observent surtout dans telle fièvre, tandis que d'autres sont plus particuliers à telle autre. Cette connaissance est nécessaire au médecin ; elle devient pour lui une source précieuse d'indication.

La fièvre catarrhale se juge souvent par des sueurs générales, plus rarement par des selles.

La fièvre inflammatoire fait ses crises par un épistaxis, par des sueurs, par des selles, par un phlegmon.

La fièvre bilieuse se juge fréquemment par des selles bilieuses ; rarement d'une autre manière. Les vomissements bilieux qu'elle présente souvent sont tout au plus le commencement de la crise. On ne peut même les considérer communément que comme symptomatiques, en raison de l'époque à laquelle ils surviennent et du peu d'influence qu'ils ont sur la marche de la maladie.

La fièvre muqueuse ne connaît guère d'autre crise qu'une diarrhée séreuse. Encore même celle-ci est-elle, dans bien des cas, tout autant symptomatique que critique, puisqu'elle se montre souvent presque au début de la maladie et dure tout aussi longtemps qu'elle.

Rien n'est rare comme les crises dans les fièvres avec élément ataxique, adynamique, ou malin. Le fâcheux état dans lequel se trouvent les forces vitales en donne la raison.

Les fièvres rémittentes ne sont guère susceptibles de

crise que lorsqu'elles sont associées à l'élément catarrhal et qu'on les observe au printemps. Il n'est pas
rare, en effet, alors que des sueurs emportent et l'é-
lément catarrhal et l'élément rémittent. Il n'en est plus
ainsi en automne, où l'élément catarrhal, après s'être
dissipé, laisse après lui l'élément rémittent, qui le plus
souvent ne tarde pas à se changer en intermittent.

Les fièvres intermittentes ne sont susceptibles de
crise que lorsqu'elles ont persisté tout l'hiver. Au
printemps, on voit parfois la fièvre se rapprocher de
plus en plus du type quotidien, prendre ce type, devenir continue, persister ainsi plusieurs jours, et guérir enfin en emportant des lésions diverses, telles que
l'engorgement de la rate ou du foie, l'ascite, l'anorexie, la dyspepsie, etc.

Le siége de la maladie a de l'influence sur la direc-
rection que prennent les crises. Tel phénomène qui
serait critique pour telle maladie ne l'est pas pour telle
autre. Ainsi, les selles sont très-convenables pour juger
une encéphalite; elles sont, au contraire, rarement
critiques pour une pneumonie, pour une pleurésie.
Les hémorroïdes jugeront un commencement d'hépatite, les crachats une pneumonie, etc.

Une affection non-élémentaire, telle que le rhumatisme, l'érésipèle, la goutte, etc., se juge quelquefois
par les crises qui sont propres à la fièvre concomitante. Ainsi, le rhumatisme, l'érésipèle, la goutte,
avec fièvre concomitante bilieuse, éprouvent une amélioration extrême, se jugent même par des selles de
nature bilieuse; un rhumatisme, une goutte avec fiè-

vre catarrhale, sont emportés par des sueurs générales, etc.

Les lésions anatomiques que déterminent les fièvres sont toujours en rapport avec l'espèce de la fièvre. Elles serviraient à les faire distinguer les unes des autres, si les symptômes généraux n'étaient pas suffisants.

Nous avons, en effet, constaté par des autopsies nombreuses de sujets dont nous avions suivi avec soin la maladie, qu'il y avait toujours synergie complète entre l'état général et l'état local. Nous avons reconnu que telle fièvre déterminait tel genre de lésion anatomique, que telle autre fièvre en amenait telle autre.

Si nous prenons pour exemple un organe où les observations sont le plus faciles, le poumon, nous avons remarqué que la pneumonie, lorsqu'elle avait existé avec une fièvre inflammatoire, offrait une hépatisation étendue, telle qu'on ne l'observe dans aucune autre fièvre.

Nous avons reconnu que dans la pneumonie avec fièvre catarrhale, bien que l'hépatisation fût étendue, elle l'était toujours relativement moins que dans la pneumonie avec fièvre inflammatoire, tandis que l'engouement était plus prononcé.

Nous avons reconnu que dans la pneumonie bilieuse l'hépatisation était restreinte, tandis que l'engouement séro-sanguinolent était au contraire considérable.

La pneumonie qui nous avait présenté le caractère ataxique, nous a offert fort peu d'hépatisation, mais, en revanche, nous avons remarqué beaucoup d'engouement d'une teinte violacée, presque noirâtre ; nous avons même, dans deux cas, constaté la présence de foyers gangréneux.

C'est enfin dans la pneumonie adynamique et dans la pneumonie maligne surtout, que nous avons eu l'occasion d'observer la gangrène du poumon avec un engouement noirâtre.

Les lésions fournies par la pleurésie nous ont présenté des différences tout aussi remarquables.

La pleurésie franchement inflammatoire nous a seule offert un véritable épanchement de pus louable, crémeux.

Nous n'avons vu que de la sérosité purulente dans les pleurésies catarrhales ou catarrhales-bilieuses.

Dans la pleurésie maligne, nous avons eu l'occasion d'observer un épanchement de sérosité sanguinolente.

Les différences que les fièvres nous ont présentées dans les lésions anatomiques des organes dont nous venons de parler, ne peuvent qu'exister aussi pour les autres. Quand on a observé de la gangrène au cerveau, certainement la fièvre n'avait pas été la même que lorsqu'on y a rencontré du pus. Du pus louable ne se forme ni avec une fièvre maligne, ni avec une fièvre adynamique, ni même avec une fièvre avec élément ataxique ; la gangrène, au contraire, est le résultat assez fréquent de ces affections morbides, de l'affection maligne surtout. Quand on a observé de la gangrène au foie, aux reins, aux amygdales, aux parotides, etc., on n'avait pas eu certainement affaire à une fièvre inflammatoire, ni même à une fièvre catarrhale,

bilieuse, muqueuse. L'ataxie, l'adynamie, la malignité surtout, s'en étaient probablement mêlées.
Dans les cas, en effet, où la gangrène de ces organes
a été observée par des auteurs divers, il a été presque
toujours question de fièvres de mauvais caractère.
Ainsi, dans la peste de Marseille de 1720, observée
par Deidier, des plaques ou des foyers gangréneux
furent souvent observés au cerveau, au foie, aux
poumons, aux intestins, aux reins, etc. Le caractère
de l'affection était éminemment malin.

Les nécropsies faites à ce point de vue, en mettant
les lésions anatomiques en regard des symptômes généraux que les malades ont présentés, ont une importance bien plus élevée que celle qui consiste à poursuivre les lésions anatomiques jusques à leur dernière
expression, à s'aider du microscope ou des réactifs
chimiques, pour n'en tirer que des inductions plus
ou moins futiles ou erronées.

Ce rapprochement des symptômes généraux et des
lésions cadavériques suffirait à lui seul pour faire établir entre les fièvres les différences qu'on leur reconnaît. On conçoit donc tout ce que des esprits non pré-
venus doivent en conclure par rapport aux indications
thérapeutiques. Mais reconnaître à quelle espèce de
fièvre on a affaire n'est pas aussi facile que de préciser
le siége des manifestations locales. Nous n'avons jamais ouï dire à aucun médecin qu'il éprouvât de la
difficulté à déterminer le siége d'une maladie, bien
souvent au contraire nous avons entendu des hommes
qui étaient loin d'être sans instruction, manifester la

peine que leur donnait parfois la détermination d'une fièvre. Un pareil aveu, par rapport au diagnostic le plus important, est certainement fait pour que nous insistions d'autant plus sur la nécessité d'avoir recours au véritable guide du praticien dans ces circonstances, d'avoir recours à notre doctrine élémentaire ; c'est là sa boussole ; c'est elle qui lui fera éviter les écueils dont est si souvent hérissé l'exercice de notre art, et qui le fera arriver au port par la voie la plus sûre et la plus courte possible.

C'est par la doctrine des éléments, nous le répétons, que le médecin est mis surtout à même de reconnaître le caractère des fièvres qui se présentent à lui. Ces fièvres ont bien quelques types principaux, tels que le type inflammatoire, le type catarrhal, le type bilieux, muqueux, adynamique, malin, intermittent, rémittent, qu'il est assez facile d'apprécier ; mais à combien de variétés ces types ne donnent-ils pas lieu, soit en s'associant entre eux, soit en s'associant avec l'élément nerveux. Or, quelle n'est pas la peine du médecin pour les reconnaître, lorsqu'elles ont un caractère insolite ! Elles sont souvent pour lui plus qu'un problème. Et que peut être alors le traitement, que peut être une médication qui ne s'appuie que sur des suppositions plus ou moins hasardées ! C'est alors que l'on attend une autopsie pour consulter les solides ; c'est alors que, sans indication aucune, et souvent même, bien qu'il existe des contre-indications, on fait une saignée pour examiner le sang, pour voir comment s'y comportent les globules, la fibrine et l'albumine ; c'est alors qu'on soumet les liquides aux réactifs chimiques, c'est alors qu'on expérimente sur tel ou tel médicament. Voyez si ce que l'on a fait pour le choléra asiatique n'est pas la preuve bien évidente de l'incertitude médicale de nos Modernes, du défaut complet pour eux de ce qu'on appelle *une doctrine!* Et voyez même si les maladies les plus communes, les fièvres avec élément ataxique, adynamique ou malin, ne semblent pas les braver tous les jours. Où en sont-ils encore de leur diagnostic, où en sont-ils de leur thérapeutique!

Que faisons-nous dans les cas dont nous venons de parler? Nous cherchons à déterminer les éléments qui entrent dans la composition, dans la constitution de ces fièvres, parce que nous savons que ces éléments une fois déterminés, notre thérapeutique est toute trouvée, en raison des indications qui sont propres à chacun d'eux.

Nous ne repoussons pas les expérimentations, soit sur les liquides, soit sur les médicaments; le médecin ne saurait jamais trop étendre le cercle de ses connaissances; mais nous nous gardons bien d'y chercher des indications majeures, et nous nous abstenons de toute expérimentation qui peut faire courir quelque danger au malade. Nous savons que nous ne trouverons nos indications capitales que dans les modifications vitales qui nous sont présentées par l'état morbide général.

Qu'une nouvelle épidémie insolite vienne nous visiter, et, tandis qu'autre part on ne voudra prendre des indications que sur l'ordre du scalpel, du microscope ou des réactifs chimiques, tandis que mille moyens divers seront conseillés, qu'on expérimentera sur tel

15

ou tel remède, nous ne nous occuperons que de
déterminer les éléments que présentera l'affection épidémique, ce qui certes ne sera ni difficile, ni bien long,
et alors nos indications thérapeutiques seront toutes trou-
vées. Nous ferons aussi des autopsies, nous examinerons
les solides et les liquides, mais ce ne sera que pour mettre
les lésions qu'ils présenteront en regard de l'affection
qui leur aura donné naissance. Ce sera dans cet examen comparatif que nous trouverons les rapports qui
les unissent : ils ne pourront que nous confirmer dans
cette vérité fondamentale : que les lésions des organes
sont dominées par l'état morbide général.

Si le médecin éprouve parfois de la peine à porter
son diagnostic sur une fièvre parfaitement essentielle,
sans lésion locale ; s'il est exposé à commettre des erreurs, à confondre telle fièvre avec telle autre, combien
n'est-il pas plus sujet à se tromper lorsque ces lésions
locales existent, lorsque c'est surtout un organe important qui est atteint. C'est alors qu'il faut une conviction
médicale bien prononcée, pour ne pas se persuader
que c'est la lésion locale qui domine la fièvre ; c'est
alors qu'on tremble, pour ainsi dire, devant l'irritation,
la congestion, la phlegmasie d'un organe. On ne croit
avoir de moyen de salut que dans ce qui diminuera cette
irritation. C'est dans les émissions sanguines, soit générales, soit locales ; c'est dans les boissons émollientes, les topiques de même nature, qu'on place son
espoir. On a bien des doutes que la fièvre ne soit pas
telle qu'elle exige ces moyens, mais on n'ose pas s'arrêter à cette idée. Alors, ou bien on méconnaît le ca-

ractère de cette fièvre, ce qui est le plus fréquent ; ou bien, sans le méconnaître, on n'est pas suffisamment convaincu que les indications thérapeutiques qu'il fournit doivent dominer celles que paraissent donner les lésions locales. Que de fois n'avons-nous pas vu des médecins qui ne niaient pas l'existence des fièvres avec l'élément ataxique, adynamique ou malin, et qui les auraient traitées d'une manière convenable s'il n'eût pas existé de lésion anatomique, s'arrêter devant l'idée que le même traitement fût nécessaire, alors que ces lésions anatomiques existaient, qu'il y avait une pneumonie, une gastro-entérite, etc. !... Ils auraient craint que les moyens propres à combattre ces fièvres, n'augmentassent les désordres anatomiques ! Cette idée : que les lésions locales sont dominées dans leurs phénomènes par l'état morbide général, ne pouvait pas entrer dans leur esprit. Leur aveuglement allait jusqu'à dire qu'il fallait avoir recours alors aux antiphlogistiques locaux, aux émollients ! Et pourtant, si ces mêmes médecins avaient eu à traiter une fièvre rémittente pleurétique, pneumonique, apoplectique, parfaitement simple, ou surtout pernicieuse, ils n'eussent pas hésité à prescrire d'emblée le sulfate de quinine, ou le quinquina même. Est-ce que l'analogie la plus complète n'existe pas dans ces cas? Dans l'un comme dans les autres n'est-ce pas la fièvre qui domine la lésion locale?

Ce sujet est d'une grande importance à nos yeux ; et cette importance est d'autant plus grande que même parmi les jeunes médecins qui semblent le plus péné-

trés de nos doctrines, la conviction n'est pas complète
à ce sujet. Nous croyons qu'un examen plus approfondi
des faits de cette sorte serait de nature à les ramener
dans la voie de la vérité.

C'est encore dans le cas de fièvre concomitante d'une
affection non-élémentaire, que le diagnostic de cette
fièvre est du plus haut intérêt. Qu'il s'agisse, par exemple, du rhumatisme, l'indication principale étant donnée par cette fièvre concomitante, il est de la plus
grande importance de déterminer avec précision le caractère qu'elle présente. Selon qu'on aura reconnu
que cette fièvre est inflammatoire, ou catarrhale,
bilieuse, muqueuse, rémittente, intermittente, ou
bien qu'elle présente le cachet ataxique, malin ou
adynamique, on aura à faire le traitement de celui
de ces éléments qu'on aura constaté, l'affection rhumatismale ne devant fournir, par elle-même, que les
indications secondaires ou des contre-indications. Ainsi
on aura à faire, tantôt le traitement de la fièvre inflammatoire, tantôt le traitement de la fièvre catarrhale,
de la fièvre rémittente, ou bien celui de la fièvre
bilieuse, etc., en tenant compte toutefois des modifications que peuvent imprimer à l'état général les
fluxions articulaires. On voit donc combien est susceptible de varier la thérapeutique du rhumatisme, par
cette considération seule, que la fièvre concomitante
présente tel ou tel caractère.

Que l'on mette en regard de ce traitement du rhumatisme, établi par la distinction de la fièvre concomi-

tante, traitement consacré par l'expérience des siècles, celui qui consiste à ne voir dans le rhumatisme qu'une inflammation, et à ne considérer la fièvre que comme un état général purement symptomatique, toujours le même; que l'on mette en regard, dis-je, ces deux modes de traitement, que l'on en suive, s'il est possible, les résultats, et l'on sera bientôt édifié sur la valeur respective qu'ils possèdent.

Qu'il s'agisse de toute autre affection spéciale non-élémentaire: de l'érésipèle, de la goutte, de la variole, de la rougeole, de la scarlatine, etc., ce sera encore vers le diagnostic de la fièvre concomitante que devra se porter par-dessus tout l'attention du médecin, parce que, nous le répèterons encore, c'est cette fièvre concomitante qui devient le sujet des indications capitales; l'érésipèle, la goutte, la variole, etc., ne donnant par eux-mêmes que les indications secondaires, qui ont surtout pour but de favoriser l'éruption, la fluxion; de l'empêcher de se porter au-dedans; de contre-indiquer l'emploi de tel ou tel moyen qui conviendrait pour la fièvre concomitante, etc.

Le diagnostic doit encore porter sur les associations élémentaires que présentent les fièvres dans des cas si nombreux. N'imitons pas les Modernes qui, croyant simplifier la médecine, n'ont voulu toujours voir qu'une seule et unique fièvre, et qui ont par conséquent rejeté ces associations, probablement parce qu'ils ne les connaissaient pas. Que ne dirait-on pas aujourd'hui des chimistes qui ne voudraient voir partout que des corps simples? Ce que l'on dirait d'eux s'appliquerait fort bien à nos Modernes.

Le diagnostic de ces associations des affections élémentaires est de la plus haute importance. Il importe en effet de savoir quels sont les éléments qui entrent dans la constitution d'une affection composée, afin d'établir sur cette connaissance les indications thérapeutiques les plus majeures.

Il importe de connaître quels sont les éléments qui se sont unis entre eux, parce que, selon qu'il s'agit de tel ou tel élément, il faut commencer par combattre d'abord celui-là plutôt que tel autre; parce qu'il faut d'autres fois les attaquer tous les deux en même temps; parce que d'autres fois enfin l'association de tel élément avec tel autre suffit pour que l'on ne doive s'occuper que de l'un d'eux.

N'avons-nous pas besoin de déterminer les éléments qui entrent dans la formation d'une fièvre catarrhale-bilieuse, catarrhale-muqueuse, catarrhale-maligne, catarrhale-rémittente; n'avons-nous pas besoin de connaître les éléments que présente une fièvre inflammatoire-bilieuse, rémittente-inflammatoire; n'avons-nous pas besoin de connaître les éléments qui entrent dans la constitution d'une fièvre bilieuse-putride, bilieuse-maligne, bilieuse-ataxique; d'une fièvre muqueuse-ataxique, muqueuse-adynamique, muqueuse-maligne, rémittente-muqueuse, etc.? Si nous ne pouvons parvenir à établir le diagnostic de ces affections composées, nous serons dans l'impossibilité de les traiter d'une manière convenable.

La connaissance de ces associations élémentaires nous obligera à faire un traitement qui amènera la fièvre à se réduire à sa plus simple expression. D'une affection composée, nous arriverons à n'avoir qu'une affection simple, ou bien le diagnostic de tel élément nous obligera à négliger tel autre élément, et nous indiquera l'emploi urgent de moyens qui sauveront la vie du malade.

Nous aurons à porter notre diagnostic sur les complications qui se présenteront dans les fièvres, complications qu'il ne faut pas confondre avec les coassociations. Nous nous garderons encore de considérer comme complications ces lésions locales qui sont purement symptomatiques de la fièvre et qui, bien qu'elles fournissent le plus souvent des indications particulières, ne sauraient faire que la maladie soit compliquée. Les complications sont surtout constituées par des conditions qui existent chez l'individu lorsqu'il est atteint de sa nouvelle affection. Ce seront des diathèses telles que le rhumatisme, la goutte, les scrofules ; ce seront des maladies chroniques de tel ou tel organe, ce seront des phénomènes particuliers inhérents à l'âge, tels que la dentition ; au sexe, tels que le retard ou la suppression des menstrues, l'accouchement, l'âge critique, etc.

La coexistence de telle affection, de telle maladie, qui se tient en dehors de la nouvelle affection morbide, ne saurait non plus être confondue ni avec l'association, ni avec la complication, ni avec le phénomène symptomatique.

La fièvre n'est pas toujours un événement fâcheux, bien s'en faut. Elle ne nous apparaît telle que lorsqu'elle menace les forces de la vie, comme, par exemple, lorsqu'elle présente le génie ataxique, adynamique ou malin, ou bien qu'elle est susceptible de produire des altérations fâcheuses dans les organes. Dans les autres cas, il faut la considérer comme un acte de la nature au moyen duquel elle ramènera l'agrégat vivant à l'état normal, soit en rétablissant des fonctions suspendues, soit en se débarrassant de certains principes morbides ou en les neutralisant.

Pouvons-nous, en effet, considérer comme fâcheuse la fièvre catarrhale si c'est par son intervention que doivent être rétablies les fonctions de la peau, que doit être dissipée l'affection catarrhale?

Pouvons-nous considérer comme fâcheuse la fièvre bilieuse, la fièvre muqueuse, si c'est à ces fièvres que nous devons la solution des affections de ce nom?

Pouvons-nous considérer comme fâcheuse cette fièvre tierce ou continue du printemps qui succède à la fièvre intermittente quarte de l'hiver? N'est-ce pas à elle que nous devons souvent la résolution des engorgements du foie ou de la rate?

Pouvons-nous nous empêcher de regarder comme une circonstance heureuse la fièvre, lorsqu'elle amène, ainsi qu'on en a tant d'exemples, la guérison d'un ascite, d'un œdème, d'un engorgement ganglionnaire, d'une maladie nerveuse, etc.?

Et pourquoi la fièvre maligne est-elle si souvent fâcheuse si ce n'est parce que l'affection morbide est à un degré trop élevé pour que la fièvre puisse la dominer? Elle est maligne, cette fièvre, parce qu'elle ne peut pas se développer, parce qu'elle ne peut pas dominer l'affection. La température souvent normale de la peau, la petitesse, le peu de fréquence et de consistance du pouls, sont là pour prouver que la réaction ne peut se faire. Il y a une lésion trop profonde des forces vitales par le génie morbide.

La peste est certainement une maladie fort grave, mais est-ce dans les cas où la fièvre se développe facilement, où les symptômes qui lui sont propres se dessinent franchement qu'elle présente des dangers? Non certainement ; l'état du malade n'inspire guère de craintes sous ces conditions. Il est loin, au contraire, d'en être ainsi lorsque la fièvre éprouve de la peine à se développer, alors pourtant qu'il y a des symptômes graves. Le malade court, dans ces cas, le plus grand danger, et s'il est alors une bonne thérapeutique, c'est celle qui donnera de l'élan à la fièvre, qui ranimera la chaleur de la peau, qui imprimera de l'énergie aux artères.

Dans une épidémie d'ergotisme convulsif qui régna en Prusse et dont Burghart a donné la description, les malades chez qui il survenait une fièvre continue et d'abondantes sueurs après les accès de spasme, — telle est son expression —, guérissaient en bien plus grand nombre que les autres.

Qu'est-ce qui fait le danger de l'élément ataxique

dans la fièvre si ce n'est la difficulté qu'éprouve cette fièvre à se développer ? Avec des symptômes très-graves, en effet, tels que le délire, l'altération des traits du visage, les soubresauts des tendons, on voit que le pouls est presque normal. Le défaut de synergie entre ces symptômes morbides et la fièvre est moins prononcé que dans la fièvre maligne, mais il existe cependant.

Qu'est-ce qui rend encore si grave le pronostic de la fièvre intermittente-maligne si ce n'est la lésion profonde des forces vitales et la difficulté qu'éprouve la fièvre à la surmonter ?

La fièvre n'est donc pas généralement un acte fâcheux. Loin de là, il faut la considérer comme un événement salutaire. La régulariser, la tempérer ou l'exciter ; la ramener autant que possible, en un mot, aux conditions d'une fièvre simple, voilà le rôle qu'a à remplir le médecin.

Le changement du type de la fièvre est tantôt fâcheux, tantôt favorable.

Il est fâcheux, par exemple, de voir une fièvre rémittente se changer en intermittente, et passer du type tierce au type quarte. On a alors à craindre qu'elle ne dure tout l'hiver, et qu'elle n'amène ou entretienne les engorgements des viscères abdominaux.

Dans bien des cas cependant, on voit avec satisfaction une fièvre continue se changer en rémittente ou en intermittente. Ce sont ces cas où la fièvre continue se joue de la thérapeutique ; on en a bien plus facilement raison lorsque la rémittence ou l'intermittence se prononce.

Dans d'autres cas, comme nous venons de le dire il n'y a qu'un instant, c'est sur le changement du type quarte au type tierce, ou du type intermittent au type continu, à l'arrivée du printemps, qu'on fonde l'espoir de la guérison définitive de la fièvre et de la résolution des engorgements abdominaux.

Les indications fournies par la fièvre varient selon l'élément ou les éléments qu'elle présente.

Les indications de la fièvre continue sont de la ramener autant que possible au rang de fièvre simple, cas dans lequel on s'en rapporte généralement à la nature pour le soin de la guérir.

Si l'affection élémentaire représentée par la fièvre est dépouillée de toute association, de toute complication, il faut pourvoir aux indications qui lui sont propres.

La fièvre inflammatoire requiert le traitement propre à l'élément inflammatoire. La fièvre catarrhale, la fièvre bilieuse, la fièvre muqueuse réclament le traitement propre aux éléments de ce nom. Il en est de même pour la fièvre maligne, pour la fièvre adynamique, pour la fièvre avec élément ataxique.

Il n'y a aucun avantage à laisser subsister ces fièvres, il peut être du plus haut danger de les abandonner à elles-mêmes. En effet, si la fièvre catarrhale, si la fièvre bilieuse, la fièvre muqueuse peuvent sou-

vent guérir par les seuls efforts de la nature au moyen
des crises : sueurs, vomissements et selles, il n'en est
pas moins vrai qu'il faut souvent aider la nature, la
provoquer dans ses actes curateurs ; il n'en est pas
moins vrai que l'abandonner à elle-même dans ces cas,
c'est s'exposer à voir ces fièvres se compliquer d'un
élément plus grave, ou bien donner lieu à des désordres organiques qui peuvent être pleins de danger.
Quant à la fièvre inflammatoire, les congestions qu'elle
amène sont bien plus à redouter. Et pour ce qui est de
la fièvre maligne, de la fièvre adynamique, de la fièvre avec élément ataxique, quel est le médecin qui ne
verra pas l'indication précise de leur appliquer sur-le-
champ le traitement qui leur convient?

Si l'application de la méthode analytique a fait reconnaitre dans la fièvre, la présence de plusieurs affections élémentaires, c'est à cette méthode de les classer
dans leur ordre de prédominance, afin de ramener
autant que possible, par la thérapeutique, la fièvre à
ne présenter plus qu'un seul élément.

Il convient, dans ces cas, de commencer par attaquer, soit l'élément le plus influent, soit celui
qui est le plus susceptible de céder à nos moyens.
Ainsi, dans la fièvre catarrhale-maligne, l'élément
malin est le plus influent, c'est à lui que doit s'a-
dresser tout d'abord et promptement la thérapeutique ; ainsi, dans la fièvre bilieuse-inflammatoire, on
commencera par l'élément inflammatoire pour n'avoir
à s'occuper ensuite que de l'élément bilieux ; tandis
que dans la fièvre catarrhale-bilieuse, on attaquera

en premier lieu l'élément bilieux pour que l'affection se réduise à l'élément catarrhal.

Mais ce qu'on ne doit jamais perdre de vue, c'est que dans toute fièvre qui présente une affection élémentaire qui est de nature à compromettre la vie, quelles que soient les associations que l'on rencontre avec cette affection, c'est celle-ci qui présente la première et la plus urgente indication. Ainsi, qu'on ait affaire à une fièvre catarrhale-maligne, bilieuse-maligne, muqueuse-maligne, toute indication s'efface devant celle de l'élément malin, dès que sa présence est constatée. Il serait on ne peut plus grave de vouloir d'abord attaquer l'élément catarrhal ou bilieux, ou muqueux, afin de simplifier la maladie et la ramener à l'état de fièvre simplement maligne; on perdrait d'abord un temps précieux, irréparable, et de plus les moyens que l'on emploierait pour combattre ces éléments, ne feraient qu'augmenter le trouble, la lésion profonde des forces de la vie. Un vomitif, un purgatif, donnés dans ces circonstances ne peuvent être que mortels.

S'il importe de tenir compte des associations élémentaires dans les fièvres, il importe peut-être bien plus encore de ne pas méconnaître les antagonismes qui existent entre ces affections. C'est parce qu'on méconnaît cette loi d'antagonisme qu'on voit si souvent commettre des erreurs capitales en médecine pratique; et c'est surtout quand il existe des lésions locales, des fluxions, que ces erreurs sont faciles. Nous ne pouvons que nous en rapporter à ce que nous avons déjà dit à ce sujet.

Quand la fièvre existe avec une fluxion sur tel ou tel organe, le traitement de cette fluxion doit être établi sur le caractère de la fièvre, sur les affections élémentaires qui la constituent.

Si la fluxion était sans fièvre et qu'elle fût dépouillée de toute association avec l'élément nerveux, nous n'aurions devant nous qu'une seule affection élémentaire : l'élément fluxionnaire, dont nous aurions à rechercher l'origine, et dont nous devrions déterminer et le genre et l'espèce.

Mais du moment où il y a de la fièvre, il y a toujours au moins deux éléments dans l'affection, savoir : l'élément représenté par la fièvre et l'élément représenté par la fluxion. Il peut y en avoir un plus grand nombre si la fièvre est composée. Ainsi, une fièvre catarrhale-bilieuse avec fluxion nous offre trois éléments : l'élément catarrhal, l'élément bilieux et l'élément fluxionnaire.

Bien que l'élément fluxionnaire doive être considéré comme symptomatique de la fièvre, il est bon cependant de l'en distinguer, comme nous l'avons déjà dit, soit parce qu'il fournit des indications spéciales, soit qu'il oblige très-souvent à des modifications notables des indications propres à la fièvre.

Que nous ayons, par exemple, affaire à une fluxion de poitrine inflammatoire, ou, en d'autres termes, à une fièvre inflammatoire avec fluxion de poitrine, nous disons qu'il y a ici deux éléments : l'élément inflam-

matoire représenté par la fièvre et l'élément fluxionnaire représenté par la fluxion. Cette distinction est
toujours nécessaire ; elle donne une idée plus exacte de
l'état général, et de plus, la détermination de l'élément
fluxionnaire fait mieux préciser les indications particulières qui appartiennent au siége de la maladie, les
contre-indications qu'elle fournit à l'emploi de tel ou
tel moyen qu'on pourrait employer dans une autre circonstance. C'est en raison de l'existence de cet élément, par exemple, qu'on pourra juger une application
de sangsues, de vésicatoires nécessaire, etc.

Que la fluxion de poitrine soit du genre de celles
que nous appelons catarrhales, c'est-à-dire qu'il s'agisse
d'une fièvre catarrhale avec fluxion sur le poumon, nous
disons qu'il y a encore dans cette affection deux éléments : l'élément catarrhal et l'élément fluxionnaire.
C'est sur l'existence de ces deux éléments que nous
prenons nos indications en faisant attention toutefois à
quelle espèce de fluxion nous avons affaire ; car cette
fluxion peut être simplement humorale ou bien humorale et sanguine.

Qu'il s'agisse d'une fluxion de poitrine avec fièvre
bilieuse, nous trouvons dans cette affection la présence et de l'élément bilieux et de l'élément fluxionnaire. Nos indications sont prises et sur l'existence de
ces deux éléments et sur les modifications qu'ils sont
susceptibles de s'imprimer l'un à l'autre ; le siége de la
maladie ne vient qu'en seconde ligne pour telle indication particulière ou telle contre-indication.

Nous en dirons tout autant pour la fluxion de poitrine

avec une fièvre muqueuse. Ici, nous trouverons l'élément muqueux et l'élément fluxionnaire, qui deviennent la source de nos indications principales.

Que la fluxion de poitrine existe avec une fièvre qui a les caractères de l'ataxie, de l'adynamie, de la malignité, nous trouvons encore, soit l'un ou l'autre de ces éléments, et de plus l'élément fluxionnaire. Les premiers nous donnent des indications bien positives, de la plus haute urgence; le second nous fournit également des indications capitales.

Que la fluxion de poitrine existe avec une fièvre rémittente, il y a encore ici et l'élément rémittent et l'élément fluxionnaire. Mais nous avons à voir à quel degré se trouve la fluxion; car, si celle-ci est légère, elle ne réclame pas d'indication spéciale; il suffit pour la faire disparaître d'attaquer l'élément rémittent; tandis que si elle se présente avec une certaine intensité, il est nécessaire de la combattre avant d'en venir à l'emploi de l'antipériodique.

Il convient donc, dans tous les cas, nous le répétons encore, de considérer la fluxion comme constituant un élément distinct de l'élément fourni par la fièvre; il convient d'apprécier la part qu'elle apporte à cette fièvre par ce qu'elle a de général; et c'est dans ce but qu'il faut déterminer si cette fluxion est sanguine, ou humorale, ou mixte; si elle est générale ou locale. Le résultat heureux ou malheureux du traitement est le plus souvent dans cette distinction. Autant en effet tels moyens sont propres à la fluxion sanguine ou à la fluxion humorale, autant ceux qui conviennent à la première peuvent être fâcheux si on les emploie pour la seconde, et *vice versâ*. Il est très-fâcheux encore de ne pas faire la distinction du caractère local ou général de la fluxion ; les indications thérapeutiques sont trop différentes pour qu'on puisse les confondre.

Nous croyons enfin, en terminant cet article, devoir dire quelques mots sur l'espèce particulière de fluxion propre à telle ou telle fièvre.

Dans la fièvre inflammatoire, la fluxion est inflammatoire ou, en d'autres termes, c'est l'inflammation.

Dans la fièvre catarrhale, la fluxion n'est jamais purement sanguine ; elle est essentiellement humorale, et souvent exclusivement humorale ; mais elle peut être aussi mixte, c'est-à-dire sanguine et humorale.

Dans la fièvre bilieuse, la fluxion est tout autant sanguine qu'humorale. Parfois elle a, soit l'un, soit l'autre de ces caractères ; parfois elle est tout à la fois sanguine et humorale.

Dans la fièvre muqueuse, la fluxion peut présenter ces deux caractères, soit réunis, soit séparés ; elle est cependant plutôt humorale que sanguine.

Dans la fièvre avec élément ataxique, adynamique ou malin, la fluxion n'est jamais sanguine, elle est exclusivement humorale, ou doit du moins toujours être considérée comme telle ; aussi réclame-t-elle uniquement les antifluxionnaires appropriés à ce dernier genre de fluxion. Il y a antagonisme formel entre la fluxion propre à ces affections élémentaires et tout moyen qui peut affaiblir les forces ou les déprimer,

16

comme, par exemple, les émissions sanguines, même locales, les purgatifs, etc.

La fluxion sanguine, si elle est reconnue générale, nécessite souvent l'emploi des émissions sanguines générales. Parfois cependant il convient de ne pas trop la brusquer et de laisser à l'économie le soin de la calmer. C'est aux émissions sanguines locales pratiquées dans un lieu convenable : à l'anus, aux cuisses, par exemple, qu'il faut se borner dans ces cas.

La fluxion humorale, si elle est générale, réclame une plus grande énergie dans l'usage des moyens propres à la combattre.

Tel est, en quelques mots, l'esprit qui doit diriger le médecin pour ces fluxions qu'il rencontre dans les fièvres.

Il est encore un élément qui joue un grand rôle dans les fièvres, c'est l'élément nerveux. Des indications particulières, variant selon l'espèce d'élément nerveux, résultent de sa présence. Nous aurons plus tard à nous en occuper.

Si nous jetons à présent un coup d'œil sur les fièvres rémittentes ou intermittentes, nous trouverons encore à faire l'application des principes que nous venons d'exposer, savoir : de ramener la fièvre au rôle de fièvre rémittente ou intermittente simple, afin de n'avoir à prescrire que l'antipériodique.

Mais, si cette fièvre est pernicieuse, maligne, quelles que soient les associations ou complications qu'elle présente, il n'y a qu'une indication à remplir, et elle est urgente : c'est de donner l'antipériodique.

S'il existe avec cette fièvre pernicieuse une fluxion, et que cette fluxion soit de nature à présenter des indications particulières, on n'a pour la combattre que les vésicatoires ; tout autre moyen qui pourrait augmenter la lésion des forces vitales, tel que les émissions sanguines, même locales, etc., est sévèrement prohibé.

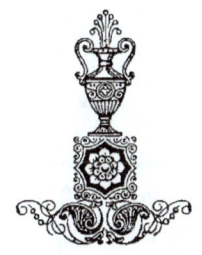

TROISIÈME PARTIE.

DE L'APPLICATION DE LA DOCTRINE DES ÉLÉMENTS A LA MÉDECINE-PRATIQUE.

Nous avons déjà étudié les affections élémentaires, soit en elles-mêmes, soit dans leurs associations et leurs antagonismes; nous avons examiné les rapports qui existent entre elles et les lésions locales; nous avons jeté un coup d'œil sur la valeur relative que présente le siége de la maladie, sur les crises, sur les sources du diagnostic de ces affections, sur leur pronostic, sur les indications thérapeutiques qu'elles fournissent; nous leur avons fait l'application des méthodes thérapeutiques; nous avons enfin donné quelques explications sur la manière dont l'École Hippocratique comprend les fièvres. Il ne nous reste à présent qu'à ramener à ces affections élémentaires, au nombre de ONZE, toutes les fièvres quelles qu'elles soient, la fluxion et ses diverses espèces, les maladies nerveuses et leurs nombreuses variétés, et nous aurons donné à la médecine pratique, comme nous l'avons dit en commençant, une base aussi simple, aussi bien définie, qu'elle est vraie et solide.

CHAPITRE PREMIER.

(Élément inflammatoire.)

FIÈVRE INFLAMMATOIRE. — FIÈVRE INFLAMMATOIRE AVEC LÉSIONS LOCALES. — FIÈVRE INFLAMMATOIRE CONCOMITANTE. — CRISES. — INDICATIONS THÉRA-PEUTIQUES. — MÉTHODE NATURELLE ET EMPIRIQUE PERTUBATRICE. — LÉSIONS ANATOMIQUES PROPRES A LA FIÈVRE INFLAMMATOIRE. — ASSOCIATIONS ÉLÉ-MENTAIRES. — ANTAGONISMES.

Nous ne reviendrons pas sur ce que nous avons déjà dit de l'essentialité des fièvres; nous avons reconnu que ces fièvres pouvaient exister sans lésions locales; nous avons dit que, bien qu'elles donnassent lieu à ces lésions, elles n'en étaient pas moins au fond essentielles; tout ce que nous avons avancé à ce sujet s'applique à la fièvre inflammatoire.

Du reste, quand même nous nous servirions de ces mots, *fièvre inflammatoire*, dans un cas où cette fièvre serait symptomatique d'une lésion traumatique, que voudrions-nous dire par-là, sinon que nous voulons caractériser les symptômes généraux qui appartiennent à cette fièvre? Nous voudrions dire que tel individu, atteint de telle ou telle lésion, est en proie à une fièvre qui a ce caractère et non pas tel autre. Nous nous ser-virions ici de cette expression, au lieu de signaler la lésion physique, parce que nous savons que l'état morbide général est la source des indications thérapeutiques majeures, encore même que cet état soit purement symptomatique.

Ainsi, cette dénomination de *fièvre inflammatoire* n'entraîne pas par elle-même l'idée d'essentialité ; elle représente seulement un ensemble de symptômes généraux qui a tel caractère déterminé. On n'a qu'à ajouter que cette fièvre est essentielle ou symptomatique. Dans ce dernier cas, elle est nécessairement liée à une lésion physique ou chimique.

Nous définissons par conséquent la fièvre inflammatoire : une fièvre qui a, pour base, une grande somme de forces radicales ; pour symptôme principal, la dureté du pouls, et pour indication, l'emploi de la méthode antiphlogistique ; qui représente, en un mot, l'élément inflammatoire.

La fièvre inflammatoire est propre aux jeunes gens, aux adultes, aux individus d'un tempérament sanguin ou de ses composés, aux constitutions fortes, à ceux dont l'alimentation est succulente. Elle est propre aux pays froids et secs, aux plateaux des montagnes. On l'observe surtout dans les hivers froids et secs ; on l'observe par les constitutions médicales, dites *inflammatoires*.

Les conditions les plus opposées à la fièvre inflammatoire sont le jeune âge et la vieillesse, les tempéraments lymphatique et nerveux, les constitutions faibles, les pays chauds, surtout s'ils sont humides, une alimentation non réparatrice, de mauvaise qualité, insuffisante, etc.

Bien qu'on observe la fièvre inflammatoire dans des conditions intermédiaires à celles dont nous venons de parler, elle ne saurait pourtant qu'être rare dans ces cas. Cette fièvre suppose, en effet, une résistance facile aux émissions sanguines les plus énergiques, et ce n'est que dans les conditions que nous avons dit lui appartenir que cette résistance peut se rencontrer. Telle est la manière dont elle doit être comprise.

Les principaux symptômes de la fièvre inflammatoire, qu'elle soit idiopathique, symptomatique ou concomitante, sont : la céphalalgie gravative; la rougeur vultueuse de la face; le battement prononcé des carotides; l'état de la langue, qui ne s'éloigne de l'état naturel que par un peu moins d'humidité et de souplesse; une soif vive; la légère oppression de la respiration; l'anxiété ou la douleur même épigastrique; la suppression des selles; la diminution des urines qui sont rares et rouges; la chaleur franche et la sécheresse de la peau; elle présente surtout pour symptôme culminant l'état du pouls qui, avec plus ou moins de fréquence, plus ou moins de développement, est toujours dur, toujours résistant.

La fièvre inflammatoire n'offre parfois pas d'autre symptôme principal que ceux que nous venons de citer, et alors elle peut être, à bon droit, considérée comme essentielle dans toute la rigueur du mot. Nous l'avons observée maintes fois telle que nous venons de la signaler, à la fin de l'hiver ou au commencement du printemps, chez de vigoureux jeunes gens, des militai-

res surtout , à la suite de la suppression de la transpiration. Cette cause qui , chez d'autres , aurait amené une
fièvre catarrhale, avait déterminé chez ceux-ci , en raison de leurs aptitudes vitales , une fièvre inflammatoire.

La suppression de transpiration est certainement la
cause la plus fréquente des fièvres inflammatoires rigou-
reusement essentielles , lorsqu'elle agit sous l'influence
des conditions dont nous avons parlé ; mais cette cause
n'est pas la seule. L'omission d'une saignée dont on
avait l'habitude, la suppression d'hémorroïdes , d'un
exutoire, de la sueur des pieds , etc. , sont susceptibles
de produire la même fièvre chez des individus qui se
trouvent sous les mêmes conditions.

Mais , dira-t-on , s'il n'y a pas de lésion locale , comment expliquer une fièvre d'une intensité si prononcée ;
n'est-ce pas admettre un effet sans cause ? Tout ce que
nous avons à répondre sur cette question qui a été le
sujet de tant d'hypothèses, c'est que , soit par suite de
la suppression de la transpiration cutanée , soit par suite
de la cessation de tout autre sécrétion physiologique ,
ou de quelque flux habituel, etc. , il s'est établi un état
morbide général , et que c'est par suite de cet état morbide , et sous l'influence des conditions que nous avons
signalées, que cette fièvre s'est déclarée.

On admet bien que des principes septiques , introduits
dans l'économie, peuvent produire une fièvre essentielle de mauvais caractère ; or, si l'on admet cette
espèce de fièvre , pourquoi n'admettrait-on pas la
fièvre inflammatoire produite par les causes dont
nous parlons? En effet l'analogie est complète ; dans les

deux cas il y a introduction dans l'économie d'un principe morbifique. Mais, tandis que dans la fièvre de
mauvais caractère ce principe septique a agi à la manière d'un poison sur les forces de la vie, et les a mises
presque dans l'impossibilité de réagir, ce principe d'une
nature moins malfaisante dans les autres cas n'a fait que
déterminer de la part des forces vitales une réaction en
rapport avec elles, et dont le but est de neutraliser ce
principe, de l'expulser et de ramener les choses à l'état
normal ; en un mot, de détruire l'affection.

Nous ne voyons rien qui répugne à l'esprit dans cette
explication des fièvres inflammatoires sans lésion locale
aucune. Ce qui nous répugnerait, ce serait d'être obligé
de les considérer comme symptomatiques de lésions
matérielles que nous n'aurions pas pu voir.

Il y a donc, dans la plupart de ces fièvres inflammatoires essentielles, une série de scènes pathologiques
qui servent à les expliquer, savoir : 1º suppression
d'une sécrétion normale ou anormale ; 2º état morbide
général, ou affection consécutive à cette suppression ;
3º fièvre inflammatoire, indice tout à la fois de souffrance et de réaction contre les principes morbides qui
se sont introduits ou développés dans l'économie.

Mais ces fièvres ne restent pas toujours à cet état d'essentialité parfaite ; elles donnent lieu à des lésions anatomiques, soit dans un point, soit dans un autre. Elles
détermineront tantôt une congestion vers le cerveau,
tantôt une fluxion sur le poumon, sur l'estomac,
l'intestin, le foie, etc. Ces lésions locales seront évi-

demment de nature à augmenter l'intensité de la
fièvre, si elles existent à un certain degré ; on ne saurait en disconvenir; mais la fièvre cesse-t-elle pour
cela d'être essentielle? Est-ce que l'état morbide général qui a produit cette lésion , et dont la cause est connue, n'existe pas encore? Serait-il raisonnable de dire
que la fièvre est alors symptomatique de la lésion anatomique, tout comme s'il s'agissait d'une fièvre traumatique? Mais dans ce dernier cas, ainsi que nous l'avons
déjà fait observer, supposons que la lésion locale est sup-
primée, la fièvre doit cesser, elle n'a plus de raison
pour être. Peut-on admettre pareille chose pour les
lésions produites par la fièvre essentielle? Enlevons ici
la lésion locale ; la fièvre n'en persistera pas moins. La
raison en est fort simple ; l'état morbide général qui a
produit la lésion locale, existe encore.

Nous ne savons donc pas comment l'existence des
lésions locales, dans la fièvre inflammatoire essentielle,
a pu faire nier l'existence de cette fièvre, et a conduit
à la confondre avec les fièvres produites par le traumatisme.

Supposons à présent qu'une lésion traumatique donne
lieu à de la fièvre, nous ne donnerons à cette fièvre le
nom d'*inflammatoire* que tout autant qu'elle présentera
les caractères qui lui sont propres. Nous savons fort
bien, en effet, que les causes de cette nature peuvent
amener des états morbides généraux qui sont loin de se
ressembler. Ainsi, au lieu d'une fièvre inflammatoire,
nous aurions pu avoir une fièvre simple, nous aurions
pu avoir une fièvre bilieuse, ou bien, une fièvre avec

des phénomènes nerveux, etc. Il est donc éminemment pratique, même dans le cas de traumatisme, de tenir en haute considération l'état morbide général, puisque dans les divers cas dont nous parlons, c'est cet état morbide général qui doit fournir les indications majeures et que ces indications ne peuvent qu'être variées, tandis que la lésion traumatique, qui peut être la même, n'est guère susceptible de fournir, le plus souvent du moins, que des indications secondaires et, à peu de chose près, toujours identiques.

La fièvre concomitante des affections spéciales non-élémentaires ne sera guère inflammatoire que sous les conditions que nous avons déjà signalées. Ainsi la fièvre qui accompagnera le rhumatisme, qui accompagnera l'érésipèle, la variole, la rougeole, etc., ne présentera des chances d'être inflammatoire que chez les jeunes gens, les adultes, chez ceux qui seront d'une forte constitution, dans les pays froids et secs, dans les hivers qui présenteront ces conditions, par les constitutions médicales inflammatoires, etc. Il importe d'autant plus de ne pas se méprendre ici, dans le cas surtout d'exanthème, que l'erreur est plus facile, dans les premières époques notamment, et qu'autant une saignée bien indiquée est avantageuse, autant elle est pleine de danger lorsqu'elle est intempestive.

La fièvre inflammatoire essentielle, sans lésion locale ou avec lésion locale, nous présente rarement des crises, ce qui tient à ce qu'on se hâte généralement de les faire avec la lancette, pour prévenir les désordres locaux. Dans quelques cas cependant on voit un épistaxis abondant, des sueurs générales, une diarrhée, un phlegmon, des hémorroïdes, etc., juger la maladie, ou du moins produire une amélioration sensible.

La fièvre inflammatoire nous offrant les caractères de l'élément inflammatoire, les indications qu'elle donne sont celles qui appartiennent à cet élément. C'est la méthode antiphlogistique qu'il s'agit d'employer, en la mettant en rapport avec l'intensité de la fièvre.

Que cette fièvre existe sans lésions locales; qu'elle existe avec des lésions locales consécutives ou primitives; qu'elle existe à titre de fièvre concomitante, l'indication capitale est la même, il faut combattre cette fièvre par les moyens appropriés : saignées générales, diète absolue, boissons tempérantes et émollientes, etc., seulement il faut tenir compte de l'état idiopathique, ou concomitant, ou symptomatique de la fièvre ; car dans ce dernier cas, elle n'exige pas les mêmes ménagements que dans les deux autres. Dans les deux premiers, elle est nécessaire, il faut seulement la modérer ; dans le dernier, elle est sans objet, elle est souvent dangereuse.

Quant aux lésions locales, elles ne viennent qu'en deuxième ligne ; elles fourniront des indications secondaires qui auront rapport au siége de la maladie. Ainsi, pour une phlegmasie du cerveau, on pourra avoir à joindre aux émissions sanguines des révulsifs sur le tube intestinal ; tandis que, dans une pneumonie, dans une gastro-entérite, dans une pleurésie, on s'en abstiendra, et on aura à employer d'autres moyens particuliers.

Dans le cas de fièvre inflammatoire concomitante, c'est cette fièvre qui constitue l'indication fondamentale, l'affection non-élémentaire à laquelle elle est unie, qui peut être un rhumatisme, un érésipèle, une variole, rougeole, etc., ne fournit que des indications secondaires qui consistent à surveiller la fluxion, l'éruption, à les maintenir au dehors, à les empêcher de se porter au dedans, etc.

Un fait d'observation qui n'a pas été signalé et qui témoigne de la somme des forces radicales dans la fièvre inflammatoire, c'est que les émissions sanguines, lors même qu'elles ont été poussées fort loin, n'amènent pas cette perturbation vitale qui produit l'élément ataxique. Or, l'on sait que le développement de cet élément est dû très-souvent à une seule saignée générale faite dans des conditions différentes, comme, par exemple, dans la fièvre catarrhale, dans la fièvre bilieuse, la fièvre muqueuse, etc.

Quand on emploie la méthode antiphlogistique dans la fièvre inflammatoire, que fait-on sinon de la méthode naturelle? On veut diminuer les forces qui sont en excès, on veut réduire la fièvre inflammatoire au rôle de fièvre simple. On laissera au malade tous les avantages de la fièvre, sans qu'il en ait les inconvénients. Cette méthode est la seule à suivre quand la fièvre est essentielle, avec ou sans lésion locales, quand elle est concomitante. Mais quand la fièvre est symptomatique d'une lésion traumatique, on peut avoir recours à une autre méthode, à la méthode empirique perturbatrice, ou, ce qui vaut bien mieux, si le cas exige l'emploi de celle-ci, on les combine toutes les deux. On commence alors par la saignée générale, qu'on répète s'il le faut, et on continue le traitement par l'administration de l'émétique à haute dose.

Ce n'est pas que l'émétique à haute dose ne puisse être prescrit que dans le cas de lésion traumatique, nous ne croyons pas qu'il faille être absolu à cet égard ; nous l'avons vu employer avec succès dans certaines fluxions de poitrine inflammatoires. Cependant nous ne pouvons pas nous empêcher de donner la préférence à la méthode naturelle ; elle nous semble mieux en rapport avec toute la scène pathologique depuis ses prodromes jusqu'à la terminaison. Les émissions sanguines d'abord, les vésicatoires ensuite, attaquent et décomposent la fluxion avec bien plus d'avantage pour le malade, avec bien plus de satisfaction et de sécurité pour le médecin.

Les lésions anatomiques que présentent les sujets morts à la suite d'une fièvre inflammatoire témoignent de la somme des forces radicales, du bon état dans lequel elles se trouvaient.

S'il s'agit d'une congestion, elle est sanguine, et le sang qui la forme a une couleur franche ; il n'offre pas cette teinte brunâtre ou violacée que l'on observe dans les fièvres de mauvais caractère. C'est ce qu'on peut remarquer surtout au poumon.

S'il s'est agi d'une pneumonie arrivée au deuxième degré, on verra combien l'hépatisation est étendue, tout autant d'une manière absolue que relativement à l'engouement qui l'accompagne. C'est le contraire de ce que l'on observe dans les pneumonies avec des fièvres d'une autre nature, où l'hépatisation est plus ou moins restreinte et l'engouement au contraire considérable.

Si la pneumonie est arrivée à un degré plus élevé, on aura de l'hépatisation grise ; mais de la gangrène, il n'y en aura jamais. Jamais, en effet, une pneumonie inflammatoire n'a déterminé la gangrène du poumon. Il faudrait supposer, pour qu'il en fût ainsi, un degré d'inflammation que les forces vitales ne sont pas susceptibles de supporter dans cet organe. La gangrène du poumon ne survient que lorsque la fièvre a pris un mauvais caractère et surtout lorsque elle est devenue maligne. Celle-ci en est la cause nécessaire ; sans elle la gangrène n'existe pas.

Avec la fièvre inflammatoire, un épanchement pleurétique, un épanchement péritonéal sera du véritable pus ; avec toute autre fièvre on n'aura que de la sérosité purulente, ou même de la sérosité, ou bien même ce sera de la sérosité sanguinolente, ainsi que cela a lieu lorsque la fièvre a pris le caractère malin.

Cette synergie des lésions anatomiques avec l'état morbide général nous semble bien de nature à appuyer ce que nous disons de la diversité des affections morbides. Elle doit amener à cette conclusion que les indications thérapeutiques générales ne sauraient être toujours les mêmes, qu'elles doivent être mises en rapport avec l'état mordide général, puisque c'est cet état morbide qui domine la lésion locale.

Nous n'avons pas besoin de dire que c'est dans la fièvre inflammatoire que le sang de la saignée présente un caillot volumineux avec une couenne épaisse, dense, concave, élastique, d'un blanc jaunâtre. Et nous ajouterons que, si nous pratiquons cette saignée, c'est parce que nous en aurons trouvé l'indication dans les symptômes généraux, et non pour nous en servir comme d'un moyen de diagnostic dont nous n'avons pas besoin, et qui ne peut, dans bien des cas, qu'être très-fâcheux.

Sous l'influence de conditions favorables fournies, soit par le pays, la saison, soit par le sujet lui-même, on voit se développer la fièvre inflammatoire-bilieuse, formée par la réunion de l'élément inflammatoire et de l'élément bilieux. Il est facile de reconnaître que dans cette fièvre l'élément inflammatoire, par le fait même de son association avec l'élément bilieux, n'existe jamais à un degré aussi prononcé que s'il était isolé; d'où résulte l'indication d'être plus réservé dans l'emploi des moyens propres à le combattre.

La méthode thérapeutique à employer dans ce cas est la méthode analytique. C'est par l'application de cette méthode qu'on reconnaît l'existence de l'élément inflammatoire et de l'élément bilieux, et qu'en classant ces éléments, par leur ordre de prédominance, on place en première ligne l'élément inflammatoire, ce qui oblige de commencer le traitement par les moyens propres à le combattre. On passe ensuite à l'élément bilieux.

Si cette fièvre inflammatoire-bilieuse offrait des lésions locales ; celles-ci ne fourniraient que les indications secondaires , qui consisteraient dans l'emploi de tel moyen particulier propre à l'organe souffrant, ou bien dans des contre-indications pour telle partie du traitement général, qui , au fond cependant, serait toujours en rapport avec la fièvre.

La fièvre inflammatoire-bilieuse, si elle est concomitante d'une affection non-élémentaire (exanthèmes, érésipèle , rhumatisme, etc.), fournit encore l'indication majeure, l'affection non-élémentaire ne donne que les indications secondaires ou les contre-indications.

L'élément inflammatoire s'associe parfois à l'élément rémittent ou intermittent. Il en résulte une fièvre rémittente ou intermittente-inflammatoire dont nous aurons à parler plus tard.

Il n'y a jamais de fièvre inflammatoire-ataxique , inflammatoire-putride, inflammatoire-maligne ; la chose est digne d'être notée avec soin. Ces divers genres de fièvre ne peuvent avoir lieu , parce qu'il y a antagonisme entre l'élément inflammatoire d'une part et l'élément, soit ataxique, soit putride, soit malin , d'autre part. Et par élément inflammatoire , nous le répétons, il ne peut s'agir que d'un état morbide général avec une grande somme de forces, et non pas d'une simple phlegmasie locale. En effet , il peut y avoir localement une irritation , une fluxion , une phlegmasie avec les

17

divers états putride, malin, ataxique, mais cela ne
suffit pas pour constituer l'élément inflammatoire qui,
nous le redisons, est surtout constitué par les symptômes généraux. Cet état inflammatoire est positivement
en antagonisme avec les autres éléments en question,
puisqu'il représente un excès de forces, tandis que
dans ceux-ci elles ont reçu une atteinte profonde et
font plus ou moins défaut.

Il résulte de ceci que dans toute phlegmasie avec
élément putride, malin ou ataxique, il ne faut jamais
s'autoriser de la lésion anatomique pour se croire obligé
de faire une saignée générale ; il y a contre-indication
formelle à son emploi ; elle sera toujours dangereuse et
souvent mortelle. Bien plus, la saignée locale est tout
aussi sévèrement prohibée, elle ne fait qu'affaiblir le
malade sans lui assurer aucun avantage.

L'élément inflammatoire a des caractères tellement
différents de ceux que présente l'élément muqueux,
que nous croyons pouvoir encore dire qu'il y a antagonisme entre ces deux éléments. Avec l'élément muqueux, en effet, une fluxion, une phlegmasie, nous présentera les caractères de l'élément fluxionnaire et non
pas ceux de l'élément inflammatoire. Il en résultera que
les indications fournies par cette fluxion nous obligeront
à être très-réservés dans les émissions sanguines dont
nous devrons même souvent nous abstenir, tandis que
dans le cas d'élément inflammatoire nous pourrons en
user largement.

———⊰⊹⊱———

CHAPITRE II.

(Élément catarrhal.)

FIÈVRE CATARRHALE. — FIÈVRE CATARRHALE AVEC
MANIFESTATIONS LOCALES. — DES CAUSES QUI IN-
FLUENT SUR LA DIRECTION DES MOUVEMENTS FLUXION-
NAIRES. — FIÈVRE CATARRHALE CONCOMITANTE.
— ASSOCIATIONS ÉLÉMENTAIRES. — CAUSES DE CES
ASSOCIATIONS. — CRISES. — CONDITIONS QUI LES
RENDENT DIFFICILES. — DIAGNOSTIC DE LA FIÈVRE
CATARRHALE. — ERREURS FRÉQUENTES QUAND IL Y
A FLUXION SUR UN ORGANE IMPORTANT. — INDICA-
TIONS THÉRAPEUTIQUES. — LÉSIONS ANATOMIQUES.

Nous ne concevons guère comment la fièvre catarrhale, l'une des plus communes certainement de notre
zone tempérée, a pu être mise en doute, niée même
par les Modernes.

Il est si vrai que la fièvre catarrhale n'est point le
symptôme de l'irritation ou de l'inflammation de telle
ou telle partie, que, dans bien des cas, elle existe avec
une certaine intensité sans qu'on puisse reconnaître
aucun phénomène qui annonce la souffrance d'un organe
en particulier. Il y a bien le plus souvent du coryza,
un peu de toux, une douleur légère au gosier, mais
qu'il y a loin de cette manifestation locale à l'état morbide général !

La fièvre catarrhale a pour symptômes principaux :

la céphalalgie frontale, le coryza, une douleur légère au gosier, la toux, un sentiment de froid général ou des frissons alternant avec la chaleur, une langue parfois tout à fait normale, offrant aussi maintes fois, vers sa base, une légère teinte jaunâtre ; un peu d'amertume à la bouche, de l'inappétence, des urines troubles et rougeâtres, des selles rares, de la sécheresse à la peau, de la fréquence au pouls, qui a quelque développement, mais qui est sans résistance marquée, sans dureté.

La fièvre catarrhale se manifeste principalement chez les individus dont les forces radicales ne sont pas très-prononcées. C'est pour cela qu'on la rencontre surtout chez les enfants, chez les vieillards, chez les individus de tempérament lymphatique, chez ceux dont la constitution est faible. Il est des personnes qui, par une véritable infirmité, sont presque continuellement en proie à cette affection.

L'affection catarhale s'observe particulièrement dans les pays froids et humides, ainsi que dans les pays tempérés, alors que la saison est froide et humide, ce qui a lieu chez nous, tantôt en automne, tantôt en hiver, tantôt au printemps. On l'observe encore fréquemment dans les vallées, sur le bord de la mer, des lacs, des rivières.

Il est certaines époques où l'on voit se développer des constitutions médicales dites catarrhales. Alors presque toutes les maladies aiguës ou chroniques, presque toutes les maladies intercurrentes (exanthèmes aigus, érésipèles, etc.), offrent le génie catarrhal.

Dans la plupart des cas, ces constitutions médicales se manifestent pendant une saison humide et froide ; mais il n'en est pas toujours ainsi, et maintes fois on ne trouve dans l'atmosphère aucune raison de l'épidémie régnante.

Les constitutions médicales catarrhales de l'automne, en raison probablement de la modification de l'agrégat vivant par les chaleurs de l'été, ont un caractère particulier qu'elles ne présentent plus ou qu'elles ne présentent pas du moins autant à une époque plus avancée. Dans ces constitutions catarrhales de l'automne, en effet, il n'est pas rare de voir les fièvres de ce nom, celles surtout qui existent avec des fluxions sur les organes principaux : poumon, intestin, etc., prendre le cachet ataxique. C'est une remarque qu'on a eu surtout l'occasion de faire dans l'automne de 1847 et de 1848. Les fluxions de poitrine, qui furent alors fréquentes, passaient à l'état ataxique avec une facilité extrême. Le même accident se déclara souvent dans les varioles qui se montrèrent épidémiquement pendant la même époque.

Il est très-aisé de se rendre raison de la manière dont se développe la fièvre catarrhale ; on n'a pas besoin de lésion d'organe, d'irritation, d'inflammation pour l'expliquer. Il y a d'abord suppression de la transpiration. De cette suppression de la transpiration résulte un état morbide général encore non fébrile qui prend le nom d'affection catarrhale et qui donne lieu au coryza, à la toux, à la douleur de gosier, etc. Si cet état morbide général devient plus prononcé, la fièvre se manifeste. Il est impossible de prétendre que c'est le coryza, que c'est l'irritation légère du gosier qui produisent la fièvre, il n'y a pas un rapport suffisant entre celle-ci et ces phénomènes qui manquent même parfois ou qui sont à peine marqués.

La fièvre catarrhale se borne souvent aux symptômes que nous avons signalés ; elle n'a pas déterminé de manifestation prononcée sur les organes. Mais bien souvent aussi elle donne lieu à des mouvements fluxionnaires remarquables, soit par leur intensité, soit par leur mobilité, soit par le nombre des parties qu'ils atteignent, ce qui ne l'empêche pas d'être encore, à bon droit, considérée comme essentielle.

Les voies respiratoires sont l'aboutissant le plus fréquent des fluxions catarrhales ; la fréquence de la toux et le coryza dans les cas les plus simples, la pneumonie et la pleurésie dans un grand nombre d'autres, en sont la preuve. Mais la fluxion catarrhale ne se restreint pas à cet appareil ; elle se porte aussi parfois sur le cerveau et les méninges ; parfois aussi elle se dirige vers le cœur ou bien vers la cavité abdominale, où elle envahit, soit la muqueuse de l'estomac, soit la muqueuse du petit intestin, soit celle du gros intestin, tandis que d'autres fois elle attaque le foie, ou bien les reins, ou la vessie, la matrice, le péritoine. D'autres fois, la fluxion se porte sur l'œil, ou sur l'oreille, sur les parotides, les testicules, le sein, les amygdales. De là résultent des lésions locales qui changent quelque chose dans la forme de la fièvre, mais qui pourtant ne lui enlèvent rien de son caractère propre et de son essentialité.

Ce n'est point au hasard, ainsi que nous l'avons déjà signalé, que la fluxion catarrhale se porte sur telle ou telle partie. Cette fluxion est influencée dans sa marche par des causes diverses.

Nous devons signaler au premier rang les liens sympathiques bien connus qui unissent l'affection catarrhale avec les organes respiratoires. Ces liens sympathiques sont de tous les âges ; on les observe chez l'enfant, comme chez le jeune homme, comme chez le vieillard.

L'hérédité n'est pas étrangère à cette marche des mouvements fluxionnaires. Il est, en effet, des familles chez lesquelles l'affection catarrhale amène des catarrhes pulmonaires plus ou moins intenses, et qui ont de la tendance à se prolonger, tandis que chez d'autres la fluxion se portera principalement sur les amygdales, sur l'intestin, etc.

Des organes délicats ou infirmes, deviennent fréquemment un point d'attraction pour la fluxion catarrhale. Des congestions cérébrales habituelles attirent avec facilité la fluxion sur le cerveau ; des catarrhes pulmonaires, des pneumonies, des irritations gastriques ou intestinales, une cystite, antérieurs, ont souvent affaibli la force vitale des organes et les ont rendus plus susceptibles de recevoir le mouvement fluxionnaire.

Parmi les causes capables d'influencer la direction des mouvements fluxionnaires, il en est une que nous ne devons pas oublier, ce sont les constitutions médi-

cales. Par telle constitution médicale catarrhale en
effet, on verra la fluxion se porter généralement sur
tel organe plutôt que sur tel autre.

Par telle constitution, par exemple, on observera des
méningites, des encéphalites ; par telle autre, ce seront
des ophthalmies ; par telle autre, ce seront des oreillons,
ainsi que nous l'avons vu aux environs de Montpellier,
en 1842 ; ou bien ce seront des angines, ou bien
nous verrons la fluxion se fixer, comme phénomène
propre à l'épidémie, sur le larynx et la trachée, tandis
que d'autres fois elle attaquera les dernières divisions
des bronches ; tandis que d'autres fois enfin elle se
portera sur l'intestin, la vessie, la matrice, le péritoine, etc.

Les pays, les saisons, ont encore une influence manifeste sur la direction de la fluxion catarrhale. Dans les
pays froids et humides ou tempérés, en effet, les mouvements fluxionnaires ont surtout de l'affinité pour la
muqueuse respiratoire, pour le poumon et pour la plèvre, tandis que, dans ceux qui sont plus chauds, c'est
principalement sur le gros intestin que se porte la
fluxion. Nous trouvons dans les saisons une tendance
analogue puisque, dans l'hiver et les époques qui l'avoi-
sinent, ce sont les organes thoraciques qui sont surtout
atteints, tandis que les mois de chaleur nous offrent la
fluxion fixée de préférence sur le bas-ventre.

Dans tous ces cas, bien que la fièvre catarrhale existe
avec des lésions anatomiques plus ou moins prononcées,
elle n'en est pas moins considérée comme essentielle,
parce que ces lésions locales lui appartiennent, parce

que c'est elle qui leur a donné naissance, parce que c'est elle qui les entretient, et qu'elles guériront avec elle, soit par des crises, soit par résolution. Il serait peu rationnel de vouloir en faire dans ces cas des fièvres symptomatiques ; on les assimilerait alors à des fièvres traumatiques, ce qui ne peut supporter un instant de discussion.

La fièvre catarrhale avec fluxion sur un organe important manque souvent de certains symptômes qu'elle présente lorsqu'elle existe sans lésion locale prononcée. Elle n'offre point alors, en effet, ces frissons alternant avec les bouffées de chaleur, ou bien, ce sentiment de froid général ; elle manque du corysa. Les premiers manquent parce que la réaction est plus intense. La concentration des mouvements fluxionnaires sur tel ou tel organe fait le défaut du second.

Rien n'est plus commun dans notre pays que ces fluxions sur tel ou tel organe (poumon, plèvre, intestin), que l'on appelle *catarrhales,* parce qu'elles se développent sous l'influence d'une constitution catarrhale, parce que le pouls n'a pas la résistance propre à la fièvre inflammatoire, et qui donnent pour indication d'être très-réservé dans les émissions sanguines, d'avoir surtout recours aux vésicatoires.

La fièvre catarrhale devient parfois fièvre concomitante des affections spéciales non-élémentaires, et c'est ce qui arrive surtout lorsque ces affections se développent pendant une constitution médicale catarrhale.

Alors, en effet, le génie épidémique ne se borne pas
à produire des fièvres catarrhales, soit sans lésion déterminée, soit avec pneumonie, pleurésie, gastro-
entérite, etc.; ce génie épidémique imprime encore
son cachet et aux affections intercurrentes et aux maladies chroniques. C'est alors qu'on voit l'érésipèle,
qu'on voit le rhumatisme aigu, qu'on voit la variole, la
rougeole, la scarlatine, etc., se développer avec la
fièvre catarrhale pour cortége; c'est alors que la goutte,
que le rhumatisme chronique se manifestent avec la
même fièvre pour compagne. Et si, dans certaines de
ces affections, il survient une crise, ce sera la crise
de la fièvre catarrhale, et s'il est un traitement capital
qu'il faille employer, c'est celui de cette fièvre, en
tenant compte toutefois des indications fournies, soit
par l'élément fluxionnaire, lorsqu'il existe, soit par
une éruption exanthématique.

Les associations élémentaires de la fièvre catarrhale
sont fréquentes. Elles ont lieu sous l'influence du tempérament, de la constitution, du pays, des lieux, de
la saison, de la constitution médicale régnante. Et ceci
n'est pas particulier à l'affection catarrhale, mais s'étend
à la plupart des affections.

Le tempérament ne devient l'occasion d'une association élémentaire que tout autant qu'il est très-prononcé.
Qu'une affection catarrhale survienne chez un individu
de tempérament bilieux, elle se présentera communément sous la forme d'une affection catarrhale-bilieuse;
qu'elle se manifeste chez un individu nerveux, et l'af-

fection sera presqu'immanquablement catarrhale-nerveuse; qu'elle ait lieu chez un tempérament lymphatique, et l'affection sera souvent catarrhale-muqueuse.

L'affection catarrhale chez les individus de constitution détériorée par les excès de toute sorte : travail physique ou intellectuel, écarts de régime, plaisirs vénériens, onanisme, ou bien par des peines morales, a chance de s'associer avec l'élément ataxique, parfois même avec l'élément malin. On a alors des fièvres catarrhales-ataxiques, catarrhales-malignes. Il convient cependant d'observer que l'association ne se montre pas ordinairement dans les premiers moments, comme dans les cas qui précèdent; l'élément ataxique ou malin ne survient guère qu'à une époque plus ou moins avancée de la maladie.

Dans les pays froids et humides, l'affection catarrhale offre surtout l'association avec l'élément muqueux; c'est une affection catarrhale-muqueuse. Dans celui que nous habitons, elle a de la tendance à se montrer catarrhale-bilieuse.

Le voisinage des marais, ou autres sources d'effluves, engendre des fièvres catarrhales-rémittentes ou intermittentes, tandis que les individus qui sont soumis tout à la fois à l'action des miasmes et à la suppression de la transpiration, présentent des fièvres catarrhales-putrides, tandis que chez ceux qui sont sous l'influence d'un air vicié par des émanations putrides, l'affection catarrhale amène le développement des fièvres catarrhales-malignes.

L'affection catarrhale a de la prédilection pour telle

ou telle autre affection élémentaire, selon la saison. Dans le printemps et en été, elle est souvent catarrhale-bilieuse ; dans l'automne, elle montre aussi la même association, mais elle s'unit maintes fois en outre avec l'élément ataxique.

L'association élémentaire que présente l'affection catarrhale tient souvent à la constitution médicale, et alors la cause première de cette association n'est pas toujours connue. La grippe de 1837, par exemple, était une affection catarrhale-nerveuse, dans laquelle rien ne pouvait rendre raison de la présence de l'élément nerveux.

Rien ne peut encore rendre raison de ces coqueluches qui se manifestent sous l'influence d'une constitution médicale. Comment expliquer ici cette association de l'élément catarrhal et de l'élément nerveux ; et pourquoi cette forme de l'élément nerveux plutôt que telle autre ; et pourquoi cette prolongation de la maladie au-delà du terme propre à l'affection catarrhale ?

Les affections morbides, soit simples, soit composées, ne dépendent donc pas d'un pur hasard. Elles sont une preuve manifeste de l'influence qu'exerce sur leur développement et l'homme en lui-même par les aptitudes vitales, par les prédispositions qui lui sont propres, et l'homme modifié par le monde extérieur. S'il est une doctrine qui permette d'apprécier ces divers modes morbides dans ce qu'ils ont de multiple, c'est certainement la doctrine des affections élémentaires.

Les associations diverses de l'affection catarrhale peu-

vent donner lieu à des fièvres essentielles sans lésion
locale, ou avec lésion locale ; elles peuvent constituer
la fièvre concomitante des affections non-élémentaires.

On sait que les crises de l'affection catarrhale se font
surtout par les sueurs. Mais ces crises ne sont pas également faciles dans tous les cas ; elles sont fortement
influencées par telle ou telle circonstance que présente
l'affection.

Si l'affection catarrhale est sans lésion locale prononcée sur les organes, si elle est sans association d'affection élémentaire, la crise est facile. Pour peu qu'on la
favorise, elle a lieu presque dès les premiers instants ;
mais s'il y a une lésion locale, s'il y a une association
élémentaire, elle est plus difficile, et souvent même elle
n'a pas lieu.

Si la lésion locale est légère, et qu'un traitement
convenable soit établi et sur la nature de l'affection et
sur les indications particulières que fournit la lésion
locale, la crise peut fort bien arriver. Nous avons vu,
dans des cas de cette sorte, des sueurs emporter une
angine, une pleurésie, une pneumonie, une gastro-
entérite commençantes, avec une rapidité merveilleuse.
La crise aura encore lieu si, dans le cas d'association
élémentaire, on débarrasse l'affection d'un des éléments
qu'elle présente, pour la ramener à l'état d'affection
catarrhale simple. Ainsi, dans l'affection catarrhale-
bilieuse, on ne peut guère espérer de crise par les
sueurs tant que l'élément bilieux persiste à un certain
degré ; mais qu'on prescrive un vomitif, et l'influence

avantageuse qu'il a exercée sur l'élément bilieux laisse
plus de liberté pour que la crise de l'affection catarrhale puisse se faire.

Dans le cas où la fièvre catarrhale joue le rôle de
fièvre concomitante d'une affection non-élémentaire,
telle que le rhumatisme, l'érésipèle, les exanthèmes
aigus, la goutte, les crises sont plus ou moins faciles,
selon l'affection à laquelle on a affaire. Faciles, par
exemple, pour le rhumatisme et la goutte que des sueurs
peuvent alors emporter, elles sont bien plus rares pour
l'érésipèle; elles ne se montrent peut-être jamais dans
la variole, rougeole, scarlatine.

Si le diagnostic d'une fièvre catarrhale sans lésion
locale, ou avec des lésions locales légères, habituelles,
telles que l'angine, le catarrhe pulmonaire, est facile,
combien ne voit-on pas commettre, tous les jours, d'erreurs quand cette fièvre existe avec des lésions plus
prononcées sur tel ou tel autre organe? Combien de fois
ne s'est-on pas refusé à admettre une fièvre catarrhale
parce qu'il s'agissait d'une pneumonie, d'une pleurésie,
d'une méningite, d'une encéphalite, d'une gastro-entérite, etc.! On ne croyait alors qu'à une pneumonie, pleurésie, etc., inflammatoires, et l'on était conduit à employer le traitement propre à cette fièvre, tandis que c'é-
tait celui de la fièvre catarrhale, avec les modifications
indiquées par la fluxion, par le siége de la maladie, qui
était seul convenable. Combien de fois n'a-t-on pas encore
méconnu le génie catarrhal dans la fièvre concomitante
du rhumatisme, de l'érésipèle, des exanthèmes, etc.!

Pour éviter toute méprise à ce sujet, il faut se rappeler quelles sont les sources du diagnostic propres à l'élément catarrhal, et toute erreur deviendra difficile ou même impossible ; il faut se rappeler surtout que la source la plus importante de ce diagnostic consiste dans la saison, la constitution médicale régnante, etc.

La fièvre catarrhale isolée de toute lésion locale, de toute association élémentaire, nous donne pour indication de favoriser la nature dans l'acte auquel elle se livre si souvent pour la guérir, de la provoquer même à l'accomplissement de cet acte. C'est pour cela que nous faisons mettre le malade au lit, que nous augmentons le nombre de ses couvertures, que nous lui donnons des boissons chaudes et diaphorétiques, afin de provoquer les sueurs. Si celles-ci surviennent, elles emportent et la fièvre et l'affection.

S'il existe avec la fièvre catarrhale des manifestations locales, la conduite du médecin varie selon que c'est tel ou tel organe qui est atteint, selon qu'il l'est à un degré plus ou moins intense. Ainsi, qu'il s'agisse d'une angine légère, qu'il s'agisse d'un catarrhe pulmonaire, rien ne s'oppose à ce qu'on emploie le traitement propre à l'affection catarrhale. On n'a guère à craindre que les boissons diaphorétiques augmentent la fluxion sur le siége qu'elle s'est choisi. Mais, s'il est question d'une pleurésie, d'une pneumonie, d'une méningite, d'une gastro-entérite, la lésion locale oblige de modifier ce traitement. Alors, non-seulement on n'emploiera pas des boissons diaphorétiques qui aient une action trop prononcée, mais on y renoncera complètement pour les remplacer par des boissons émollientes; alors même on sera souvent forcé d'avoir recours, soit aux émissions sanguines locales, soit même aux émissions sanguines générales.

Ce qui dans ce cas est propre au traitement de la fièvre catarrhale, et l'éloigne de toute ressemblance avec la fièvre inflammatoire, avec laquelle elle semble alors avoir tant d'analogie, c'est l'extrême réserve qu'il faut apporter dans la saignée générale, dont il faut même souvent s'abstenir, bien que l'importance de l'organe malade semble de nature à l'exiger; c'est la nécessité d'avoir recours de bonne heure aux vésicatoires, qui ont tant de puissance pour détourner la fluxion catarrhale; c'est même, dans bien des cas, l'obligation de s'en tenir à ces antifluxionnaires, en se gardant de toute soustraction de sang.

Si l'on n'a pas fait dans ces divers cas le traitement propre à l'élément catarrhal lui-même, si, au lieu de chercher à provoquer les sueurs, on a employé, soit les émissions sanguines, soit les vésicatoires, à quoi cela tient-il sinon qu'on a trouvé dans la fièvre et l'élément catarrhal et l'élément fluxionnaire, et que les indications du premier ont subi des modifications par la présence du second.

Ce qui, outre les signes que nous avons déjà accusés, prouve encore la différence qui existe entre ces fluxions catarrhales et les fluxions inflammatoires, c'est la facilité avec laquelle se manifeste parfois, dans les premières, l'élément ataxique, surtout si l'on a fait une soustraction de sang, tandis que, dans les secondes, l'ouverture plusieurs fois répétée de la veine ne fait qu'amener une diminution des forces, sans produire cette perturbation profonde qui constitue l'élément ataxique. La grande somme des forces radicales qui est propre à l'élément inflammatoire, en donne la raison.

La fièvre catarrhale éprouve donc des modifications importantes dans son traitement, par cette raison qu'elle a donné lieu à des lésions locales plus ou moins prononcées sur tel ou tel organe. Cette modification est établie, d'une part, sur l'influence fâcheuse qu'aurait pour les organes fluxionnés l'action excitante des diaphorétiques; de l'autre, sur la nécessité de combattre le mouvement fluxionnaire par des moyens que l'on met en rapport avec l'affection et avec les conditions particulières que présente la fluxion.

Outre ces modifications générales apportées au traitement de la fièvre catarrhale par l'existence d'une lésion locale, il en est de particulières qui tiennent au siége de la maladie. Ainsi, une fluxion sur le cerveau ou les méninges peut nécessiter l'emploi de révulsifs sur le tube digestif; tandis qu'une pneumonie, une pleurésie, une gastro-entérite, leur présenteront une contre-indication formelle, et rendront nécessaire l'emploi d'autres moyens propres à calmer l'irritation pulmonaire ou intestinale.

Il est donc bien évident que s'il importe par-dessus tout de savoir bien apprécier le caractère de l'état général, de la fièvre, des éléments qui la constituent, il

18

importe beaucoup aussi de ne pas négliger les lésions locales ; qu'il importe non-seulement de savoir qu'il en existe , mais de savoir encore quel siége elles se sont donné. Ce n'est qu'à ces conditions qu'on peut arriver à faire de la véritable médecine.

La fièvre catarrhale, lorsqu'elle est concomitante d'une affection non-élémentaire : goutte , rhumatisme , érésipèle , exanthèmes , etc. , fournit l'indication fondamentale; l'affection non-élémentaire ne donne que des indications secondaires qui ont rapport à telle modification du traitement propre à l'affection élémentaire ou à l'emploi de tel moyen particulier. Qu'il s'agisse , par exemple , du rhumatisme avec fièvre catarrhale , l'indication majeure est fournie par cette fièvre qui prescrit de chercher à porter les mouvements à la peau , et qui n'autorise à employer la saignée générale que dans des cas tout particuliers , suffisamment indiqués par les symptômes généraux et notamment par l'état du pouls. Dans la goutte , l'indication principale sera encore dans l'emploi des diaphorétiques , la fluxion articulaire ne donnera que des indications secondaires. Dans l'érésipèle , l'existence d'une fièvre catarrhale exigera , d'un côté , une grande réserve dans l'usage de la saignée , dont il faudra presque toujours s'abstenir ; elle exigera , de l'autre , l'usage des boissons diaphorétiques , ainsi que des vésicatoires. Ceux-ci seront presque toujours nécessaires pour prévenir les métastases que favorise la présence de l'élément catarrhal. Dans les exanthèmes, tels que la variole, la rougeole , la scarlatine,

l'existence de l'élément catarrhal donnera pour première indication, d'un côté, une réserve extrême dans
la saignée générale dont on aura le plus souvent à se
passer ; d'un autre, l'application des vésicatoires propres à empêcher les métastases, tandis que l'exanthème
ne fournira par lui-même que des indications secondaires, plus ou moins liées à celles de la fièvre catarrhale.

Les associations de l'affection catarrhale avec d'autres affections élémentaires nous présentent l'indication
bien évidente d'avoir recours à la méthode analytique :
elles nous montrent l'importance de la doctrine des
éléments, puisque, sans cette doctrine, nous ne pourrions y voir qu'une seule indication, tandis que l'existence reconnue de plusieurs éléments associés nous
oblige à décomposer cette affection, à classer ces
éléments d'après leur ordre d'influence et de prédominance, afin de remplir les indications qui leur sont
propres.

C'est par la méthode analytique que nous reconnaissons, chez tel malade, la présence de l'élément
catarrhal et de l'élément bilieux, ce qui nous fait dire
qu'il s'agit d'une affection catarrhale-bilieuse. Mais là
ne se borne pas cette méthode : elle nous apprend encore que l'élément bilieux est le premier qui doit être
soumis aux moyens thérapeutiques, afin de simplifier
l'affection et de la laisser purement catarrhale. On
prescrit donc un vomitif, l'ipécacuanha de préférence.
Qu'arrive-t-il ensuite ? C'est que l'affection catarrhale

se juge le plus souvent par des sueurs, ce qui eût été à peu près impossible avec la présence de l'élément bilieux, qui eût empêché la crise de se faire.

Il ne faut pas cependant se faire illusion sur cette complication bilieuse, elle existe le plus souvent à un degré qui n'offre pas d'indication thérapeutique formelle. On n'a qu'à faire le traitement de l'affection catarrhale, et l'élément bilieux disparait avec l'élément catarrhal. L'on peut cependant prescrire contre ce léger état bilieux quelques moyens qui fatiguent moins qu'un vomitif; une infusion d'ipécacuanha concassé, (20 grains environ sur 6 onces d'eau, avec addition de sirop de gomme), que l'on donne par cuillerée, de 2 en 2 heures, n'est pas alors sans avantage. Si l'on craint les vomissements, ou si l'on veut rendre cette infusion plus tonique pour les voies digestives, on y joint une certaine quantité d'écorce d'orange amère, de 15 grains à un demi-gros.

La méthode analytique nous fait reconnaître l'existence d'une fièvre catarrhale-muqueuse. Elle nous montre qu'il faut attaquer d'abord l'élément muqueux pour simplifier l'affection et la réduire à l'élément catarrhal. C'est dans ce but qu'un émétique est convenable, à moins qu'il ne s'agisse d'un enfant ou d'un individu peu robuste, car, dans ce cas, l'ipécacuanha doit être préféré. Mais ici encore, comme dans le cas précédent, l'élément muqueux ne se présente souvent qu'à un degré léger; il ne prescrit pas d'indication particulière, ou, du moins, il ne rend pas nécessaire l'usage d'un vomitif. On le remplace alors par l'infusion d'ipécacuanha concassé, soit seul, soit uni à l'écorce d'orange amère, pourvu toutefois qu'il n'y ait pas d'irritation gastrique.

La fièvre catarrhale devient ataxique, tantôt par l'évolution de la maladie, tantôt par accident, par un traitement intempestif, par exemple. Du moment où cette association ou complication s'est manifestée, l'indication à remplir est fournie par l'élément ataxique. Il faut prescrire les sinapismes, les bols camphrés et nitrés pour détruire la perturbation nerveuse, et faire appliquer des vésicatoires aux jambes afin de prévenir les mouvements fluxionnaires sur les organes intérieurs ou pour les en détourner s'ils s'y sont déjà manifestés. Si ces moyens ne suffisent pas, il convient d'avoir recours promptement à la résine de quinquina.

La fièvre catarrhale-putride ou adynamique nous offre une double indication, qui consiste à maintenir les mouvements fluxionnaires au dehors par des vésicatoires et à relever les forces par les toniques, le quinquina par dessus tout. Dans ces cas, la putridité est rarement assez prononcée pour que les vésicatoires amènent la gangrène.

La fièvre catarrhale-maligne, plus fréquente que la précédente, doit être combattue par un ensemble de moyens qui agissent tout à la fois sur l'élément catarrhal et sur l'élément malin. C'est pour cela qu'on prescrit et les vésicatoires aux membres, et les sinapismes et les toniques unis aux antispasmodiques diffusibles (résine de quinquina, éther, etc.)

La fièvre catarrhale-rémittente ou intermittente, soit

qu'on l'observe au printemps, soit qu'on l'observe en automne, donne pour première indication de combattre l'élément catarrhal par les boissons diaphorétiques données chaudes, par le séjour au lit, etc. Presque toujours, au printemps, ce traitement suffit aussi pour dissiper l'élément rémittent; mais, en automne, il n'en est plus ainsi. L'élément catarrhal combattu, on a encore devant soi l'élément rémittent qui se change le plus souvent en intermittent, et contre lequel il faut employer l'antipériodique.

La fièvre catarrhale-nerveuse, dans laquelle l'élément nerveux se manifeste de diverses manières, tantôt par de la surexcitation, tantôt par un affaissement insolite des forces, par une douleur vive de la tête ou de tout autre point, par une toux violente, des vomissements, etc, nécessite dans son traitement l'union des moyens propres à combattre l'élément catarrhal et l'élément nerveux. La forme qu'a prise celui-ci, le siége de la manifestation, influent sur le choix des moyens qu'il faut prescrire. Une toux spasmodique, par exemple, donnera l'indication de moyens autres que s'il s'agit d'une violente migraine, ou de vomissements, ou d'affaissement des forces. Ainsi, tandis que pour une affection catarrhale avec migraine plus ou moins violente, nous prescrirons une infusion de feuilles d'oranger pour tisane, nous donnerons dans la même affection avec toux violente, une boisson diaphorétique à laquelle nous joindrons le sirop de Maloët. Un affaissement des forces nous engagera à donner un peu de musc ; des vomissements spasmodiques nous feront prescrire le sirop de limon avec les yeux d'écrevisse , etc.

Ce que nous avons dit des indications fournies par les lésions locales dans la fièvre catarrhale simple, peut être dit aussi dans le cas de fièvre catarrhale associée avec une autre affection élémentaire. C'est toujours l'affection, ce sont toujours les éléments qui la composent, qui donnent les indications capitales , les lésions locales ne viennent qu'en seconde ligne.

Dans le cas de fièvre concomitante de semblable nature , c'est encore cette fièvre qui fournit l'indication principale, l'affection non-élémentaire n'est susceptible que de donner des indications secondaires ou des contre-indications pour l'emploi de tel ou tel moyen que cette affection repousse.

Que de variétés ne présente donc pas la fièvre catarrhale, et par rapport à l'existence ou à l'absence des lésions locales, et par rapport au siége de ces lésions, et par rapport aux associations élémentaires, et par rapport aux associations non-élémentaires auxquelles elle sert de cortége! Et si nous sommes à même de reconnaître ces différences et de les apprécier, à quoi le devons-nous sinon à la doctrine des affections élémentaires?

Si nous jetons enfin un coup d'œil sur les lésions anatomiques qu'amène l'affection catarrhale, dans le poumon, par exemple, à l'occasion de la fluxion de poitrine , nous verrons que l'hépatisation est relative-

ment moins considérable que dans la pneumonie inflammatoire, tandis que l'engorgement est beaucoup
plus étendu. Nous verrons encore que, dans la pleurésie, s'il y a épanchement, ce n'est pas du pus que
l'on trouve, mais bien de la sérosité purulente.

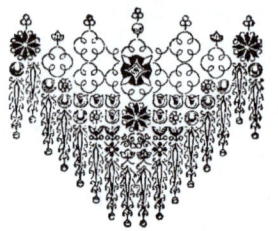

CHAPITRE III.

(Élément bilieux.)

Fièvre bilieuse. — Fièvre bilieuse avec lésions locales. — Hémorrhagies bilieuses. — Fièvre bilieuse concomitante. — Crises. — Indications thérapeutiques. — Associations élémentaires. — Fièvre jaune. — Confusion sur cette maladie. — Lésions anatomiques dans la fièvre bilieuse.

La fièvre bilieuse ne pouvait obtenir grâce de la part des Modernes. Elle n'est considérée par eux que comme l'expression de l'irritation, de l'inflammation du foie, opinion formellement démentie et par les symptômes et par les nécropsies et par le genre de traitement qui lui convient.

La fièvre bilieuse a pour caractères principaux : la céphalalgie qui souvent est très-vive et dont le siége varie, puisqu'elle est maintes fois sus-orbitaire, tandis que d'autres fois les malades disent qu'il leur semble qu'on leur fend la tête en deux, ou qu'on la leur comprime d'une tempe à l'autre ; elle a pour caractères principaux : une teinte jaunâtre de la peau et notamment de celle des côtés du nez et de la région des lèvres ; une semblable teinte de la sclérotique ; une langue large, souple, plus ou moins humide, couverte d'une couche jaunâtre, souvent verdâtre à sa base ; de l'anorexie ; un goût amer à la bouche ; des nausées, des vomituritions ou même des vomissements de bile ; une certaine sensibilité à l'épigastre ; des borborygmes, des coliques, une diarrhée bilieuse à une époque plus ou moins avancée ; des urines saffranées ; une chaleur sèche, parfois mordicante à la peau ; un pouls qui, avec de la fréquence, avec du développement, est toujours sans dureté.

La fièvre bilieuse est plus commune chez les jeunes gens et chez les adultes qu'à tout autre âge ; elle se montre surtout chez les individus de tempérament bilieux. C'est la fièvre de prédilection des pays chauds et secs, de l'été dans le nôtre.

Il y a des constitutions médicales dites bilieuses, pendant lesquelles les maladies, soit aiguës, soit chroniques, prennent généralement le cachet bilieux.

On a souvent demandé quelle était la cause prochaine de la fièvre bilieuse. Tout ce que nous avons à répondre, c'est que, sous certaines conditions dont nous venons de signaler les principales, il s'établit un état morbide général qu'on appelle *affection bilieuse*, qui peut passer à l'état de fièvre bilieuse, s'il devient plus prononcé. Nous ne pouvons admettre qu'il ne s'agisse ici que d'une fièvre symptomatique de l'irritation ou de l'inflammation du foie ; ce serait mentir à la symptomatologie, à l'observation cadavérique et à la thérapeutique. Certainement, le foie joue ici un rôle important, ses fonctions sont activées ; mais nous ne pouvons, pour expliquer cette surexcitation hépatique, avoir recours à l'inflammation ; nous n'aurions aucune raison pour pouvoir le faire. Voilà notre explication, incomplète si l'on veut, mais incomplète par la nature même des choses.

Nous croyons plus convenable, dans cette obscurité de la cause prochaine de l'état bilieux, de nous en tenir aux causes éloignées et à l'affection qu'elles déterminent. Nous n'en serons pas embarrassé pour cela pour le traitement, fixé qu'il est par la doctrine élémentaire.

La fièvre bilieuse existe souvent sans lésion locale aucune, car nous ne considérons pas comne telle la légère sensibilité épigastrique qu'elle présente maintes fois, et qui tient ordinairement à l'action d'une bile âcre sur l'estomac. D'autres symptômes seraient nécessaires pour la faire attribuer à une irritation gastrique. Dans bien des cas cependant des lésions locales existent. Ainsi, avec une fièvre bilieuse, il peut y avoir irritation gastrique ou gastro-intestinale réelle, il peut y avoir congestion sur le cerveau, il peut y avoir phlegmasie de cet organe, phlegmasie des méninges. Avec la fièvre bilieuse, il peut exister une pleurésie, une pneumonie, une dyssenterie, etc., qu'on appellera *bilieuses*, en raison de la présence de l'affection bilieuse qui les accompagne.

Nous ne mettons aucun doute à la possibilité de ces maladies bilieuses qui nous présentent deux éléments : l'élément bilieux et l'élément fluxionnaire. Il nous semble pourtant qu'on s'est souvent trompé à cet égard, et qu'on a décoré maintes fois du nom de *pneumonie*, de *pleurésie bilieuse*, des maladies qui étaient plutôt catarrhales-bilieuses, ou même inflammatoires-bilieuses, que simplement bilieuses. On n'a qu'à jeter les yeux sur les auteurs qui se sont occupés de ce genre d'affection, et notamment sur Stoll, pour en être de suite convaincu. Il est certainement fâcheux qu'on ait commis de pareilles méprises. Il en est résulté que tel qui n'aurait pas fait difficulté de croire à des pneumonies, à des pleurésies catarrhales-bilieuses ou inflammatoires-bilieuses, et aurait pu être amené à faire une thérapeutique convenable, n'a pu que les rejeter, présentées comme elles l'étaient. Que ces maladies fluxionnaires-bilieuses, sans association d'affection catarrhale, soient possibles, c'est ce qu'on ne peut pas mettre en doute ; mais il n'en est pas moins vrai qu'on les observe le plus souvent associées à ce dernier élément.

Peut-il y avoir des hémorrhagies bilieuses? Elles sont admises par presque tous les anciens auteurs. Bien que nous avouions franchement que nous n'ayons jamais pu en observer, nous ne pensons pas qu'on puisse se refuser à admettre qu'une fluxion qui, au lieu de se faire sur un organe parenchymateux, ou sur une membrane séreuse, se portera sur une muqueuse, ne soit susceptible de donner lieu à une hémorrhagie qui sera accompagnée de l'état bilieux, et qu'on appellera pour cela *bilieuse*.

Ces hémorrhagies bilieuses ont été obervées, nonseulement à l'état sporadique, mais on les a vues encore se manifester épidémiquement. Ainsi, Finke a vu, dans le Teklembourg, une épidémie de fièvre bilieuse qui avait pour caractère particulier de donner lieu à des métrorrhagies. Cette hémorrhagie résistait à tout; l'ipécacuanha à dose vomitive pouvait seul y mettre fin. Tel est du moins le récit de Finke.

Nous admettons aussi, sur la parole des auteurs, l'existence des apoplexies bilieuses, c'est-à-dire, des apoplexies qui se manifestent avec un état général bilieux. Mais, pour ce qui est des hémoptysies bilieuses, que nous n'avons encore jamais pu voir, nous ne les admettons que sous cette réserve, qu'elles ne sont susceptibles de se montrer que chez les individus qui ont la poitrine délicate, qui sont prédisposés, sujets à cette espèce d'hémorrhagie.

Du reste, dans tous les cas d'hémorrhagie bilieuse, il faut toujours tenir compte des deux éléments qu'on y trouve, savoir : l'élément fluxionnaire et l'élément bilieux. Un traitement rationnel n'est possible qu'à cette condition, et nous verrons dans un instant en quoi il consiste.

La fièvre bilieuse est maintes fois fièvre concomitante de telle ou telle affection non-élémentaire : érésipèle, rhumatisme, scarlatine, goutte, variole, rougeole, etc. C'est en été surtout, et par les constitutions médicales bilieuses, qu'on a l'occasion de l'observer. Dans quelques cas, ce caractère de la fièvre tient uniquement au tempérament bilieux de l'individu. Il est tel individu de ce tempérament qui n'a de rhumatisme, d'érésipèle, d'attaque de goutte, qu'avec une fièvre bilieuse. Mais faut-il alors attribuer, comme l'ont fait quelques auteurs, le rhumatisme, l'attaque de goutte,

l'érésipèle, à l'existence préalable de l'affection bilieuse?
Nous ne le pensons pas. Les aptitudes vitales de cet
individu font que le rhumatisme, que la goutte, que
l'érésipèle se montrent avec cette affection, et voilà
tout. Notre opinion est telle surtout pour le rhumatisme
et la goutte, car, pour l'érésipèle, il pourrait se faire
que dans quelques cas il fût réellement symptomatique
de la fièvre bilieuse.

Avec la fièvre bilieuse se montrent parfois des exanthèmes qu'on regarde comme purement symptomatiques
de cette fièvre, ce sont l'urticaire, la roséole, la miliaire, les pétéchies, etc. On les considère comme
symptomatiques, parce qu'ils sont subordonnés à la
fièvre, soit dans leurs évolutions, soit dans le traitement qui leur convient, qui n'est du reste que celui de
la fièvre bilieuse, avec les modifications qu'exige toutefois la présence de l'exanthème. Ils forment ordinairement le caractère particulier des épidémies de ce genre.

La fièvre bilieuse se juge le plus souvent par des
selles bilieuses, c'est l'espèce de crise qui lui convient
le mieux. Les vomissements de même nature préparent
quelquefois la crise, mais jamais peut-être ils ne l'ont
opérée à eux seuls. On a parlé encore de sueurs, d'urines critiques dans cette fièvre. Il est possible qu'elle se
soit jugée de cette manière ; ces cas ne doivent pourtant pas être nombreux. Les selles bilieuses sont, nous
le répétons, la crise presque constante de cette affection.

La crise s'opère particulièrement lorsque la fièvre

bilieuse existe sans lésion locale ; alors, en effet, une amélioration prompte et sensible est facile. Elle s'opère pourtant encore dans le cas de lésion locale, ainsi que dans ceux où elle est concomitante d'une affection non-élémentaire. Nous avons été témoin d'une fluxion de poitrine bilieuse, fort grave, qui s'amenda d'une manière si rapide par des selles que nous pouvions à peine en croire nos yeux. Ce phénomène nous frappa d'autant plus que les fluxions de poitrine ne trouvent pas ordinairement leur crise dans les selles. Bien plus souvent en effet la diarrhée, dans cette maladie, rend l'état général plus fâcheux ; elle amène une diversion des forces qui est très-propre à favoriser le développement de l'élément ataxique.

Si une crise complète par les selles est rare dans ces circonstances, il l'est beaucoup moins de voir une certaine amélioration coïncider avec quelques selles plus ou moins diarrhoïques, pourvu toutefois qu'elles ne se prolongent pas. Nous avons été plusieurs fois témoin de faits de ce genre.

Le rhumatisme dit *bilieux*, s'il a une crise, la trouve dans une diarrhée de même nature La goutte, l'érésipèle peuvent s'amender sous la même influence, lorsqu'ils ont aussi la fièvre bilieuse pour cortége.

Dans les exanthèmes aigus : variole, rougeole, scarlatine, des selles bilieuses modérées ont modifié avantageusement les symptômes généraux, et rendu plus régulier le travail d'éruption.

La fièvre bilieuse nous présente l'indication de la

méthode naturelle. On a vu que la nature jugeait cette affection par des vomissements d'abord, par des selles ensuite ; c'est cet acte curateur que l'on favorise, que l'on provoque au moyen d'un vomitif, de l'ipécacuanha de préférence, que l'on fait suivre plus tard, lorsque la turgescence se fait vers le bas-ventre, par un purgatif tonique et salin.

Si la langue n'est pas d'une humidité suffisante, s'il y a une certaine ardeur à l'épigastre, il est généralement nécessaire de faire précéder le vomitif par l'usage des délayants. Les résultats qu'on obtient sont bien plus avantageux. Quant à l'intervalle qui s'écoule entre le vomitif et le purgatif, il est employé généralement à l'administration de l'infusion d'ipécacuanha concassé (20 grains environ sur 6 onces d'eau), à laquelle on ajoute une à deux onces de manne, et que l'on donne par cuillerée à bouche toutes les deux ou trois heures. La turgescence vers le bas-ventre en est favorisée. Telle est la base du traitement de la fièvre bilieuse, qui peut être modifié selon les cas auxquels on a affaire.

Quand la fièvre bilieuse existe avec des lésions locales, c'est sur les élements que l'on découvre dans l'affection qu'est établi le traitement. Or, dans la pneumonie bilieuse, quels sont les éléments qui s'offrent à nous ? Nous y reconnaissons l'élément bilieux et l'élément fluxionnaire. Nous devons d'abord nous en prendre à celui-ci et en venir ensuite à l'élément bilieux, ou bien les attaquer tous les deux en même temps.

Les moyens que nous emploierons contre l'élément

fluxionnaire varieront selon le genre et l'espèce auxquels nous aurons affaire; tantôt nous aurons à pratiquer une saignée générale, tantôt nous devrons nous
borner à une saignée locale, ou bien les vésicatoires
seront seuls nécessaires.

L'élément bilieux, s'il est bien prononcé, nous indiquera l'emploi d'un vomitif, de l'ipécacuanha; la fluxion
de poitrine, loin d'en éprouver de fâcheux effets, s'a-
méliorera sans aucun doute. Dans les cas pourtant où
cet état bilieux n'existe qu'à un degré léger, on peut
remplacer le vomitif par l'infusion d'ipécacuanha concassé, dont nous venons de parler. Ce genre de médicament, que l'on donne par cuillerée à bouche, de deux
en deux heures, agit d'une manière avantageuse sur
l'état bilieux, sans produire aucune secousse fâcheuse
pour l'économie. Mais il convient d'en surveiller avec
soin l'effet, attendu que son action légèrement excitante
se porte parfois sur le poumon et y augmente le travail
fluxionnaire. On est obligé alors d'y renoncer.

Dans la plupart des cas, la présence de cet élément
bilieux dans ce qu'on appelle *pneumonie bilieuse* ne
nous a fourni d'autre indication que celle d'être très-
réservé dans l'emploi des émissions sanguines, surtout
générales, qui sont généralement mal supportées alors.
La pneumonie guérie, il reste à la vérité assez souvent
un léger état bilieux; mais il disparaît facilement par
l'administration de l'infusion d'ipécacuanha concassé,
qui est alors sans aucun inconvénient.

Voilà quel doit être, dans son ensemble, le traitement de la pneumonie bilieuse, qui exige autre chose,

19

on le voit, que le traitement de la fièvre bilieuse, puisqu'il y a de plus que dans celle-ci une fluxion sur le poumon, qui fournit et des indications particulières et des contre-indications, au nombre desquelles nous placerons au premier rang les purgatifs qui ne conviendront jamais dans une fluxion de poitrine, même de cette nature.

Nous devons à présent faire remarquer que la pneumonie bilieuse n'est pas la même chose que la pneumonie inflammatoire-bilieuse ; les différences qui existent entre elles sont grandes. Dans la première, en effet, nous ne trouvons qu'un élément bilieux et un élément fluxionnaire plus ou moins prononcé, tandis que la seconde nous présente et l'élément bilieux et l'élément inflammatoire. Les indications fournies par l'élément fluxionnaire, dans le premier cas, consistent surtout dans des émissions sanguines locales, moins souvent générales ; les indications fournies par l'élément inflammatoire, dans le second, exigent au contraire d'une manière formelle la saignée générale, ce qui est bien différent. C'est au médecin à ne pas se tromper dans le diagnostic de l'état général, et son meilleur guide dans ce cas, c'est l'état des forces, c'est la constitution médicale régnante, c'est en un mot, la doctrine élémentaire.

La pleurésie bilieuse, la pleurésie inflammatoire-bilieuse nous présentent, soit par rapport à l'état général, soit par rapport aux indications thérapeutiques qu'elles fournissent, les mêmes différences que nous venons de signaler entre la pneumonie bilieuse et la pneumonie inflammatoire-bilieuse.

Dans une encéphalite avec fièvre bilieuse, nous devons porter encore une grande attention sur les symptômes généraux qui accompagnent le mouvement fluxionnaire, parce que, selon le caractère de ces symptômes généraux, nous dirons que nous avons affaire ou bien à une encéphalite bilieuse, ou bien à une encéphalite inflammatoire-bilieuse. La première nous annoncera un élément fluxionnaire, pour lequel les émissions sanguines devront être modérées ; nous trouverons, dans la seconde, l'élément inflammatoire qui nous prescrira d'une manière formelle les émissions sanguines générales, sur lesquelles nous aurons plus ou moins à insister.

Quant à l'élément bilieux, nous ne pensons pas qu'un vomitif puisse être prescrit, soit par la congestion qu'il pourrait faciliter du côté du cerveau, soit par la secousse pénible qu'il ne peut que produire chez le malade ; l'émétique en lavage, un purgatif trouveraient ici un emploi avantageux, soit à cause de l'état bilieux, soit comme révulsif de la fluxion cérébrale.

Quel devrait être le traitement de ce qu'on a appelé *apoplexie bilieuse ?* C'est encore ici à l'examen des symptômes généraux que nous devons recourir pour savoir quelles sont les indications que nous avons à remplir. Nous avons diagnostiqué un élément bilieux, mais cela ne suffit pas ; il faut connaître les symptômes généraux qui appartiennent plus particulièrement à l'apoplexie. Ces symptômes sont nécessaires pour le diagnostic ; ils peuvent seuls nous guider dans le traitement, parce que l'apoplexie, dans sa cause prochaine et dans ses lésions locales, présente des différences que nous ne pouvons pas toujours apprécier. Et d'ailleurs, quelle que soit l'espèce d'apoplexie à laquelle nous ayons affaire, qu'elle soit sanguine, ou séreuse, ou nerveuse, qu'il s'agisse d'un ramollissement apoplectiforme, c'est toujours moins sur l'idée que nous pouvons nous faire de la lésion locale, que sur les symptômes généraux que nous devons prendre nos indications thérapeutiques. Il ne faut pas s'imaginer, par exemple, qu'un épanchement de sang que nous croirons avoir reconnu nécessite toujours immédiatement la saignée générale. Avec cette lésion locale, il peut, en effet, exister un trouble, une altération telle des forces vitales, que la saignée soit accompagnée du plus grand danger. Et, s'il en est ainsi quelquefois pour l'hémorrhagie cérébrale, n'est-ce pas bien plus fréquent pour les autres espèces d'apoplexie? Ce sera donc par l'examen des symptômes généraux, par le degré de la chaleur du corps, par le plus ou moins de résistance du pouls surtout, qu'on connaîtra l'indication qu'on aura à remplir. Ainsi, tandis que dans certains cas on diagnostiquera un élément fluxionnaire assez intense pour exiger l'ouverture de la veine, dans d'autres, on reconnaîtra une lésion profonde des forces de la vie, qui contre-indiquera formellement toute évacuation sanguine, même légère, et qui prescrira l'emploi des moyens propres à ranimer ces forces et à déplacer en même temps le mouvement fluxionnaire qui se fait sur l'organe crânien. C'est dans ce but qu'on fait appliquer sur-le-champ des sinapismes, des vésicatoires

aux jambes, et qu'on administre une potion éthérée
que l'on a le soin de suspendre dès les premiers moments où la chaleur et le pouls se relèvent, pour en
venir, si besoin y est, aux émissions sanguines.

Quant à l'élément bilieux, quelles sont les indications qu'il présente? Peut-on administrer un vomitif?
Il est conseillé par quelques médecins ; mais ce moyen
est évidemment plein de danger, parce que, dans le cas
d'hémorrhagie cérébrale, il ne peut que favoriser
l'épanchement de sang. Les purgatifs sont évidemment
ce qui convient le mieux dans cette circonstance. Mais
ils conviennent aussi dans la plupart des autres apoplexies. Le traitement de l'apoplexie bilieuse ne diffère
donc pas sensiblement de celui de l'apoplexie en général.

Le traitement de l'hémoptysie bilieuse a donné encore
lieu à quelque controverse. Quelques-uns ont dit qu'il
fallait donner d'emblée un vomitif, l'ipécacuanha, et
ils en ont raconté des merveilles ; d'autres, plus pru-
dents, ont voulu que son administration fût précédée
des émissions sanguines, soit locales, soit générales,
pour combattre le mouvement fluxionnaire qui se fait
vers les poumons. Nous sommes convaincu que le vomitif peut fort bien, dans des cas de cette sorte, arrêter
l'hémorrhagie ; mais il agit, nous le croyons du moins,
tout aussi bien comme moyen perturbateur, que comme
antibilieux. Et d'ailleurs, de quelque manière qu'il
agisse, doit-on s'applaudir de son emploi? Nous ne savons si nous nous trompons ; mais, par la secousse profonde, par la fatigue, qu'il ne peut que déterminer chez
des êtres le plus souvent délicats, nous craignons bien

que le remède ne soit trop violent. Des moyens plus doux sont certainement préférables. Le traitement de cette hémoptysie ne saurait différer de celui de l'hémoptysie ordinaire.

Qu'avons-nous à faire dans la dyssenterie bilieuse? N'y a-t-il qu'à faire vomir ou purger pour remplir les indications qu'elle fournit? La dyssenterie bilieuse nous présente l'existence de deux éléments : l'élément fluxionnaire qui a donné lieu à l'irritation de la muqueuse, et l'élément bilieux. Nous avons à combattre d'abord le premier de ces éléments par des moyens en rapport avec le degré de la fluxion : application de sangsues, cataplasmes émollients sur le ventre, boissons et lavements de même nature, ceux-ci légèrement laudanisés; et quant à l'élément bilieux, bien souvent il se dissipe par le fait seul du traitement propre à combattre l'irritation. Si cet élément persiste, on prescrit avec avantage un ipécacuanha que l'on donne à doses rompues (20 grains en 4 fois de quart d'heure en quart d'heure). Non-seulement il convient pour dissiper cet état bilieux, mais il arrête souvent la dyssenterie, soit par l'effet du mouvement antipéristaltique qu'il détermine, soit comme moyen perturbateur, ou de tout autre manière. Si, malgré le vomitif, la maladie persiste, quelques médecins prescrivent un purgatif. Nous croyons qu'en général il faut être très-réservé à cet égard. Le mouvement fluxionnaire que ce médicament détermine sur l'intestin, ne peut, dans bien des cas, qu'augmenter la fluxion qui s'y est établie.

Il y a donc, dans la dyssenterie bilieuse, autre chose

qu'un état bilieux ; méconnaître l'irritation de la muqueuse du gros intestin, qui exige un traitement particulier et préalable, serait une erreur fâcheuse.

Y a-t-il une dyssenterie qu'on puisse appeler *inflammatoire-bilieuse*, et, si elle existe, en quoi diffère-t-elle de la précédente? La dyssenterie inflammatoire-bilieuse existe réellement ; on la rencontre particulièrement par certaines constitutions médicales, surtout s'il s'agit d'hommes jeunes et forts.

La dyssenterie inflammatoire-bilieuse diffère de la dyssenterie bilieuse, en ce que dans celle-ci il y a élément bilieux et élément fluxionnaire, tandis que dans la première, l'élément bilieux se trouve uni à l'élément inflammatoire. On reconnaît que dans celle-ci l'irritation du gros intestin appartient à l'élément inflammatoire, non-seulement par des symptômes locaux plus intenses, par une douleur abdominale et rectale plus vive, par des selles sanguinolentes, mais surtout par les symptômes généraux, au premier rang desquels, nous plaçons le pouls qui est plus résistant, qui est dur, et de plus par la constitution médicale régnante. Les indications fournies par l'élément inflammatoire diffèrent de celles que présenterait l'élément fluxionnaire, en ce que, pour celui-ci, on se borne communément à une application de sangsues sur le ventre, que souvent même on s'en abstient pour se borner aux émollients, tandis que l'élément inflammatoire prescrit la saignée générale, à laquelle il faut même le plus souvent faire succéder une saignée locale. Quant à l'élément bilieux, si dans ce cas-ci il nécessite parfois [un ipécacuanha alors que toute irritation a disparu, bien plus souvent, ou même presque toujours, il faut s'en abstenir ; on le voit à peu près constamment se dissiper sous l'influence du traitement antiphlogistique et émollient.

Nous avons reconnu, par la lecture des anciens auteurs, que bien souvent ils donnaient le nom de *fièvre bilieuse* à une affection qui présentait non-seulement l'élément bilieux, mais encore l'irritation gastro-intestinale ; c'était ce qu'on pourrait appeler une *gastro-entérite bilieuse*, maladie bien différente de la fièvre bilieuse exquise, puisque dans celle-ci il n'y a qu'état bilieux sans irritation aucune de l'intestin, tandis que la gastro-entérite bilieuse nous présente, comme la dyssenterie bilieuse, l'élément bilieux et l'élément fluxionnaire. On voit tout de suite la différence qui doit en résulter pour les indications. En effet, la fièvre bilieuse, par l'existence du seul élément bilieux, n'indique que les moyens propres à combattre cet élément, tandis que la présence, dans la gastro-entérite bilieuse, de l'élément fluxionnaire et de l'élément bilieux prescrit d'abord l'emploi des moyens appropriés à l'élément fluxionnaire, et que ce n'est qu'ensuite qu'on peut attaquer l'élément bilieux.

Et, de même que nous avons dit qu'il y avait et dyssenterie bilieuse et dyssenterie inflammatoire-bilieuse, de même aussi nous devons constater l'existence de gastro-entérite bilieuse et celle bien distincte de gastro-entérite inflammatoire-bilieuse. Celle-ci rendra nécessaire l'emploi de la saignée générale, tandis que, pour la première, nous devrons nous borner à des émissions sanguines locales, ou même nous en abstenir et nous borner à l'emploi des émollients.

Nous croyons qu'il y a avantage d'apporter dans la désignation de ces maladies le résultat du diagnostic des affections élémentaires qu'on y reconnaît ; il en résulte un avantage réel pour la thérapeutique, puisque celle-ci est établie par-dessus tout sur ces affections élémentaires elles-mêmes.

La fièvre bilieuse concomitante d'une affection spéciale non-élémentaire : érésipèle, rhumatisme, goutte, exanthèmes, etc., fournit l'indication capitale ; l'affection non-élémentaire ne donne que les indications secondaires ou les contre-indications.

Quelle que soit, par exemple, celle de ces affections que nous venons de citer à laquelle nous ayons affaire, nous savons que nous avons à nous abstenir de la saignée générale, la fièvre bilieuse exquise, telle que nous la supposons et telle qu'elle existe souvent, la repoussant complètement. Et cependant, si nous ne tenions pas compte de cette fièvre, si nous ne la considérions pas comme la source la plus sûre des indications majeures, nous pourrions être entraînés à ouvrir la veine.

Si nous prenons à présent séparément chacune de ces affections, nous verrons que l'érésipèle bilieux nous indiquera l'emploi du vomitif fondé sur le caractère de la fièvre ; mais, pour ce qui est du purgatif, nous trouvons contre-indication à son emploi par le fait de la fluxion érésipélateuse qui existe au dehors. Un purgatif est susceptible de déplacer cette fluxion et

de donner lieu à une métastase sur un organe important. Nous savons que les purgatifs ne sont pas jugés
aussi sévèrement autre part, où ils forment au contraire la base du traitement de tout érésipèle de quelque nature qu'il soit ; mais peu nous importent les
doctrines du jour, nous ne nous écarterons pas ici de
la vieille expérience médicale. Nous donnerons un
purgatif alors que l'érésipèle aura complètement disparu ; il aura dans ce moment de l'avantage, mais
nous ne le prescrirons jamais avant cette époque.

Quant à la fluxion érésipélateuse, si elle ne menace
pas les organes intérieurs, si elle n'a pas de caractère
fâcheux, qu'avons-nous à faire, sinon de respecter le
travail de la nature qui se débarrasse par elle de
principes morbides ?

Si la fièvre concomitante de l'érisipèle, au lieu d'être
simplement bilieuse, était inflammatoire-bilieuse, nous
aurions à remplir en premier lieu l'indication fournie
par l'élément inflammatoire, c'est-à-dire, pratiquer une
saignée générale. Nous en viendrions ensuite aux indications données par l'état bilieux.

Dans un rhumatisme bilieux, nous commencerons
par un vomitif ; mais nous ne nous en tiendrons pas
là, nous aurons, plus tard, recours aux purgatifs ; ils
conviennent pour l'état bilieux, ils conviennent aussi
pour diminuer l'énergie du mouvement fluxionnaire
qui se fait sur les articulations ; ils rendent les douleurs moins vives. Nous ne redoutons pas leur emploi
comme dans le cas précédent, les métastases sont bien
moins à craindre. Cependant, nous n'en userons qu'a-

vec modération , et alors que la première période sera passée ; des purgatifs trop précoces ou trop répétés sont généralement peu convenables , soit parce qu'ils éloignent les mouvements vitaux de la surface cutanée où ils seraient cependant si nécessaires , soit parce qu'ils peuvent finir par amener le principe rhumatismal sur les organes abdominaux ou thoraciques.

Quant aux fluxions articulaires en elles-mêmes, si la réaction n'est pas trop intense, si elles tendent à la chronicité, tantôt on les attaque en cherchant à porter les mouvements à la peau, comme, par exemple, lorsqu'on prescrit la poudre de Dower, tantôt on applique des vésicatoires qui attirent à eux le mouvement fluxionnaire, etc.

Si la fièvre concomitante du rhumatisme est non pas bilieuse, mais inflammatoire-bilieuse, ce qui n'est pas rare, la saignée générale doit constituer le commencement du traitement.

Il est nécessaire d'observer que, sans être inflammatoire-bilieuse, la fièvre concomitante du rhumatisme peut offrir un certain degré d'intensité qui fera reconnaître la présence de l'élément fluxionnaire général, et que l'ouverture de la veine soit par suite nécessaire. Ce que nous disons ici pour le rhumatisme, est tout aussi applicable à l'érésipèle et autres affections non-élémentaires.

Une goutte avec fièvre bilieuse, telle qu'on en voit en été et dans les constitutions médicales bilieuses surtout, pourra nécessiter, si l'élément bilieux est très-prononcé, la prescription d'un vomitif ; mais, pour les purgatifs, nous nous en abstiendrons ; nous les remplacerons par des moyens plus doux qui attaquent l'état bilieux sans faire courir le risque d'une métastase. Ce ne sera que lorsque l'attaque de goutte sera terminée que le purgatif pourra offrir quelque avantage, encore même ne saurait-on être trop circonspect à ce sujet, et faut-il le plus souvent s'en abstenir. Les purgatifs ne conviennent que bien rarement, à notre avis, aux goutteux ; ils facilitent trop le déplacement de la fluxion de l'extérieur à l'intérieur. Nous serions même fort disposés à les proscrire, chez eux, d'une manière formelle.

Dans la variole, la rougeole, la scarlatine, avec fièvre bilieuse réelle, un vomitif, dans le principe, ne peut être que très-convenable ; l'indication est positive. Mais n'allons pas nous imaginer qu'une langue légèrement jaunâtre, qu'un peu d'amertume à la bouche, suffisent pour caractériser une fièvre bilieuse et pour faire prescrire un vomitif. Ce médicament peut être dangereux lui-même en contrariant l'éruption ; il ne faut donc le prescrire que lorsqu'il y a indication positive à son emploi. Les vomitifs ne portent pas en effet toujours à la peau ; loin de là, ils donnent parfois une secousse qui jette de la perturbation dans les forces vitales, et qui les dérange dans le travail d'élimination auquel elles se livrent. C'est ce qui arrive surtout dans les constitutions médicales où les maladies ont de la tendance à passer à l'ataxie. Ainsi, dans les constitutions catarrhales de l'automne de 1847 et 1848, où cet élément ataxique se développait avec une extrème facilité, les vomitifs qu'on prescrivait au début des varioles qui furent nombreuses à cette époque, arrêtaient maintes fois sur-le-champ le travail éruptif ; l'ataxie se manifestait et faisait courir des dangers extrêmes aux malades. Nous pourrions citer encore plusieurs exemples de métastase survenue dans l'érésipèle par le fait d'un vomitif.

Quant aux purgatifs, nous n'avons pas besoin de dire qu'ils sont contre-indiqués par l'exanthème dont ils contrarieraient l'éruption. On ne peut les employer qu'à une époque avancée de la desquammation ou de la dessiccation. Alors ils sont généralement nécessaires pour épuiser, si l'on peut ainsi dire, le principe morbifique et pour prévenir des fluxions ultérieures sur les organes importants. Dans le cours de la maladie, les purgatifs seront remplacés avec avantage par l'infusion d'ipécacuanha concassé avec addition de manne. Cette préparation, qui favorise les selles sans les rendre diarrhoïques, n'est pas sans influence pour le travail éruptif ; elle semble lui donner plus d'élan. Elle est, du reste, sans danger.

L'association de l'élément bilieux avec l'élément catarrhal n'est pas rare. Rien n'est plus commun, au contraire, dans notre pays. Nous en avons déjà parlé dans le chapitre précédent, nous n'avons pas à y revenir.

L'association de l'élément bilieux et de l'élément ataxique, ou bien la complication de ce dernier élément dans une fièvre bilieuse, est loin encore d'être rare. Presque toujours il ne s'agit, dans le principe, que d'une fièvre bilieuse ; mais, soit sous l'influence de la constitution médicale, soit par telle ou telle autre cause qui agit d'une manière fâcheuse sur les forces de la vie, et surtout parce qu'on a recours à la saignée générale, on voit se développer l'élément ataxique : la fièvre est devenue bilieuse-ataxique.

Du moment où la fièvre bilieuse a pris le caractère ataxique, il n'y a plus qu'une indication à remplir, c'est de combattre ce dernier élément. Celles que pourrait fournir l'élément bilieux s'effacent devant celle-ci ; il y aurait le plus grand danger à vouloir s'en occuper, à vouloir prescrire alors, soit un vomitif, soit un purgatif. On n'a qu'une chose à faire, c'est de donner des bols camphrés et nitrés, de faire appliquer des sinapismes et des vésicatoires, de prescrire enfin promptement la résine de quinquina, si ces moyens sont insuffisants. Sous l'influence de cette médication, on voit le plus souvent les symptômes ataxiques s'amender et disparaître enfin complètement. Il ne reste plus alors qu'une fièvre simplement bilieuse qui doit être traitée en conséquence, avec cette condition pourtant qu'il faut s'abstenir de tout moyen qui serait de nature à fatiguer le malade, à produire une secousse trop forte, comme, par exemple, un vomitif ou un purgatif, l'élément ataxique pouvant bien y trouver l'occasion de reparaître.

L'élément bilieux et l'élément putride s'unissent vo-

lontiers et donnent lieu à la fièvre bilieuse-putride.
Cette fièvre ne s'observe guère, dans notre pays, que
vers la fin de l'été ou au commencement de l'automne,
lorsque l'été a été fort chaud et humide.

Cette fièvre a pu se développer épidémiquement
sous l'influence seule des conditions météorologiques.
Telle fut la constitution médicale de l'automne de 1803,
pendant laquelle, selon le professeur Caizergues, une
épidémie intercurrente de variole qui présentait ce
caractère, avait pour terminaison fréquente la gangrène des extrémités inférieures. Plus de huit cents
enfants en périrent.

Dans bien des cas, la fièvre bilieuse-putride se développe sous la double influence des chaleurs et d'un
air vicié par des miasmes. Voilà pourquoi on l'observe
principalement chez les soldats qui habitent des casernes mal hygiéniquement disposées, qui sont dans les
camps, ou bien chez les individus qui sont dans les
bagnes, dans les hôpitaux, dans les vaisseaux, etc.
Ce n'est pas pourtant du typhus ou de la fièvre typhoïde qu'il s'agit; les symptômes d'adynamie ne sont
pas portés aussi haut que dans cette maladie. Il n'y a
eu qu'un commencement d'intoxication, et c'est cette
intoxication légère qui, unie à l'action sur l'économie
de chaleurs pénibles, a amené le développement de la
fièvre bilieuse-putride.

La fièvre bilieuse-putride ne présente, dans sa première période, que les caractères propres à l'élément
bilieux, mais bientôt on voit se manifester la stupeur
du visage, un défaut considérable des forces, des hé-

morrhagies passives, des pétéchies, etc., qui annoncent suffisamment l'élément putride.

La fièvre jaune paraît n'être qu'une fièvre bilieuse-putride qui emprunte des caractères particuliers aux régions où elle se développe. Mais quelle n'est pas la confusion qui règne sur cette maladie! Nous ne craignons pas de dire que le chaos que les Modernes ont fait, dans notre Europe, au sujet de la fièvre typhoïde, existe tout aussi bien pour la fièvre jaune.

Sur notre continent, en effet, toute fièvre, toute maladie qui présente des caractères tant soit peu graves, reçoit de nos Modernes le nom de fièvre typhoïde; c'est le terme générique qui semble désigner que là commence l'inconnu. Sous cette étiquette se trouvent rangées non-seulement ces fièvres qui sont graves par elles-mêmes, mais on y trouve encore ces fièvres, soit catarrhales, soit bilieuses, soit muqueuses, qui, le plus souvent, par l'effet d'un traitement intempestif, prennent le caractère ataxique ou ataxo-adynamique et finissent par amener la mort, uniquement parce qu'elles ont été mal appréciées.

Sur le continent américain, il en est à peu près de même : toute fièvre qui offre des symptômes graves est une fièvre jaune. Ainsi, que le nouvel arrivé dans ce pays tombe malade par l'influence seule de la chaleur humide et de quelques circonstances accessoires, telles que fatigues, excès divers, etc., c'est la fièvre jaune. Que ce nouvel arrivé soit soumis à l'action des effluves marécageux et de la chaleur humide réunis, c'est encore la fièvre jaune. Jusqu'ici, il n'y a peut-

être pas d'erreur, la fièvre jaune paraît très-suscepti-
ble de dépendre soit de l'une, soit de l'autre de ces
causes. Mais qu'une maladie le plus souvent épidémique, à caractère putride, vienne à se déclarer dans des
lieux viciés par des miasmes, comme, par exemple,
une caserne, un camp, des vaisseaux, certainement
cette maladie, bien qu'elle emprunte au climat certaines conditions qui la feront ressembler en quelques
points à celles dont nous venons de parler, en différera
beaucoup sous certains autres ; et cependant cette maladie est encore appelée fièvre jaune tout comme les
précédentes. Que résulte-t-il de cette confusion? Il en
résulte qu'il est impossible de comprendre les auteurs
dans les descriptions qu'ils donnent de la fièvre jaune,
ou du moins qu'on y découvre un désordre de symptômes qui est désolant pour le lecteur.

Mais là ne se borne pas la confusion ; elle n'est pas
limitée aux symptômes ; elle existe encore par rapport
aux altérations cadavériques. Ainsi, ceux qui n'ont
vu la fièvre jaune que lorsqu'elle était produite par le
climat (effluves et chaleur humide), n'ont jamais remarqué dans l'intestin les altérations si caractéristiques
de la fièvre typhoïde, tandis que ceux, au contraire,
qui ont eu à traiter des malades qui avaient été soumis de plus à l'action d'un air vicié par des miasmes, constataient l'existence de ces altérations. Deux
thèses soutenues, en 1848-49, à la Faculté de Médecine de Montpellier, sont la preuve de cette confusion ;
et ce qui est à noter, c'est que les auteurs de ces
thèses ont observé cette maladie dans des lieux où elle

20

est endémique. L'un d'eux, M. F....., médecin très-répandu à la Nouvelle-Orléans, où il exerce son état depuis plus de 30 ans, écrit (1) : « On ne trouve jamais, dans la fièvre jaune, ni altération des plaques de Peyer, ni ulcération. » L'autre, M. L....., chirurgien de première classe de la marine, médecin distingué qui a fait un long séjour dans les Antilles, à bord des bâtiments de l'état, écrit de son côté (2) : « Dans la fièvre jaune, les plaques de Peyer et de Brunner, souvent boursouflées, offrent, sous l'épithélium, cette concrétion mucoso-purulente que l'on a signalée dans la dothinentérite. Cette matière repose sur des ulcérations aussi nettes quelquefois que si elles avaient été produites par un emporte-pièce, ulcérations qui amincissent les tissus sous-jacents au point de les perforer. » Pourquoi cette différence dans les lésions cadavériques? Parce que, nous le répétons, ces médecins ont eu affaire à des maladies qui n'étaient pas les mêmes. M. F..... n'a vu que des malades atteints par l'influence du climat et des effluves marécageux, de véritables fièvres jaunes. M. L....., au contraire, n'a eu à traiter que des matelots ou soldats dont la maladie s'était développée à bord des bâtiments ou dans les forts, sous l'influence et du climat et des miasmes, des maladies qui appartenaient, par conséquent, plus particulièrement au typhus.

Il nous semble donc évident que l'on confond sous le

(1) *Essai sur la fièvre jaune*, thèse n° 65, 1848.
(2) Thèse n° 6, 1849.

nom de fièvre jaune des maladies qui doivent être bien distinctes, qui doivent l'être tout autant que le sont chez nous et une fièvre bilieuse-putride et une fièvre typhoïde.

La distinction forcée de ces maladies, distinction qui repose sur les causes, sur les lésions anatomiques et probablement aussi sur les symptômes, nous semble jeter un jour tout nouveau sur la question de contagion. En effet, les opinions sont divisées à ce sujet, les uns prétendant que la fièvre jaune est contagieuse, d'autres disant qu'elle ne l'est pas. Quels sont ceux qui soutiennent la première opinion? Ce sont surtout les médecins qui ont exercé à bord des bâtiments, qui ont été placés dans les ports où des bâtiments infectés sont arrivés. Quels sont ceux qui soutiennent la seconde? Ce sont les praticiens fixés dans les lieux où cette maladie est endémique. Il nous semble presque positif que les premiers n'ont vu que des faits bien réels de typhus modifié par le climat, et alors la question de contagion n'est plus douteuse, puisque personne ne nie que le typhus ne soit contagieux; tandis qu'il est très-possible que la fièvre jaune endémique sur le sol américain, observée par les seconds, ne possède rien de contagieux.

Quoi qu'il en soit de ces maladies confondues sous le nom de fièvre jaune, quel devrait être le soin du médecin de notre école? Ce serait évidemment de déterminer les éléments qu'elles présenteraient dans leurs diverses périodes. Il y arriverait facilement par la méthode analytique, et, ces éléments une fois reconnus, il leur appliquerait les indications thérapeutiques qui leur sont propres.

Quant à la fièvre bilieuse-putride de nos pays, essentiellement bilieuse dans le principe, elle réclame alors le traitement propre à cet élément, un ipéca-cuanha comme vomitif, dans la plupart des cas ; et quand arrive la période de putridité, on a recours à une combinaison de médicaments qui agit tout à la fois et sur l'élément putride et sur l'élément bilieux. C'est dans ce but que l'on donne avec avantage le quinquina en poudre très-fine (un gros) uni à la crème de tartre (demi-gros) et incorporé dans du miel (s. q.), dont on, fait des bols qui sont pris tous les matins. Il est rare qu'il soit nécessaire d'y insister plus de quatre ou cinq jours. Si l'on jugeait convenable d'agir avec plus d'énergie, on pourrait remplacer la poudre de quinquina par sa résine.

On ne trouve aucune indication à la saignée générale dans la fièvre bilieuse-putride, à quelque époque que ce ce soit, et si des lésions de tel ou tel organe nécessitaient l'emploi de la saignée locale, ce ne pourrait être qu'au commencement de la maladie, alors que l'élément bilieux existe encore seul, que la putridité ne s'est pas encore montrée ; car, dès que celle-ci s'est développée, il y a contre-indication formelle de toute émission sanguine pour si légère qu'elle soit.

Or, si la fièvre bilieuse-putride de nos contrées exige d'être aussi réservé pour les évacuations sanguines, que devons-nous penser de ces saignées générales, de ces sangsues nombreuses mises en usage pour la fièvre jaune dans des pays brûlants où les forces font encore bien plus défaut? Nous ne craignons pas de nous trop avancer en disant qu'il doit y avoir antagonisme entre la fièvre jaune et toute soustraction de sang générale ; qu'on ne saurait même être trop sobre des émissions sanguines locales.

On a parfois encore l'occasion d'observer, dans nos contrées, l'association de l'élément bilieux et de l'élément malin, d'où résulte la fièvre continue bilieuse-maligne. Dans cette affection, l'association de ces deux éléments se montre parfois dès les premiers moments, tandis que, d'autres fois, ce n'est qu'à une époque plus ou moins avancée d'une affection qui était d'abord purement bilieuse que la malignité survient comme suite naturelle de l'évolution de la maladie sans aucune cause provocatrice. Dans d'autres cas, il n'en est pas ainsi ; la fièvre était purement bilieuse ; mais, soit par l'effet d'une saignée intempestive, soit par suite d'une forte émotion, de quelque chagrin violent, etc., l'affection prend le caractère malin. Alors se manifeste une lésion profonde des forces vitales accusée par l'altération du visage, par le délire, par des mouvements automatiques, par des soubresauts des tendons, par la couleur noirâtre et la sécheresse de la langue, etc, ; tandis que, en regard de ces symptômes graves, on remarque que le pouls est naturel ou à peu près, ou qu'il est même plus lent; que la peau a sa température normale. Il y a défaut de synergie des symptômes, c'est un des caractères de l'élément malin.

On trouve souvent la raison de la fièvre bilieuse-maligne dans des suppressions d'écoulements divers, dans une goutte qui ne se montre pas, dans des excès de toute sorte, dans des chagrins profonds, etc., lorsque ces causes exercent leur action sur des individus qui sont en même temps soumis à l'action des chaleurs ou qui sont d'un tempérament bilieux. Quant à la fièvre bilieuse-maligne épidémique, elle est communément produite et par les qualités physiques de l'atmosphère et par les émanations putrides qu'il contient.

Les indications thérapeutiques de la fièvre bilieuse-maligne sont établies sur la présence des éléments que présente l'affection. Dans le principe, elle est fréquemment purement bilieuse ; un vomitif (ipécacuanha) convient alors beaucoup. Mais, dès que l'élément malin paraît, toute indication cesse du côté de l'élément bilieux, on n'a qu'à s'occuper du premier et il faut le faire vite et avec énergie. On prescrit alors la résine de quina (un gros) associée à l'éther sulfurique (40 gouttes) dans une potion de 4 onces, et l'on fait appliquer en outre des sinapismes aux jambes et des vésicatoires aux quatre membres. Tous ces moyens sont nécessaires, il ne faut en négliger aucun.

Si l'affection se montre dès les premiers moments bilieuse-maligne, il faut se garder de s'arrêter d'abord à attaquer l'élément bilieux pour simplifier la maladie et n'avoir que l'élément malin à combattre ; on perd, en agissant ainsi, un temps précieux pendant lequel la malignité fait des progrès mortels ; et, de plus, l'emploi du vomitif produit un très-fâcheux effet sur des forces profondément lésées, il augmente la lésion vitale et la porte à un degré ou désormais tout moyen thérapeutique sera complètement inutile.

Lors donc que ces deux éléments se montrent simultanément, il faut laisser complètement de côté l'élément bilieux et ne s'occuper que de l'élément malin, que l'on attaque par les moyens dont nous venons de parler. Ce traitement est d'une efficacité telle, qu'il est fort rare que, dès le second jour, tout symptôme de malignité n'ait pas complètement disparu. Il ne reste alors que l'état bilieux, qu'on cherche à dissiper par les moyens les plus doux, afin de ne pas déterminer de secousse de nature à rappeler la malignité ; ce qui pourrait fort bien arriver si l'on prescrivait, soit un vomitif, soit un purgatif.

Nous pourrions parler ici d'une maladie bien terrible qui se montre souvent sous la forme épidémique, de la peste. Cette affection nous semble, en effet, n'être communément qu'une fièvre bilieuse-maligne ; mais il est plus naturel de renvoyer ce que nous avons à dire à ce sujet à l'article *élément malin.*

L'élément bilieux s'associe fréquemment avec l'élément rémittent ou intermittent pour former des rémittentes ou intermittentes-bileuses. Il sera question de ces affections composées à l'article *élément périodique.*

Telles sont les associations diverses que présente le plus souvent l'élément bilieux. C'est par la méthode analytique établie sur la doctrine élémentaire que nous avons pu les reconnaître ; c'est par elle que nous avons su quel était le rang qu'il fallait leur assigner sous le rapport des indications thérapeutiques.

Si avec ces affections composées il existait des lésions locales, il y aurait encore à faire ici l'application des principes que nous avons si souvent proclamés, savoir : que les indications fournies par ces lésions locales sont subordonnées à celles que présente l'affection.

Les mêmes principes seraient encore applicables si ces affections constituaient la fièvre concomitante d'une affection non-élémentaire, comme le rhumatisme, l'érésipèle, les exanthèmes, etc. Les indications capitales seraient fournies par la fièvre, l'affection non-élémentaire ne donnerait que des indications secondaires ou des contre-indications pour l'emploi de tel ou tel moyen.

Les lésions anatomiques que présentent les cadavres des sujets morts de maladies bilieuses, témoignent de la synergie qui existe entre ces lésions d'organes et l'état morbide général. Qu'il s'agisse, par exemple, d'une pneumonie, l'hépatisation sera fort restreinte, tandis qu'il y aura un engouement séro-sanguinolent considérable ; qu'il s'agisse d'un épanchement pleurétique, on chercherait en vain du véritable pus, on ne trouvera que de la sérosité purulente. Il est donc évident que ces maladies diffèrent de celles qu'on appelle inflammatoires. Elles ont des caractères spéciaux fournis par les causes, par les symptômes généraux, par les lésions anatomiques, elles ne peuvent qu'en différer aussi par le traitement.

CHAPITRE IV.

(Élément muqueux.)

FIÈVRE MUQUEUSE. — FIÈVRE MUQUEUSE AVEC LÉSIONS
LOCALES. — FIÈVRE MUQUEUSE CONCOMITANTE. —
RARETÉ DES CRISES. — LÉSIONS ANATOMIQUES. —
ASSOCIATIONS ÉLÉMENTAIRES. — INDICATIONS THÉ-
RAPEUTIQUES. — ANTAGONISME D'AFFECTION.

Les Modernes n'ont pas fait moins d'opposition à la
fièvre muqueuse qu'à celles dont nous avons déjà
parlé. Elle n'est établie, d'après eux, que sur une
erreur de diagnostic ; ce n'est autre chose, disent-ils,
qu'une gastro-entérite.

Que la fièvre muqueuse coexiste souvent avec une
certaine irritation intestinale, cela est vrai ; mais il n'en
est pas moins vrai aussi que les symptômes particuliers
qui sont fournis par les voies digestives, sont fréquemment indépendants de toute irritation ; il ne l'est pas
moins encore que, dans certains cas, s'il existe de l'irritation, il faut l'attribuer à la présence, sur la muqueuse, d'aphtes ou de petits ulcères, ce qui ne saurait suffire pour dire qu'il y a gastro-entérite, le phénomène qui amène les aphtes et les ulcères étant tout
à fait indépendant de ce qu'on appelle *irritation, inflammation*. L'école de Broussais a seule pu établir de
l'identité entre ces phénomènes.

La fièvre muqueuse se développe sous l'influence de causes qui lui sont à peu près spéciales ; elle a des caractères tranchés qui la distinguent de toute autre fièvre ; elle exige un traitement particulier.

La fièvre muqueuse se manifeste à tout âge, mais surtout chez les enfants. On l'observe principalement chez les individus de tempérament lymphatique, de constitution molle ; on l'observe principalement dans les pays froids et humides, dans les vallées profondes, dans les gorges des montagnes ; on l'observe encore dans les grandes villes, dans les quartiers dont les rues sont étroites, mal aérées, dont les maisons sales et humides contiennent de nombreux habitants ; on l'observe encore communément dans les villes manufacturières, dans les hôpitaux des enfants.

La classe pauvre, dont l'alimentation se compose surtout de végétaux, de légumes, de fruits de mauvaise qualité, de produits caséeux, qui est privée de vin ou n'en a que de mauvais, en est plus particulièrement atteinte.

Les symptômes principaux que nous présente la fièvre muqueuse dont on a donné des descriptions si nombreuses, si confuses, si différentes, nous paraissent être les suivants : pâleur et bouffissure du visage ; céphalalgie correspondant à l'occiput ou au vertex ; haleine fétide ; langue large, souple, couverte communément d'une couche blanchâtre qui tapisse parfois toute la surface interne de la bouche et qui se prolonge même dans le gosier, dans le pharynx ; quelquefois de petits ulcères, bien plus souvent des aph-

tes sur la paroi interne des joues, sur les amygdales, la langue, la voûte et le voile du palais, le
plancher de la bouche, et, dans ce cas, chaleur, ardeur de ces parties, salivation abondante ; nausées,
vomituritions, vomissements de matières glaireuses
qui causent de l'ardeur à l'œsophage et à la gorge ;
anorexie extrême ; pesanteur, anxiété à la région épigastrique ; borborygmes, coliques légères, constipation
ou plus souvent diarrhée séreuse ; peau chaude, sèche ;
dans quelques cas, sueurs partielles d'une odeur aigre ;
pouls fréquent avec un certain développement, mais
sans consistance, mou.

La miliaire, l'urticaire, les pétéchies, forment un
cortége symptomatique assez fréquent de la fièvre
muqueuse. Assez souvent encore la fièvre muqueuse
offre la présence de vers dans l'instestin, des lombrics
particulièrement.

La fièvre muqueuse existe fréquemment sans autres
lésions locales que celles que nous venons de signaler, savoir : les aphtes ou de petits ulcères sur la muqueuse digestive qui manquent même souvent. Mais,
dans bien d'autres cas, la fièvre muqueuse se présente
avec des fluxions, soit sur les organes crâniens, soit
sur le poumon, sur la plèvre, etc., ce qui ne l'empêche pas d'être essentielle, puisque ces fluxions se sont
développées sous son influence, puisqu'elles lui appartiennent, qu'elle les domine.

Bien plus souvent la fièvre muqueuse existe avec
une certaine irritation gastro-intestinale, et ce sont les

cas assez nombreux de cette espèce qui ont fait dire aux Modernes que la fièvre muqueuse n'était qu'une gastro-entérite, ce qui n'est pas exact. Cette irritation se joint à l'état muqueux sans qu'on puisse soutenir que celui-ci soit l'effet de la première. Il convient du reste de faire attention, comme nous l'avons déjà dit, que très-souvent les symptômes d'irritation, soit à la bouche, soit du côté de l'intestin, tiennent à la présence d'aphtes ou de petits ulcères sur la muqueuse de ces parties, ce qui ne constitue certainement pas une gastro-entérite, mais bien une irritation symptomatique ; les aphtes et les ulcères représentant, nous le répétons, un état morbide tout à fait distinct de l'inflammation.

Il n'est pas rare, sous l'influence des conditions propres à la fièvre muqueuse, de voir se manifester une dyssenterie qui existe avec tous les symptômes propres à cette fièvre. Parfois cette dyssenterie est sporadique ; d'autres fois elle est épidémique. Celle-ci n'est pas rare dans les hôpitaux des enfants.

La fièvre muqueuse est parfois concomitante des affections spéciales non-élémentaires : rhumatisme, érésipèle, goutte, variole, rougeole, scarlatine, etc. Il suffit pour cela que ces affections se manifestent sous les conditions que nous avons dit favoriser le développement de cette fièvre. Mais il est bon d'observer que l'élément muqueux n'existe dans ce cas qu'à un degré ordinairement léger ; c'est du moins ce que nous avons eu l'occasion de remarquer dans maintes occasions.

Les crises sont rares dans la fièvre muqueuse, et il ne peut qu'en être ainsi, d'après l'état des forces radicales chez les individus qui en sont atteints. C'est en effet presque toujours chez des sujets lymphatiques et de constitution molle ou plus ou moins détériorée qu'on l'observe. Il existe bien fréquemment une diarrhée séreuse qui a une influence avantageuse sur la maladie, qui en diminue l'intensité, qui en amène la solution ; mais, comme cette diarrhée se manifeste ordinairement de bonne heure, parfois dès les premiers instants, qu'elle est liée communément à une certaine irritation intestinale, et que les bienfaits qu'elle procure sont moins sensibles tant qu'elle existe, que par le malaise qui se manifeste lorsqu'elle vient à se supprimer, on ne peut la considérer que comme symptomatique. Ce n'est que dans les cas où il y a de la constipation, de l'anxiété, de l'agitation, qui persistent depuis quelques jours, que la diarrhée venant à se manifester est considérée comme critique par l'amendement réel qu'elle détermine dans les phénomènes morbides.

Les lésions que présente la muqueuse digestive dans la fièvre muqueuse parfaitement simple se bornent à des aphtes, à de petits ulcères qu'on ne rencontre le plus souvent qu'à la bouche, au pharynx et au commencement de l'œsophage, mais qui, dans certains cas, tapissent presque toute la surface de la muqueuse et se prolongent jusqu'à l'anus. Parfois ces manifestations locales manquent complètement ; on n'aperçoit qu'une couche blanchâtre, comme caséeuse, qui recouvre l'intérieur de la bouche et se prolonge dans le pharynx et l'œsophage, où elle cesse le plus souvent. Ce n'est pas alors de ce côté qu'on peut trouver la raison de la mort ; on la trouve dans des lésions d'autres organes, ou bien elle dépendait d'une atteinte profonde portée aux forces de la vie, ainsi que cela a lieu lorsque l'élément ataxique ou malin est venu compliquer la fièvre muqueuse.

Les moyens principaux, vantés par les auteurs contre la fièvre muqueuse, sont les vomitifs et les purgatifs. On peut dire que c'est là, pour eux, la base du traitement de cette fièvre. Que ces remèdes soient convenables, nécessaires dans certains cas, nous en convenons ; mais dans combien d'autres ne pourra-t-on pas s'en dispenser, des purgatifs surtout !

Quand la fièvre muqueuse est sans complication d'irritation gastro-intestinale, et que l'état gastrique est porté à un haut degré, ce qui arrive quelquefois, un vomitif est généralement nécessaire ; les effets en sont avantageux. L'émétique est préféré dans cette circonstance ; l'expérience a prononcé à ce sujet. Mais s'il s'agit d'un enfant ou d'un individu tant soit peu délicat, il faut s'abstenir de ce remède qui donne une secousse trop profonde, souvent fâcheuse. L'ipécacuanha mérite la préférence. Dans quelques cas de ce genre, où l'on a affaire à des jeunes gens ou des adultes, chez qui on veut administrer l'émétique sans avoir à courir le risque des superpurgations qu'il amène parfois, on associe l'ipécacuanha à ce médicament : 10 à 15 grains de celui-ci sur 1|2 à 1 grain du premier.

Cette indication remplie, on prescrit la tisane de chiendent et des bouillons de pois chiches, de pain, etc. Souvent il n'est pas nécessaire de faire davantage ; l'état muqueux se dissipe peu à peu ; la fièvre devient de moins en moins prononcée ; la guérison arrive.

C'est dans les cas où l'état muqueux persiste, que les anciens médecins prescrivaient, soit l'émétique en lavage, soit les purgatifs.

Ces remèdes ne nous paraissent avoir ici que bien rarement de l'avantage. Ils attirent les mouvements sur le tube digestif où ils ne sont alors que trop disposés à se porter ; ils fatiguent cet appareil, et de plus ils impriment, les purgatifs notamment, de la débilitation dans les forces générales qui communément sont loin d'être en excès chez les individus atteints de cette affection. Nous avons, pour notre part, trouvé rarement de l'avantage à les prescrire.

Il est une préparation qui nous a paru bien préférable, dans ces circonstances, à l'émétique en lavage et aux purgatifs, c'est l'infusion d'ipécacuanha concassé, que nous avons aussi recommandé pour l'état bilieux. On en fait infuser 20 grains environ sur 6 onces d'eau, en y joignant, si l'on craint les vomissements ou si l'on veut rendre l'infusion plus tonique, égale quantité environ d'écorce d'orange amère, et on la fait prendre par cuillerée à bouche toutes les deux ou trois heures. Les propriétés de cette infusion sont parfaitement en

rapport avec les indications que présente l'affection muqueuse ; elle excite doucement les forces vitales, favorise les crises et modifie avantageusement la vitalité de
la muqueuse digestive qu'elle tonifie. Si, après plusieurs
jours de son emploi, l'état muqueux ne s'était pas
amendé, ce qui est fort rare, on pourrait prescrire un
purgatif tonique (rhubarbe, etc.), ou du moins considéré comme tel.

Dans les cas où l'état muqueux n'est pas porté à un
haut degré, un vomitif est inutile ; il faut se borner à
l'infusion d'ipécacuanha concassé avec ou sans écorce
d'orange amère. C'est le genre de médication qui nous
a paru le plus convenable généralement chez les enfants,
chez qui nous ne prescrivons un vomitif que lorsque
l'indication est très-formelle.

Si avec l'élément muqueux il y a irritation des voies
digestives, soit que cette irritation existe par elle-même,
soit qu'elle soit symptomatique de la présence d'aphtes
ou de petits ulcères, on ne saurait songer aux moyens
dont nous venons de parler, il faut calmer cette irritation, et pour cela la diète et les boissons délayantes
suffisent. Il n'est pas commun qu'une application de
sangsues soit nécessaire, et la saignée générale ne l'est
peut-être jamais. L'irritation étant calmée, l'état muqueux s'est souvent tellement amendé que l'on voit
qu'il ne saurait fournir aucune indication. S'il n'en était
pas ainsi, et qu'il persistât à un certain degré, la même
infusion d'ipécacuanha concassé, sans addition d'écorce
d'orange amère, serait encore ce que l'on aurait de

mieux à prescrire. Elle serait certainement préférable
à l'émétique ou au purgatif, qui ne pourraient guère
manquer de rappeler l'irritation qu'on vient de combattre.

Il est un symptôme, avons-nous dit, assez fréquent
dans la fièvre muqueuse, c'est la diarrhée. Si elle dépend de l'irritation gastro-intestinale, il n'y a d'autre
indication que celle qui consiste à combattre cette irritation. Quand elle est calmée, la diarrhée s'arrête.

Si la diarrhée existe sans irritation appréciable et
qu'elle soit modérée, il faut se garder de rien faire
pour l'arrêter ; c'est par elle que se fait souvent la guérison. On s'en tient alors à une simple tisane de chiendent ou de riz. Bientôt elle devient moins fréquente et
prend fin.

Avec la fièvre muqueuse, il existe parfois des fluxions
sur le cerveau, les méninges, le poumon, la plèvre, etc. Or, si l'on fait attention aux conditions sous
lesquelles se développe la fièvre muqueuse, on verra
que ces fluxions ne seront jamais de celles qui appartiennent à l'élément inflammatoire. Dans ce dernier
élément, en effet, il doit y avoir une somme de forces
radicales que l'on ne saurait trouver chez les individus
qui sont atteints de l'affection muqueuse. Ce seront des
fluxions proprement dites que l'on observera. Une saignée
générale pourra bien dans certains de ces cas être nécessaire, mais combien plus souvent ne faudra-t-il pas
s'en abstenir pour se borner à une application de sangsues, et combien de fois même ne faudra-t-il pas s'en
tenir aux vésicatoires ! Quant aux indications fournies

21

alors par l'élément muqueux , on se guidera sur le siége de la maladie et sur le degré auquel cet élément est porté. L'émétique en lavage tant recommandé par les anciens médecins, peut fort bien convenir dans le cas de fluxion sur l'organe crânien; il agira contre cet état muqueux, il agira aussi comme révulsif. Si l'on a affaire au contraire à une fluxion de poitrine , à une pleurésie , on prescrira, au début, un vomitif, si l'état muqueux est très-prononcé. Les jours suivants, on donnera l'infusion d'ipécacuanha concassé, en se gardant toutefois d'y ajouter l'écorce d'orange amère. Si l'état muqueux est à un degré moins élevé , on ne prescrira pas de vomitif et on se bornera à l'infusion dont nous parlons, en ayant toutefois l'attention de veiller à ce que son action ne surexcite pas l'organe fluxionné, ce qui arrive parfois, et oblige à y renoncer.

Si nous jetons à présent un coup d'œil sur les associations élémentaires dont est susceptible l'élément muqueux, nous verrons que l'affection catarrhale-muqueuse est loin d'être rare. Le développement de cette affection composée s'explique tout naturellement par l'influence de la cause catarrhale sur des individus qui, par leur âge, leur tempérament, leur constitution, leur alimentation, le pays et les lieux qu'ils habitent , sont prédisposés à l'affection muqueuse.

Les symptômes de l'affection catarrhale-muqueuse sont une réunion de ceux qui appartiennent à l'une et à l'autre de ces affections élémentaires. Il est bien facile d'en faire la séparation analytique.

L'affection catarrhale-muqueuse ne présente souvent aucune lésion locale. Dans d'autres cas, il y a des manifestations locales positives, des fluxions, soit sur les amygdales, soit sur le poumon, la plèvre, les organes crâniens, le petit ou le gros intestin, etc. On a alors, d'un côté, les symptômes locaux et sympathiques qui annoncent la souffrance des organes atteints, et d'un autre, les symptômes généraux qui sont ceux de la fièvre catarrhale-muqueuse.

Les indications thérapeutiques sont fixées par la doctrine des affections élémentaires. Si la fièvre catarrhale-muqueuse existe sans lésion locale, on a à attaquer tout à la fois l'élément catarrhal et l'élément muqueux. C'est dans cette intention qu'on fait tenir le malade chaudement, et qu'on prescrit un émétique, si toutefois l'état muqueux est assez prononcé pour l'exiger. Ce médicament détermine et des vomissements et des selles et des sueurs qui amènent une amélioration prononcée dans l'état du malade. La continuation du séjour au lit, l'infusion d'ipécacuanha concassé, avec ou sans addition d'écorce d'orange amère, suffisent pour achever la guérison. Si l'élément muqueux est peu prononcé, ce qui est le plus commun, on se borne à donner l'infusion dont nous parlons ; on s'abstient du vomitif.

S'il y a fluxion sur un organe important : poumon, plèvre, cerveau, etc., le caractère de la fièvre doit guider dans les indications capitales ; il prescrira de s'abstenir généralement de la saignée, d'en user fort sobrement lorsqu'on croira devoir y recourir; de lui préférer le plus souvent les évacuations sanguines locales ; de recourir surtout aux vésicatoires. Quant à l'élément muqueux, il fournira les mêmes indications que dans les cas dont nous avons parlé plus haut.

La fièvre muqueuse se complique quelquefois de l'élément ataxique. Cette complication est communément le résultat d'un traitement intempestif, d'une saignée le plus souvent. Alors le visage prend l'air étonné, les narines deviennent pulvérulentes, il se manifeste une céphalalgie intense ou du délire, la langue devient sèche, comme grillée ; il y a des soubresauts des tendons, des mouvements automatiques, etc. A ces symptômes, qui ne permettent pas de méconnaître l'ataxie, il faut se hâter d'opposer les bols camphrés et nitrés, les sinapismes, les vésicatoires et la résine de quinquina surtout, toute indication de la part de l'élément muqueux cesse en ce moment, les moyens que l'on aurait à lui opposer ne pouvant qu'être très-dangereux, ou bien devant faire perdre un temps précieux, irréparable. Il est rare que cet élément ataxique, s'il est attaqué de bonne heure, ne cède pas bientôt à ces moyens thérapeutiques. Si par cas il est méconnu ou mal traité, les symptômes ne font que s'aggraver et la mort devient inévitable.

Dans quelques circonstances, sous l'influence, par exemple, d'une constitution médicale favorable, l'élément ataxique est en état d'association réelle avec l'élément muqueux. Les indications ne diffèrent pas alors de celles que nous venons de signaler.

L'affection muqueuse-putride n'est pas chose rare.
On la voit se manifester, soit sporadiquement, soit surtout épidémiquement, sous la double influence des conditions propres à l'élément muqueux et à l'élément
putride. Voilà probablement pourquoi on l'observe principalement dans les hôpitaux d'enfants, lorsque ces
hôpitaux sont mal tenus. Ce sont d'abord les symptômes
de l'affection muqueuse qui se manifestent ; mais bientôt
la putridité se déclare et dans les symptômes généraux,
et dans les symptômes locaux ; alors la gangrène survient sur la muqueuse buccale, sur les amygdales, sur
la muqueuse digestive, etc.

La gangrène se déclare alors, non pas par l'intensité
de l'inflammation, une pareille opinion serait insoute-
nable, mais par suite du caractère de la fièvre, du
mauvais état des forces. Il y a synergie bien évidente
entre la lésion locale et l'état général. Qu'un traitement
convenable soit dirigé contre cet état général, et, à mesure qu'il s'amendera, on verra s'améliorer aussi la
lésion locale. Si l'on s'y prend à temps, on pourra prévenir des désordres graves et souvent mortels.

Tant que l'élément muqueux existe seul dans ce cas,
on n'a qu'à faire le traitement propre à cet élément, en
faisant attention toutefois que le jeune âge, que la débilitation produite par des conditions hygiéniques défa-
vorables, contre-indiquent généralement tout vomitif
et obligent de le remplacer par des moyens plus doux,
tels que l'infusion d'ipécacuanha concassé, avec addition d'écorce d'orange amère, que l'on prescrit à doses
plus modérées que pour l'adulte, et qui nous paraît très-

préférable aux sirops de ces substances, sur lesquels on peut bien moins compter. Mais, dès que la putridité paraît, on ne peut se dispenser d'avoir recours au quinquina, dont on varie les préparations et les doses selon l'âge, selon le degré de la maladie, etc. Il ne faut pas non plus négliger les moyens hygiéniques ; ils attaquent la cause première du mal et arrêtent ses progrès.

L'affection muqueuse-maligne est moins fréquente que la précédente. Elle peut fort bien constituer une association primitive ; mais il est possible aussi que la malignité ne survienne que comme accident dans une affection muqueuse. Quoi qu'il en soit, dès que l'élément malin se manifeste par les symptômes qui lui appartiennent, par ce défaut de synergie, qui est tel qu'en regard des phénomènes les plus graves on trouve souvent l'état de la peau et du pouls tout à fait normal, on n'a qu'une indication à remplir, c'est celle que fournit cet élément malin ; il faut agir vite et puissamment. On prescrit alors la résine de quinquina unie à l'éther, on fait appliquer des sinapismes et des vésicatoires. Une amélioration réelle ne tarde pas à se manifester, et bientôt tout danger a disparu.

L'élément muqueux s'unit parfois à l'élément intermittent pour former une fièvre intermittente-muqueuse. Cette association n'est pourtant pas commune. Bien plus souvent c'est avec l'élément rémittent qu'elle a lieu, ce qui produit une fièvre rémittente-muqueuse, dont un caractère assez fréquent est de présenter l'exanthème ortié, et qui fréquemment aussi devient pernicieuse. Nous aurons à revenir plus tard sur cette fièvre qui a été l'objet d'un beau travail du professeur Golfin (1).

Ce que nous avons déjà dit des conditions sous lesquelles se développe l'élément muqueux suffit pour montrer qu'il ne saurait y avoir d'association entre cet élément et l'élément inflammatoire. En effet, l'élément muqueux ne se montre guère que chez les enfants, les adolescents, les individus de tempérament lymphatique, de constitution molle ou détériorée ; il ne se montre guère que dans les pays froids et humides, et notamment dans les vallées profondes, etc., circonstances qui ne sont pas de nature à faire supposer beaucoup de forces radicales ; l'élément inflammatoire, au contraire, propre surtout aux jeunes gens, aux adultes, aux tempéraments sanguins, aux constitutions fortes, aux pays froids et secs, aux plateaux des montagnes, etc., annonce une grande somme de ces forces. Il ne peut pas donc se faire qu'il y ait tout à la fois chez le même individu et l'une et l'autre de ces affections ; avec l'élément muqueux, il y aura un élément fluxionnaire, mais jamais un élément inflammatoire.

Les vers formant une complication fréquente de la fièvre muqueuse, il convient de ne pas négliger les indications qu'elle fournit.

---

(1) *Mémoire sur l'exanthème ortié ou l'urticaire, et observations sur la fièvre intermittente-pernicieuse ortiée;* in-8°, 1829.

Si l'élément muqueux constitue la fièvre concomitante d'une affection non-élémentaire (exanthème,
érésipèle, rhumatisme, etc.), les indications principales sont fournies par cet élément. Est-il très-prononcé?
on prescrit un vomitif : l'émétique, et l'on continue le
traitement par l'infusion d'ipécacuanha, avec ou sans
écorce d'orange amère, que l'on prescrit par cuillerée
à bouche. Existe-t-il à un degré moins élevé? on
s'en tient à ce dernier médicament, et on laisse de
côté le vomitif, qui ne ferait que fatiguer inutilement les
malades et contrarierait peut-être une éruption, ou
déterminerait une métastase.

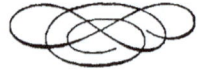

CHAPITRE V.

(Élément ataxique.)

ERREUR DES MODERNES PAR RAPPORT A L'ÉLÉMENT ATAXIQUE. — FRÉQUENCE DE SON APPARITION DANS LES CONSTITUTIONS CATARRHALES DE L'AUTOMNE DE 1847 ET 1848. — FIÈVRES DIVERSES AVEC ÉLÉMENT ATAXIQUE. — FLUXION DE POITRINE, PLEURÉSIE, GASTRO-ENTÉRITE, ETC., AVEC ÉLÉMENT ATAXIQUE. — FLUXION DE POITRINE DES IVROGNES. — ÉLÉMENT ATAXIQUE DANS LA FIÈVRE CONCOMITANTE. — ÉLÉMENT ATAXIQUE DANS LA DEUXIÈME PÉRIODE DE LA FIÈVRE TYPHOÏDE. — ASSOCIATIONS ÉLÉMENTAIRES. — ANTAGONISMES. — LÉSIONS ANATOMIQUES.

L'élément ataxique ne constitue pas par lui-même, comme les éléments dont nous avons déjà parlé, une fièvre distincte. C'est un état morbide général qui se présente comme accident dans une autre affection, soit à titre d'association, soit à titre de complication ; à titre d'association, quand l'agrégat vivant y a été préparé par des conditions antérieures ; à titre de complication, lorsqu'il se manifeste subitement par l'effet de telle ou telle cause.

Les Modernes ont prétendu que ce qu'on appelait ataxie, état ataxique, n'était autre chose que le résultat d'une erreur de diagnostic ; ils n'ont voulu y voir qu'une inflammation du cerveau ou des méninges, ce qui est tout à fait inexact, et qu'il est du plus haut danger d'admettre. Il y a bien presque toujours dans l'ataxie, soit céphalalgie intense, soit délire ; mais il a été prouvé par des autopsies sans nombre que le cerveau, ni les méninges ne sont pour rien dans ces symptômes, que ces organes sont à l'état normal. Du reste, si l'on fait attention aux symptômes propres à l'élément ataxique, on verra qu'ils diffèrent singulièrement de ceux qui appartiennent à l'encéphalite ou à la méningite.

L'élément ataxique est encore confondu par les Modernes avec la fièvre typhoïde. Toute fièvre dans laquelle ils trouvent cet élément, soit qu'ils sachent l'apprécier, soit plutôt qu'ils n'en saisissent pas les caractères, est appelée par eux *fièvre typhoïde*. Et cependant il y a non-seulement de la différence dans les symptômes de ces affections, mais il y en a dans les causes et dans les lésions anatomiques.

Il en est toutefois qui, reconnaissant qu'il ne saurait s'agir ici d'une fièvre typhoïde, ont appelé *état typhoïde* ce qui paraît n'être le plus souvent que notre élément ataxique. Nous croyons que ces affections étant essentiellement distinctes, ne peuvent qu'être confondues si les dénominations sont à peu près les mêmes. Du reste, rien n'est plus vague que la signification qu'on attache à ses mots : *état tiphoïde;* rien n'est plus précis au contraire que ce qu'on entend par élément ataxique.

Il est de la plus haute importance de bien connaître

cet élément ataxique, soit en raison de sa fréquence, soit en raison de sa gravité. Et d'abord nous devons rappeler que par ataxie on n'entend pas seulement désordre des symptômes, mais désordre avec lésion plus ou moins profonde des forces de la vie. Nous devons encore rappeler que l'élément ataxique se manifeste principalement chez les individus d'une constitution faible ou détériorée par des causes diverses, qu'il survient plus particulièrement par certaines constitutions médicales, et notamment dans les constitutions catarrhales de l'automne.

Il convient toutefois d'observer que sous cette condition d'une constitution médicale favorable, l'élément ataxique semble ne faire aucune différence pour le tempérament et la constitution, puisqu'il se manifeste chez les individus les plus robustes tout aussi facilement que chez ceux qui sont délicats.

L'élément ataxique se développe parfois comme le résultat de l'évolution de telle ou telle maladie, sans qu'aucune cause occasionnelle y soit pour rien ; mais fréquemment sa manifestation est due à une thérapeutique intempestive, débilitante constamment. Souvent, en effet, l'ataxie parait à la suite d'un purgatif, à la suite d'une application de sangsues ; bien plus souvent encore, c'est une saignée générale qui lui a donné naissance. Ces causes occasionnelles produisent leur action avec d'autant plus de facilité que la constitution médicale y prédispose les individus. Dans l'automne de 1847 et de 1848, par exemple, dans le premier surtout, il était à peu près impossible de saigner dans les fluxions de poitrine, sans que l'élément ataxique ne se développât presque sur-le-champ, et encore même se montrait-il parfois alors qu'on s'était abstenu de toute émission sanguine. Peu d'heures après la saignée, on trouvait les malades avec une céphalalgie intense ou même avec un commencement de délire, alors qu'auparavant il n'existait que des symptômes insignifiants de ce côté ; il y avait de l'altération au visage, qui avait l'air étonné, dont les traits tendaient à l'immobilité ; les narines étaient pulvérulentes ; la langue, qui le matin encore était souple et humide, était devenue sèche, comme grillée ; les crachats étaient rares ; la peau conservait sa chaleur, mais le pouls avait subi une dépression remarquable, il était loin d'offrir au doigt la moindre résistance. Si l'on ne combattait pas ces symptômes d'ataxie par les moyens qui lui sont propres, c'est-à-dire, par les bols camphrés et nitrés, par les sinapismes, par les vésicatoires aux jambes et par la résine de quinquina surtout, l'affection faisait des progrès rapides. Dès le lendemain, le délire était complet ; le visage offrait encore plus d'altération ; les crachats manquaient ; il était survenu des soubresauts de tendons ; il y avait des mouvements automatiques ; le pouls était presque misérable. Bientôt le malade tombait dans un état d'adynamie et mourait. Quand le traitement dont nous venons de parler, au contraire, était employé de bonne heure, quand on ne craignait pas surtout d'administrer la résine de quinquina (résine de quinquina, un gros ; sel d'absinthe, 20 grains ; éther sulfurique, 20 gouttes ; eau de fleur d'oranger et sirop de gomme, de chacun une once ; eau de tilleul, trois onces ; — par cuillerée à bouche de deux heures en deux heures), soutenue par l'application de vésicatoires aux jambes, les symptômes s'amendaient rapidement ; les forces se remettaient et la maladie reprenait sa forme et sa marche premières.

Dans les cas dont nous venons de parler, l'élément ataxique se présentait avec un certain affaissement des forces ; il en est communément ainsi. Parfois cependant, il semble que les forces soient en excès ; il y a une agitation extrême, les yeux sont hagards, le malade pousse des cris effrayants. Cet appareil symptomatique ne dure pas longtemps, il se maintient un jour, deux jours, tout au plus ; il est suivi d'un état de collapsus qui montre que ces forces n'étaient pas réelles, qu'elles n'étaient qu'apparentes.

La langue offre à peu près constamment, dans l'élément ataxique, un aspect grillé ; aussi, toutes les fois qu'on remarque ce symptôme, est-on en droit de soupçonner la présence de cet élément. Mais ce seul symptôme ne suffit pas pour constituer l'ataxie, il faut qu'il soit accompagné de ses congénères. S'il existait seul, sans soubresauts des tendons, sans altération du visage, sans délire, ou du moins sans céphalalgie intense, etc., il est probable qu'il ne s'agirait que d'une irritation gastro-intestinale. Il est donc nécessaire que l'examen du malade soit aussi approfondi que possible.

Un symptôme presque aussi constant que l'état grillé de la langue, c'est le délire, tantôt tranquille,

cessant quand on adresse la parole au malade, tantôt
comme furieux et continu. C'est en raison de l'existence de ce symptôme qu'on a prétendu que ce qu'on
appelait *ataxie* n'était autre chose qu'une méningite
ou encéphalite, erreur fort grave, ainsi que nous l'a-
vons dit plus haut. Rien ne saurait, en effet, excuser
le médecin qui confondrait les symptômes propres à
l'un et à l'autre de ces états morbides. Ceux que nous
avons déjà signalés comme appartenant à l'élément
ataxique montrent qu'ils n'ont rien de commun avec
ceux qui sont propres à l'encéphalite ou à la méningite.
Il en est encore d'autres qui sont tout aussi distinc-
tifs. Ainsi, l'altération des traits du visage a quelque chose de bien tranché dans l'élément ataxique.
On y remarque une sorte d'étonnement qui contraste
singulièrement avec l'expression de douleur qu'il offre
dans la méningite, et qui diffère beaucoup du caractère que lui donne l'assoupissement dans l'encéphalite.

Les soubresauts des tendons manquent rarement
dans cet élément ; ils ont lieu, tantôt d'un côté, tantôt
de l'autre, quelquefois sur les quatre membres en
même temps. Y a-t-il quelque chose de semblable
dans l'encéphalite ou la méningite? Ces maladies peuvent bien amener des mouvements convulsifs, mais,
outre que ces mouvements sont beaucoup plus étendus que les soubresauts des tendons, ils sont nécessairement limités à un côté du corps, celui qui est opposé
au siége de la maladie.

La diminution notable de l'urine, souvent même sa
suppression, est un symptôme qui ne manque guère

dans l'élément ataxique et qui est rare, au contraire, dans l'encéphalite et la méningite.

Le caractère du pouls offre encore des différences très-prononcées. Dans l'élément ataxique il a quelque fréquence le plus souvent, mais son développement n'est pas très-marqué, et sa consistance est presque nulle. Dans l'encéphalite et dans la méningite, il y a plus de développement, plus de résistance, ce qui varie, du reste, d'après le caractère de la fièvre. Et ce qui est digne de remarque, c'est que c'est surtout dans l'élément ataxique avec agitation, avec délire violent, que le pouls semble tendre à se rapprocher de l'état normal.

En un mot, dans l'élément ataxique, il y a défaut de synergie des symptômes, puisque tandis que les uns sont très-graves, les autres : ceux qui constituent surtout la fièvre, le pouls principalement, ne s'éloignent pas d'une manière très-sensible de l'état normal, ou semblent n'appartenir qu'à une fièvre très-légère. Rien de semblable ne se voit dans une méningite ou une encéphalite, dont tous les phénomènes sont dans un état de synergie complète. Sous le rapport thérapeutique enfin, l'élément ataxique a un traitement spécial dont on ne peut pas s'écarter, tandis que la méningite et l'encéphalite offrent des indications différentes selon le caractère de la fièvre dont elles sont le symptôme et qui, le plus souvent, nécessite l'emploi des émissions sanguines et des révulsifs intestinaux, moyens formellement contre-indiqués dans le cas d'élément ataxique.

Pour peu donc qu'on veuille y faire attention, on verra combien est vraie l'existence de l'élément ataxique, combien est grande la différence qui le sépare de la méningite et de l'encéphalite.

L'élément ataxique se montre parfois, sous l'influence de causes diverses, dans la fièvre catarrhale sans lésion locale. En voici un exemple :

« Un homme, sujet de temps à autre à des fluxions érésipélateuses qui, depuis plus de deux ans, ne s'étaient pas montrées, est pris de fièvre catarrhale. Pendant deux jours les symptômes sont de la plus grande bénignité ; mais le troisième, le visage prend un air étonné ; les yeux sont fixes ; il y a par moment un léger délire ; la langue est grillée ; les narines sont pulvérulentes ; le malade veut à tout instant se lever du lit ; des soubresauts des tendons se manifestent ; les urines sont presque nulles ; le pouls, avec peu de fréquence et de consistance, offre une certaine irrégularité, etc.

A ces symptômes, il est impossible de méconnaître le développement de l'élément ataxique. Nous prescrivons : bols avec 4 grains de camphre et 4 grains de nitre, de quatre en quatre heures, — sinapismes sur la partie interne de l'articulation des genoux, — vésicatoires aux jambes.

Une amélioration notable est déjà survenue le lendemain ; il n'y a plus de délire, plus d'agitation, la langue s'est humectée. (Continuation des bols camphrés et nitrés de six en six heures.)

Le surlendemain, il ne reste plus de traces d'a-
taxie; les bols sont suspendus. La maladie reprend sa
marche première et au bout de peu de jours la santé
est parfaite. »

Nous ne croyons pas commettre une erreur en at-
tribuant le développement de l'élement ataxique, dans
cette affection catarrhale, à cette sorte de diathèse
érésipélateuse dont le malade était atteint, et qui depuis trop longtemps n'avait pas fait sa crise habituelle,
car nous regardons comme telle la fluxion qui se fait
alors au dehors. Appeler le mouvement fluxionnaire à
l'extérieur, ranimer les forces vitales, attaquer la
perturbation qu'elles présentaient, voilà les indications
que l'on trouvait et que le traitement approprié à l'élément ataxique a si bien remplies.

Voici une autre observation de fièvre catarrhale dans
laquelle une erreur de diagnostic a donné lieu à un
traitement intempestif qui a déterminé l'apparition de
l'élément ataxique.

« Un jeune homme d'une constitution nerveuse, très-
irritable et sujet à la migraine, est pris d'affection catarrhale. Les symptômes sont ceux que l'on rencontre
ordinairement dans cette affection, à cette différence
près que le malade accuse une céphalalgie très-in-
tense. Le médecin mandé ne tient pas compte de la
constitution du malade, et ne prend pas la peine de
s'enquérir si les douleurs de tête ne lui sont pas habituelles. Il croit voir dans cette céphalalgie une méningite commençante et prescrit en conséquence une
saignée du bras.

22

Dès le soir même la céphalalgie est devenue intolérable. Dans la nuit le délire se déclare, l'agitation est continuelle.

Le lendemain le médecin prétend qu'il y a méningite, il s'applaudit de la saignée qu'il a fait pratiquer et prescrit vingt sangsues à placer derrière les oreilles, un vésicatoire au bras, un purgatif avec le sulfate de soude.

Le troisième jour, la gravité des symptômes est portée au plus haut degré; l'altération des traits est profonde; le délire est continuel; la langue est grillée; les soubresauts des tendons se montrent sans relâche; le pouls est fréquent, petit, sans consistance.

On nous prie de nous joindre au premier médecin. Nous constatons l'erreur de diagnostic et nous prescrivons, conjointement avec ce confrère, qui a semblé se ranger à notre opinion, une potion avec la résine de quina, des sinapismes, des vésicatoires aux membres.

Le soir même, il y a déjà de l'amélioration, la langue a pris de la souplesse et de l'humidité; il y a moins d'agitation. Et cependant, le lendemain, notre confrère revenant à ses idées de méningite, et ne tenant nul compte de ce qui avait été convenu entre nous, suspend la potion et ordonne une nouvelle application de sangsues. Le malade tombe alors dans un état de collapsus, la respiration s'embarrasse et la mort a lieu dans la nuit.

« L'autopsie est demandée.

« Le cerveau et les méninges n'offraient pas la moin-

dre trace d'altération. Tout était également à l'état normal dans la poitrine et dans le ventre. »

Le seul narré de ce fait dispenserait de toute observation. D'une simple fièvre catarrhale avec une douleur
nerveuse de tête, on fait, sans tenir compte de l'état
habituel du malade, une méningite commençante; et
quand, par suite d'une saignée intempestive, l'ataxie
s'est déclarée, on n'y voit que la confirmation de la
méningite; l'on insiste sur le même traitement. Appelé
plus tard, nous ne pouvons qu'un instant conjurer le
mal. On revient à son premier diagnostic ; on reprend
un traitement qui a produit déjà un résultat si déplorable ; la mort en est la conséquence. L'autopsie vient
montrer qu'il n'y avait pas eu la moindre trace de méningite ou d'encéphalite. Qu'y avait-il donc eu? Une
lésion profonde des forces de la vie constituant l'élément
ataxique.

Nous connaissons un autre fait analogue au précédent, avec cette différence que le malade, répugnant
à la saignée générale, fut soumis à plusieurs applications de nombreuses sangsues, faites, soit à l'anus, soit
aux apophyses mastoïdes. Les symptômes graves qui
survinrent : délire, soubresauts des tendons, suppression
d'urine, etc., engagèrent à demander une consultation.
L'ataxie fut reconnue. Les bols camphrés et nitrés, les
sinapismes, les vésicatoires aux jambes furent prescrits.
Bientôt il y eut de l'amélioration. On persista dans le
même traitement, et l'ataxie disparut tout à fait.

La fièvre catarrhale se complique bien plus souvent

d'élément ataxique, quand elle coexiste avec une fluxion de poitrine. Une seule saignée générale suffit pour amener son développement, surtout si la constitution médicale a cette fâcheuse tendance, ainsi que l'a prouvé l'automne de 1847 et de 1848, dont nous avons déjà parlé ; souvent même voit-on l'ataxie se développer par la seule évolution de la maladie, alors qu'on s'est abstenu de toute émission sanguine.

Il faut encore ici recourir immédiatement aux vésicatoires, qu'on fait placer aux jambes ; mais, pour ce qui est des bols camphrés et nitrés, ils sont si généralement insuffisants, qu'il vaut mieux de prime abord, dès que l'ataxie s'annonce, en venir à l'administration de la résine de quina.

Ce qui favorise parfois le développement de l'élément ataxique dans la pneumonie catarrhale, c'est l'existence d'une diarrhée. Il en résulte un affaiblissement des forces on ne peut plus favorable pour amener cet état. De là, l'indication de tenir compte des conditions sous lesquelles se manifeste cette diarrhée, et de l'influence qu'elle a sur l'affection, car, du moment où l'élément ataxique s'est montré, il n'y a d'indication à remplir que celle qui est propre à cet élément, savoir : l'application des vésicatoires et le quinquina, sans se laisser arrêter par la présence de la diarrhée et l'irritation intestinale qu'elle peut faire supposer.

Il est une espèce de fluxion de poitrine dans laquelle l'élément ataxique se développe avec une singulière facilité, et que nous n'avons garde d'oublier, c'est la fluxion de poitrine des ivrognes. Le changement de l'affection qui, de simplement catarrhale, devient bientôt ataxique, est si fréquent que nous ne croyons pas qu'il ait pu échapper à l'attention d'aucun praticien.

La fluxion de poitrine a d'abord tous les symptômes que nous avons assignés à l'espèce catarrhale, mais bientôt, soit par les progrès de la maladie, soit par l'effet d'une saignée intempestive, l'élément ataxique parait. Le visage offre de l'altération ; il y a une céphalalgie intense ou du délire ; la langue est grillée ; les narines sont pulvérulentes ; l'expectoration diminue ou se supprime complètement ; il survient des soubresauts des tendons, des mouvements automatiques ; le pouls a perdu de son développement, il est sans résistance, etc. Si ces symptômes sont méconnus, si l'on ne donne pas les bols camphrés et nitrés, si l'on ne fait pas appliquer des vésicatoires, des sinapismes, le mal fait des progrès, les forces présentent une altération de plus en plus grande. Et le plus souvent même, alors qu'on a employé ces moyens, les symptômes prennent une gravité toujours croissante. C'est à la résine de quinquina qu'il faut avoir recours dans ces circonstances. Ce médicament est généralement seul susceptible alors d'amener la guérison ; aussi croyons-nous qu'il convient d'y recourir d'emblée, en laissant de côté les bols camphrés et nitrés, qui ne suffisent que rarement dans ces cas pour dissiper l'ataxie. Fréquemment on sauve les malades par ce traitement ; je dirai même que presque toujours il en est ainsi. Cependant, quand on a affaire à des individus dont la constitution a été usée non-seulement par

le vin et l'eau-de-vie, mais encore par des travaux
pénibles, il peut arriver qu'on ne soit pas aussi heureux.

Ces fluxions de poitrine, je le répète, ne se présentent presque jamais avec le caractère inflammatoire,
c'est le caractère catarrhal qu'elles affectent ordinairement dans le principe, caractère qu'on apprécie surtout
au degré de résistance du pouls, qui est loin d'être
ce qu'il est dans l'espèce inflammatoire. Le diagnostic
de cet élément catarrhal, s'il est joint à la connaissance
des habitudes du malade, doit rendre très-circonspect
sur la saignée générale; on a bien plus souvent à se
repentir d'en avoir fait usage, que de s'en être abstenu.
Il n'y a guère indication à son emploi, que dans des cas
presque exceptionnels, et, alors qu'on se la permet,
faut-il en user modérément. Une application de sangsues, des vésicatoires sont les moyens qu'on a le plus
souvent à prescrire tant que la fluxion de poitrine est
simplement catarrhale. Mais, dès que survient l'ataxie,
il faut renoncer complètement aux émissions sanguines
même locales, elles ne peuvent avoir que le plus fâcheux effet. C'est alors aux vésicatoires qu'on place aux
jambes, c'est à la résine de quina, qu'il faut avoir recours. Nous avons vu réussir si souvent ce genre de
traitement, soit entre les mains des professeurs de clinique interne, soit entre les nôtres, que nous ne saurions trop le recommander.

Le professeur Broussonnet était tellement convaincu
de cette marche fatale de la fluxion de poitrine des
ivrognes, de son passage presque inévitable de l'état

catarrhal à l'état ataxique, que le moindre symptôme d'ataxie lui faisait prescrire sur le champ le quinquina. Je ne puis m'empêcher de rappeler à ce sujet un fait bien remarquable qui me frappa beaucoup, parce que c'était le premier de ce genre que j'observais.

« Un nommé Martin, cultivateur et ivrogne reconnu, est porté à l'hôpital St-Éloi, en novembre 1830, avec une fluxion de poitrine signalée parfaitement par les crachats rouillés, par le râle crépitant et par la gêne remarquable de la respiration. La peau est chaude, le pouls fréquent, avec quelque développement, mais sans résistance prononcée. La langue est sèche, grillée ; le visage offre une légère altération de traits. Ces deux derniers symptômes, les seuls qui pouvaient faire diag- nostiquer un commencement d'ataxie, font prescrire au professeur Broussonnet, une potion avec 1 gros résine de quina, 20 grains sel d'absinthe, 20 gouttes d'éther, eau de fleur d'oranger et sirop de gomme, de chacun une once ; eau de tilleul trois onces ; à donner par cuil- lerée à bouche, de deux en deux heures, et de plus, des vésicatoires aux jambes.

« Cette prescription m'étonna beaucoup, ainsi que les élèves qui suivaient la clinique. Les symptômes ne nous paraissaient pas de nature à nécessiter de pareils moyens. Aussi nous promîmes-nous de ne pas manquer le len- demain de venir voir quel en aurait été l'effet.

« Le diagnostic avait été fort bien porté ; il y avait déjà de l'amendement dans l'état du malade ; la langue n'était plus sèche, le visage n'offrait plus l'altération de la veille. La potion fut encore continuée ce jour-là : on la cessa le lendemain. Aucune autre prescription ne fut faite. La guérison fut bientôt complète. »

Cette prescription du professeur Broussonnet, cet emploi de la résine de quinquina, alors que l'ataxie ne faisait que de poindre, montre combien il en appréciait la valeur contre cet élément, combien peu il craignait d'exaspérer la fluxion de poitrine qu'il comptait au contraire guérir par ce moyen. Il se hâta parce qu'il savait combien sont fâcheuses les conditions vitales dans cette maladie des ivrognes, combien il est surtout plus difficile de les guérir lorsqu'elles ont fait quelques progrès. Jamais dans ces cas, comme dans tous ceux où il y avait le moindre symptôme d'ataxie, ce praticien qui excellait dans le traitement de ce genre d'affection, ne prescrivait d'émissions sanguines même locales. Nous avons souvent été témoin de ses succès, et fort de son exemple, fort de l'observation qui nous est propre, fort surtout de la doctrine élémentaire dont tels sont les principes, nous ne craignons pas de marcher dans cette voie ; nous n'avons eu qu'à nous en applaudir.

Ce qu'il y a de bien remarquable dans ces fluxions de poitrine avec élément ataxique, c'est qu'avec la gravité de l'état général, c'est qu'avec la gravité de l'état local qui peut, de simple congestion, passer à la gangrène, si un traitement rationnel n'est pas employé, ce qu'il y a de remarquable, dis-je, c'est la rapidité de la disparition et de l'élément ataxique et de la fluxion de poitrine, alors que l'on prescrit le traitement que nous venons de recommander. Cela tient à ce qu'en raison de l'état général, il n'y a guère qu'engouement, il ne se fait pas d'hépatisation. Si la gangrène survient, c'est dans cette partie engouée qu'elle se déclare. S'il se manifeste de l'amélioration dans l'état général avant que la mortification se développe, rien de surprenant, d'après l'état du poumon, que la résolution se fasse d'une manière rapide.

La pleurésie catarrhale, qui exige une si grande réserve dans les émissions sanguines générales, se montre aussi parfois avec l'élément ataxique, soit sous l'influence de la constitution médicale ou de quelque condition inhérente à l'individu lui-même, soit par l'emploi de quelque moyen intempestif et notamment de l'ouverture de la veine. Nous nous bornerons à citer l'exemple suivant qui a rapport à cette dernière cause.

« Un homme de 30 ans, de tempérament lymphatique et de constitution un peu délicate, est atteint de fièvre catarrhale avec point de côté très-douloureux.

« Le médecin appelé constate une pleurésie, et prescrit vingt sangsues à mettre sur le côté gauche de la poitrine.

« Le deuxième jour, la douleur de côté, au lieu d'avoir diminué, est devenue plus vive. On prescrit une saignée du bras.

« Quelques heures après la saignée, le malade entre dans le délire ; la langue est sèche, grillée ; les traits du visage offrent une certaine altération.

« Le troisième jour, la persistance du délire, de l'altération des traits, l'état grillé de la langue, les soubresauts des tendons, les mouvements automatiques, témoignent du mauvais effet de la saignée et de la présence de l'élément ataxique. (Prescription : bols avec camphre et nitre, de 4 en 4 heures ; — sinapismes ; — vésicatoires aux membres inférieurs et au bras gauche.

« Sous l'influence de ce traitement, les symptômes s'amendent, l'ataxie diparait, et le malade ne tarde pas à entrer en voie de guérison. »

C'est encore ici à la saignée générale qu'il faut attribuer le développement de l'ataxie. Fort heureusement pour le malade qu'on a changé bientôt complètement de traitement, car, sans cela, son sort eût été inévitablement celui du précédent.

Dans un cas de pleurésie catarrhale, chez une jeune femme, et pour laquelle nous avions prescrit une application de douze sangsues sur le point douloureux, ainsi qu'un vésicatoire au bras, l'arrivée du délire nous fit craindre l'élément ataxique, bien que du reste aucun autre symptôme ne l'indiquât. Nous prescrivîmes des vésicatoires aux jambes, et le délire disparut. Nous sommes fort porté à croire que nous avons prévenu par cette prescription le développement de cet élément qui, sans cela, se fût dessiné avec ses formes ordinaires.

Voici un cas de fièvre catarrhale avec irritation gastro-intestinale, dans lequel l'élément ataxique vint compliquer la maladie :

« Dans le courant de l'hiver de 1845, nous fûmes appelé, dans la rue du Refuge, pour donner nos soins à un homme de 55 ans environ, de haute stature, de constitution sèche, et occupé habituellement à couper du bois de campêche chez les négociants. A l'ensemble des symptômes qu'il présentait, nous reconnûmes une fièvre catarrhale avec fluxion sur le tube intestinal, ou bien, en d'autres termes, une gastro-entérite catarrhale. Nous prescrivîmes des crèmes de riz, de quatre en quatre heures, de la tisane d'orge, des lavements émollients et une application de 20 sangsues sur l'abdomen.

« Notre surprise fut grande le lendemain de trouver chez le malade une certaine altération du visage, du délire, une langue grillée, des soubresauts des tendons, des mouvements automatiques, tandis que d'un autre côté le ventre douloureux la veille à la pression, paraissait tout à fait indolent. L'existence de l'élément ataxique semblait évidente. Nous n'avions cependant fait que remplir les indications qui s'offraient à nous, et cette complication ne pouvait que nous surprendre.

« Nous dûmes nous demander s'il y avait réellement élément ataxique, et si l'irritation gastro-intestinale que nous avions constatée, le premier jour, n'était pas la cause des symptômes généraux que nous observions. Nous dûmes encore nous demander si, en supposant l'existence réelle d'un élément ataxique venant compliquer une gastro-entérite, nous pouvions nous permettre de prescrire des bols camphrés et nitrés.

« Quant à la première question, nous vîmes bientôt

que le délire, que les soubresauts de tendons, que les mouvements automatiques, que le peu de résistance du pouls, devaient nous faire rapporter le nouvel état du malade à l'élément ataxique ; ils ne pouvaient en effet s'expliquer par la présence d'une irritation intestinale qui ne paraissait que légère la veille, alors que nous avions prescrit des moyens propres à la calmer, et à laquelle d'ailleurs ils ne sauraient appartenir. Quant à la seconde question, bien convaincu que, dans des cas semblables, l'affection domine toutes les lésions locales, quel que soit leur siége ; convaincu que ce n'était qu'en attaquant l'élément ataxique que nous pourrions arrêter la gravité des symptômes généraux qui s'étaient manifestés ; convaincu que, par l'état de perturbation des forces vitales dans ces circonstances, les organes sont moins susceptibles de ressentir l'effet excitant des médicaments, et que c'était par l'administration seule de ceux qui sont propres à cet élément ataxique que nous pouvions prévenir des altérations locales plus graves : la gangrène, nous n'hésitâmes pas à prescrire les bols camphrés et nitrés, de quatre en quatre heures, et nous fîmes soutenir leur action par les sinapismes aux jambes, et par des vésicatoires à la partie inférieure des cuisses.

« Dès le lendemain nous eûmes de l'amélioration. La langue était devenue souple et humide ; les soubresauts des tendons, les mouvements automatiques, etc. ne se montraient plus. Le camphre et le nitre furent continués, et le troisième jour, tout symptôme d'ataxie avait disparu. Il ne restait plus qu'une légère irritation gastro-intestinale que nous traitâmes par les émollients et qui ne tarda pas à guérir. »

La cause de l'apparition de l'élément ataxique chez cet homme, nous paraissant fort obscure, car nous ne pouvions l'attribuer à une seule application de sangsues, nous avions questionné sa femme qui nous avait répondu que, deux ans auparavant, son mari avait eu une maladie semblable, et que le médecin qui l'avait soigné à cette époque, avait parlé de malignité. Ici, il n'y avait pas eu malignité, ce qui est beaucoup plus grave, mais seulement ataxie.

Le traitement employé dans ce cas, malgré l'existance d'une irritation gastro-intestinale, témoigne que, lorsque les forces vitales ont éprouvé une perturbation profonde, ainsi que cela a lieu, par exemple, dans l'élément ataxique, non-seulement on n'a pas à craindre pour les lésions locales l'effet de certains médicaments qui dans tout autre circonstance ne pourraient que les aggraver, mais bien plus, que ces médicaments sont seuls susceptibles d'amener de l'amélioration dans ces lésions, par l'effet de l'amendement qu'ils amènent dans l'état général. Dès que l'ataxie eut disparu, nous renonçâmes aux moyens qui lui sont propres, et nous ne vîmes qu'une irritation que nous devions combattre par les émollients. Nous nous gardâmes bien d'insister davantage sur le camphre et le nitre; car, autant ils avaient été avantageux tant que l'élément ataxique existait, autant ils eussent été dangereux plus tard.

Si les bols camphrés et nitrés n'eussent pas suffi pour dissiper cet état ataxique, nous n'eussions pas hésité à donner la résine de quinquina qui aurait eu un effet plus certain. Le siége de la maladie sur la muqueuse digestive ne nous eût pas arrêté un instant, parce que l'irritation est alors entravée par l'état général, parce que, si nous voulons avoir de l'amendement, il faut s'attaquer à cet état général par des moyens en rapport avec le caractère qu'il présente. C'est le seul moyen de sauver le malade, que l'on perd si l'on s'en tient aux émollients, que l'on perd encore plus vite si l'on a recours aux émissions sanguines ; un pareil traitement ne faisant qu'augmenter la lésion des forces de la vie. Ce qu'il faudra toujours dans ces circonstances, ce sera de relever ces forces, de les régulariser ; les lésions locales n'en deviendront que moins à craindre. C'est par ce moyen qu'on les préservera de la gangrène qui peut s'y déclarer, si toutefois la mort ne la devance.

Or, qu'est-ce qui, dans les divers cas dont nous venons de parler, a pu si bien faire connaître les changements survenus dans l'affection, et mettre à même de remplir avec tant d'à-propos les indications thérapeutiques ? C'est la doctrine des éléments.

La fièvre catarrhale, qu'elle existe avec ou sans lésion locale, n'est pas la seule à se montrer avec l'élément ataxique. On voit cet élément se manifester aussi dans d'autres fièvres qui avaient d'abord un caractère bénin. Si cet accident se développe quelquefois comme association de l'affection première, par l'évolution seule de la maladie, et par l'influence de la constitution médicale, bien plus souvent, comme dans les cas que j'ai déjà cités, il se montre comme complication, et c'est à une méthode intempestive, à la saignée générale notamment, qu'il faut l'attribuer.

On sait combien est fréquent le mal de tête dans la fièvre bilieuse; il est quelquefois porté à un tel degré que les malades disent qu'on leur fend la tête en deux. Que de jeunes médecins qui se sont abusés sur ce mal de tête, et ont cru y voir une inflammation des méninges! Une saignée prescrite alors a été bien souvent suivie du développement de l'élément ataxique.

Mais, si l'on résiste à l'idée de pratiquer une saignée dans une fièvre bilieuse sans lésion locale, y résistera-t-on quand avec cette fièvre il existera une pneumonie? Une pneumonie est toujours une pneumonie, disent les organiciens, une inflammation ne peut qu'appeler les antiphlogistiques; que nous fait la bile dans la pneumonie, etc.? Les fâcheux effets produits fréquemment par la saignée générale dans la pneumonie bilieuse, purement bilieuse, sont là pour prouver que, dans quelque lésion locale que ce soit, il faut surtout prendre les indications principales sur l'état morbide général; le développement de l'ataxie est la conséquence presque inévitable de l'oubli de ce précepte. Que dans la pneumonie inflammatoire-bilieuse, il faille recourir à la saignée générale, cela est vrai, elle est alors indispensable; que, dans certaines pneumonies bilieuses même, il soit aussi nécessaire d'employer le même moyen, quoiqu'avec beaucoup plus de réserve, nous en convenons encore; mais il n'en est pas moins vrai que, dans bien des cas de pneumonie de cette dernière espèce, il

faut se borner à des saignées locales, aux vésicatoires ;
et que, dans certains même, c'est de ces derniers
moyens seulement qu'on peut faire usage pour combattre le mouvement fluxionnairie. Or, si l'on ne connaît
pas la doctrine des affections élémentaires, rien n'est
plus difficile que cette distinction.

Les Modernes ont prétendu, comme nous l'avons déjà
dit, que la fièvre muqueuse n'était autre chose qu'une
gastro-entérite ; mais que ces Modernes mettent leur
thérapeutique en rapport avec leur théorie, qu'ils usent
des émissions sanguines comme pour un cas de cette
espèce, qu'ils ouvrent la veine, et l'on verra si le développement de l'élément ataxique n'en sera pas fréquemment la conséquence.

Une fièvre simple avec élément nerveux, avec douleur de tête par exemple, est devenue ataxique par
l'effet de la saignée générale. Nous avons été témoin
d'un fait de ce genre.

« Il s'agissait d'un adolescent de 15 ans, et l'on sait
combien il y a peu de forces radicales à cet âge. Le
développement de l'ataxie suivit bientôt une saignée du
bras, pratiquée par un élève en médecine pour une
céphalalgie intense que l'on rapportait à un commencement de méningite. (On voit combien d'erreurs viennent de ce côté.) On voulut bien nous appeler alors.
L'ataxie constatée, nous prescrivîmes les bols camphrés
et nitrés, les sinapismes, les vésieatoires aux jambes,

et nous eûmes bientôt la satisfaction de voir le malade hors de tout danger. »

Un des caractères de la fièvre inflammatoire, c'est le peu de susceptibilité qu'elle présente au développement de l'élément ataxique. On peut saigner le malade plusieurs fois, et le faire copieusement sans que cet élément paraisse. On détermine un affaiblissement des forces, mais voilà tout, il n'y a pas d'ataxie.

Il est encore digne de remarque que l'élément ataxique a bien moins de chance de se développer dans la fièvre traumatique que dans celles que nous appelons *essentielles*. Cela tient probablement à ce que les lésions qui amènent les premières, surprennent les malades dans des conditions de santé généralement satisfaisantes, tandis que les secondes ne se développent qu'au milieu d'un trouble plus ou moins profond des forces de la vie.

L'élément ataxique forme assez souvent une des périodes de la fièvre typhoïde. Cette période suit celle d'invasion, dans laquelle la douleur du ventre et les symptômes généraux annoncent un travail fluxionnaire vers l'intestin. Elle précède celle dans laquelle on voit paraître la stupeur du visage, l'altération notable des forces, les hémorrhagies passives, la rétention d'urine, etc. C'est donc la deuxième période qu'il constitue. Il suffit de la présence de cet élément pour que les indications thérapeutiques soient formelles, qu'on

23

ne puisse pas s'en écarter. Il n'y a pas de nouveau médicament à chercher, d'expérimentation à faire, ce qu'il faut prescrire : c'est le camphre et le nitre. On s'abstient seulement des vésicatoires et des sinapismes qui seraient ici inutiles; on les remplace par des boissons propres à prévenir l'état adynamique qui s'approche, par la limonade minérale notamment. Les altérations que présente déjà l'intestin dans cette période d'ataxie ne sont pas de nature à empêcher l'administration du camphre et du nitre. Ce qu'il faut avant tout, c'est de mettre le traitement en harmonie avec l'état général qui domine ces lésions locales. S'abstenir, dans ces circonstances, de ces moyens, c'est livrer le malade à l'action de causes contre lesquelles l'économie n'offrira qu'une lutte impuissante. Employer un autre genre de traitement, prescrire des saignées, des purgatifs, c'est affaiblir les forces de la vie, donner plus de puissance aux principes morbides, c'est vouer le malade à une mort certaine.

Il est digne de remarque que le quinquina ne convient pas ici comme dans les cas où l'élément ataxique est purement accidentel et capable de céder promptement à l'action de ce remède; il cause le plus souvent une surexcitation qui oblige de renoncer à son emploi.

Du reste, cette période d'ataxie dont la durée, dans la fièvre typhoïde, varie de deux à cinq jours, se présente plus tôt ou plus tard, selon le traitement qu'on a mis en usage dans la première période. Plus le traitement a été débilitant, plus tôt arrive l'ataxie ; plus au contraire on ménage les forces, plus tard elle survient. Le traitement que l'on emploie influe encore puissamment sur la durée de la période ataxique; moins on conserve les forces et plus tôt on voit arriver l'adynamie.

Dans la période suivante de la fièvre typhoïde, les symptômes généraux présentent un caractère tel, qu'ils semblent appartenir en partie à l'élément ataxique, en partie à l'élément adynamique; aussi, peut-on appeler cette troisième période *ataxo-adynamique*. Ici encore on prescrit généralement le camphre et le nitre, mais on remplace la limonade minérale par la décoction de ratanhéa dont l'action est plus tonique, et qui a, en outre, l'avantage de prévenir les hémorrhagies ou du moins de les diminuer, de les rendre moins abondantes. Le quinquina commence à être nécessaire dans cette période, mais il faut en user avec réserve.

Ce n'est pas seulement dans la fièvre typhoïde qu'on observe l'association de l'élément ataxique et de l'élément adynamique. L'affection ataxo-adynamique qui en résulte est susceptible de se présenter aussi, soit à titre de coassociation, soit à titre de complication, dans une fièvre qui était d'abord catarrhale, bilieuse, muqueuse, etc. Cette affection composée a cela de particulier qu'elle n'est pas susceptible de désagrégation; on ne pourra pas séparer les éléments qui la forment l'un de l'autre. Ou bien ils céderont à l'emploi d'un traitement établi sur leur double existence, ou bien ils persisteront. Dans ce dernier cas, l'élément ataxique finit par s'effacer, l'adynamie accompagne les derniers instants de vie du malade.

L'affection ataxo-adynamique réclame généralement les bols camphrés et nitrés, les sinapismes, les vésicatoires, le quinquina, sa résine notamment, à moins qu'il ne s'agisse de la fièvre typhoïde, où les moyens que nous avons indiqués méritent la préférence.

L'élément ataxique s'unit, soit à l'élément intermittent, soit à l'élément rémittent, pour produire certaines fièvres intermittentes ou rémittentes dites *pernicieuses* qui, quoique d'un caractère fâcheux, ne sont pas immédiatement mortelles. Mais est-il prudent de distinguer ces fièvres de celles dites encore pernicieuses, bien plus graves pourtant, qui résultent de l'association de l'élément malin avec l'élément intermittent ou rémittent? Nous ne le pensons pas. Il convient de les confondre les unes et les autres sous ce nom de pernicieuses, et de les considérer comme réclamant sur-le-champ l'emploi de l'antipériodique, afin d'arrêter la lésion profonde qu'elles portent sur les forces de la vie. Le danger qu'elles présentent doit faire rejeter cette distinction qui serait tout au moins inutile.

L'élément ataxique n'est pas rare dans les affections spéciales non-élémentaires telles que la variole, la rougeole, l'érésipèle, le rhumatisme, la goutte, etc. On le voit se développer, dans ces maladies, sous les mêmes influences que nous avons déjà signalées. S'il s'agit d'un exanthème, de la variole, par exemple, dès le moment où l'ataxie se montre, le travail qui se fait dans les boutons éprouve un dérangement analogue à celui que présente l'état général ; ces boutons restent stationnaires, ou bien ils s'affaissent, ils se flétrissent, ils prennent une teinte noirâtre. S'il s'agit du rhumatisme, de la goutte, les douleurs articulaires disparaissent, les forces vitales ne sont plus en état de porter les mouvements vers la périphérie. Ici encore nous avons à mettre en usage le traitement préconisé : bols camphrés et nitrés, vésicatoires, sinapismes, et enfin la résine de quinquina. L'indication de ces moyens n'est jamais plus évidente.

La présence de l'élément ataxique, dans quelque maladie que ce soit, doit enlever toute idée de crise tant qu'il subsiste. Il y a, avec cet état, une lésion trop profonde des forces vitales pour qu'elles puissent se livrer à cet acte curateur. Si le médecin veut des crises, c'est à lui de les faire par une thérapeutique convenable, et il les aura presque à coup sûr, s'il prescrit le traitement que nous recommandons.

Il est donc reconnu que l'élément ataxique, bien qu'il soit susceptible de se développer sous l'influence de causes diverses, telles que la constitution médicale régnante, la constitution détériorée de l'individu, etc., a maintes fois pour cause occasionnelle un traitement débilitant, une saignée générale le plus souvent. Or, nous ne voyons pas comment un état morbide général qui se développe sous une semblable cause, et qui offre toujours une lésion fâcheuse des forces de la vie, peut jamais permettre, pour telle ou telle lésion locale, fluxion ou phlegmasie si l'on veut, l'emploi des émissions sanguines ou des purgatifs. Il y a évidemment contre-indication formelle à leur emploi.

Ainsi, qu'avec une fièvre avec élément ataxique il y ait fluxion de poitrine, nous disons qu'il suffit que l'état général présente le caractère ataxique pour qu'il y ait contre-indication formelle de toute saignée, soit générale, soit même locale; mettre alors ce moyen en usage, c'est donner plus de force à l'élément ataxique, c'est mettre de plus en plus la fluxion de poitrine dans l'impossibilité de guérir. Si l'on veut détourner cette fluxion, c'est aux vésicatoires qu'on doit recourir; il faut les soutenir par le quinquina, etc.

Ce que nous disons pour la fluxion de poitrine avec élément ataxique, nous le disons pour telle autre phlegmasie que ce soit. La présence de cet élément contre-indiquera toujours ce qui sera de nature à diminuer les forces, à les troubler davantage. Il contre-indiquera, par conséquent, soit les émissions sanguines générales ou locales, soit tout aussi positivement les purgatifs et les vomitifs. L'oubli de ce précepte sera toujours fâcheux.

Il y a donc antagonisme non-seulement entre l'élément ataxique et l'élément inflammatoire, mais cet antagonisme existe encore entre le premier de ces éléments et la fluxion sanguine.

Nous devons enfin faire observer en terminant que,

si la gangrène survient parfois dans les fluxions accompagnées de l'élément ataxique, cette terminaison est bien plus propre à l'élément malin, dans lequel les forces de la vie sont lésées d'une manière plus profonde.

Si nous résumions à présent les moyens employés dans les divers faits que nous avons cités, nous verrions que, dans un cas où le délire semblait annoncer, dans une pleurésie catarrhale, l'arrivée de l'ataxie, nous l'avons écartée par l'application de deux vésicatoires aux jambes; nous verrions que, dans certains cas où cet élément commençait à se montrer, c'est à l'emploi des sinapismes, des vésicatoires aux jambes, des bols camphrés et nitrés, que nous avons dû de pouvoir le faire disparaître; nous verrions, enfin, que lorsqu'il a fallu agir avec plus de vigueur, nous avons trouvé un remède à peu près infaillible dans la résine de quina soutenue par les sinapismes et les vésicatoires.

Nous avons dit que lorsque l'élément ataxique venait compliquer la fluxion de poitrine, quel que fût son caractère jusques-là, il fallait presque toujours recourir d'emblée à cette dernière médication; nous avons dit, enfin, que la fluxion de poitrine des ivrognes se compliquait si fréquemment de cet élément, qu'il fallait toujours le craindre et employer, dès qu'il se montrait, un traitement semblable.

FIN DU TOME PREMIER.

TABLE

DES MATIÈRES CONTENUES DANS CE VOLUME.

Introduction.......................... page 1

PREMIÈRE PARTIE.

CHAP. I. *De l'Affection en général*........ 3

CHAP. II. *Des Éléments ou Affections élémentaires*.............................. 11

CHAP. III. *Des Associations, des Antagonismes des Affections élémentaires entr'elles. — Des Complications. — Des Coexistences. — Des Lésions symptomatiques*.......... 65

CHAP. IV. *Des Lésions locales mises en regard des Affections élémentaires*.............. 96

CHAP. V. *Du siége de la maladie, de la valeur relative qu'il présente*............... 116

CHAP. VI. *Des Crises par rapport aux Affections élémentaires*....................... 121

CHAP. VII. *Des Sources du Diagnostic par rapport aux Affections élémentaires*....... 129

CHAP. VIII. *Du Pronostic par rapport aux Affections élémentaires* . . . . page 143

CHAP. IX. *Des Indications thérapeutiques par rapport à l'Affection et à la maladie* 151

CHAP. X. *Des Méthodes thérapeutiques, de leur application aux Affections élémentaires.* 183

DEUXIÈME PARTIE.

Des Fièvres 193

TROISIÈME PARTIE.

De la Doctrine des Éléments appliquée à la Médecine-Pratique 244

CHAP. I. (Élément inflammatoire.) *Fièvre inflammatoire. — Fièvre inflammatoire avec lésions locales. — Fièvre inflammatoire concomitante. — Crises. — Indications thérapeutiques. — Méthode naturelle et empirique perturbatrice. — Lésions anatomiques. — Associations élémentaires. — Antagonismes.* 245

CHAP. II. (Élément catarrhal.) *Fièvre catarrhale. — Fièvre catarrhale avec manifestations locales. — Des causes qui influent sur la direction des mouvements fluxionnaires. — Fièvre catarrhale concomitante. — Associations élémentaires. — Causes de ces Associations. — Crises. — Conditions qui les rendent difficiles. — Diagnostic de la Fièvre catarrhale. — Erreurs fréquentes quand il y a fluxion sur un organe important. — Indications thérapeutiques. — Lésions anatomiques* . . . . page   259

CHAP. III. (Élément bilieux.) *Fièvre bilieuse. — Fièvre bilieuse avec lésions locales. — Hémorrhagies bilieuses. — Fièvre bilieuse concomitante. — Crises. — Indications thérapeutiques. — Associations élémentaires. — Fièvre jaune. — Confusion sur cette maladie. — Lésions anatomiques dans la Fièvre bilieuse*   281

CHAP. IV. (Élément muqueux.). *Fièvre muqueuse. — Fièvre muqueuse avec lésions locales. — Fièvre muqueuse concomitante. — Rareté des crises. — Lésions anatomiques. — Associations élémentaires. — Indications thérapeutiques. — Antagonisme d'affection*   313

CHAP. V. (Élément ataxique.) *Erreur des Modernes par rapport à l'Élément ataxique. — Fréquence de son apparition dans les constitutions catarrhales de l'automne de 1847 et 1848. — Fièvres diverses avec Élément ataxique. — Fluxion de poitrine, Pleurésie, Gastro-entérite, etc., avec Élément ataxique. — Fluxion de poitrine des ivrognes. — Élément ataxique dans la Fièvre concomi-*

(364)

tante. — *Élément ataxique dans la deuxième période de la Fièvre typhoïde.* — *Associations élémentaires.* — *Antagonismes.* — *Lésions anatomiques.* . . . . page   329

FIN DE LA TABLE DU TOME PREMIER.